实用儿科疾病诊疗精要

SHIYONG ERKE JIBING ZHENLIAO JINGYAO

万忆春　主　编

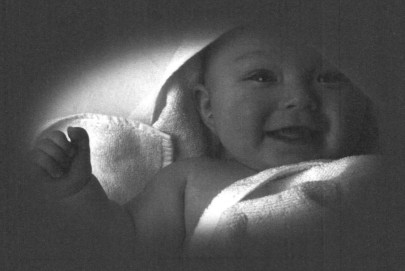

吉林科学技术出版社

图书在版编目（CIP）数据

实用儿科疾病诊疗精要 / 万忆春主编. -- 长春：吉林科学技术出版社, 2018.6（2024.1重印）
ISBN 978-7-5578-4649-7

Ⅰ. ①实… Ⅱ. ①万… Ⅲ. ①小儿疾病－诊疗 Ⅳ. ①R72

中国版本图书馆CIP数据核字(2018)第140254号

实用儿科疾病诊疗精要

出 版 人　李　梁
责任编辑　孟　波　孙　默
装帧设计　陈　磊
开　　本　787mm×1092mm　1/16
字　　数　336千字
印　　张　17.5
印　　数　1-3000册
版　　次　2019年5月第1版
印　　次　2024年1月第2次印刷

出　　版　吉林出版集团
　　　　　吉林科学技术出版社
发　　行　吉林科学技术出版社
地　　址　长春市人民大街4646号
邮　　编　130021
发行部电话/传真　0431-85635177　85651759　85651628
　　　　　　　　　85677817　85600611　85670016
储运部电话　0431-84612872
编辑部电话　0431-85635186
网　　址　www.jlstp.net
印　　刷　三河市天润建兴印务有限公司

书　　号　ISBN 978-7-5578-4649-7
定　　价　98.00元
如有印装质量问题　可寄出版社调换
版权所有　翻印必究　举报电话：0431-85659498

前　言

　　儿科医学是医学领域中的一个重要组成部分。随着科学技术,尤其是分子生物学技术的不断发展,儿科医学的基础理论、临床诊疗以及预防保健都有了飞速的发展,新理论、新知识、新技术亦不断涌现。为此,儿科临床医务工作者就必须适应新形势发展的需要,不断更新自己的知识。迫于这一发展形势,我们特组织编写《实用儿科疾病诊疗精要》一书。

　　全书内容以儿科常见病为主线,就新生儿疾病、呼吸系统疾病、循环系统疾病、消化系统疾病、泌尿系统疾病、神经系统疾病、血液系统疾病以及内分泌系统疾病等展开论述,还对儿科常见症状进行了简要的阐述。本书参照了国内外大量文献及研究成果,力求突出科学性、先进性、实用性,希望对广大基层儿科临床医务工作者提高临床诊疗水平起到一定的指导和帮助的作用。

　　参与本书编写的均为具备丰富临床诊疗经验的儿科专家,他们在繁忙的工作之余,将多年临床实践经验和实际工作需求进行整合,精心编撰、修改、定稿,力争得到最优化的诊疗方案。在此,对他们的辛勤付出表示由衷的感谢!同时,由于编写时间所限,加之编写经验不足,书中若存在疏漏或不足之处,敬请广大读者不吝指出,以期再版时完善。

目　　录

第一章　儿科常见症状 ………………………………………………………（ 1 ）

第一节　发热 …………………………………………………………………（ 1 ）

第二节　呼吸困难 ……………………………………………………………（ 5 ）

第三节　呼吸暂停 ……………………………………………………………（ 9 ）

第四节　发绀 …………………………………………………………………（ 11 ）

第五节　呕吐 …………………………………………………………………（ 14 ）

第六节　黄疸 …………………………………………………………………（ 18 ）

第二章　新生儿疾病 …………………………………………………………（ 23 ）

第一节　高危新生儿 …………………………………………………………（ 23 ）

第二节　新生儿窒息 …………………………………………………………（ 27 ）

第三节　新生儿肺透明膜病 …………………………………………………（ 32 ）

第四节　新生儿肺炎 …………………………………………………………（ 35 ）

第五节　胎粪吸入综合征 ……………………………………………………（ 39 ）

第六节　新生儿持续性肺动脉高压 …………………………………………（ 43 ）

第三章　呼吸系统疾病 ………………………………………………………（ 49 ）

第一节　急性感染性喉炎 ……………………………………………………（ 49 ）

第二节　肺炎 …………………………………………………………………（ 51 ）

第三节　急性呼吸衰竭 ………………………………………………………（115）

第四节　支气管哮喘 …………………………………………………………（118）

第五节　急性呼吸窘迫综合征 ………………………………………………（137）

第四章　循环系统疾病 ………………………………………………………（143）

第一节　急性心力衰竭 ………………………………………………………（143）

第二节　心肌炎 ………………………………………………………………（149）

第三节　心肌病 ………………………………………………………………（154）

第四节　感染性心内膜炎 ……………………………………………………（159）

第五章 消化系统疾病 ……………………………………………（161）

  第一节 消化道出血 ……………………………………………（161）

  第二节 小儿腹泻 ………………………………………………（167）

  第三节 急性肝功能衰竭 ………………………………………（214）

第六章 泌尿系统疾病 ……………………………………………（219）

  第一节 感染后肾小球肾炎 ……………………………………（219）

  第二节 肾病综合征 ……………………………………………（233）

  第三节 急性肾衰竭 ……………………………………………（238）

第七章 神经系统疾病 ……………………………………………（245）

  第一节 热性惊厥 ………………………………………………（245）

  第二节 病毒性脑膜炎 …………………………………………（246）

  第三节 病毒性脑炎 ……………………………………………（247）

  第四节 细菌性脑膜炎 …………………………………………（248）

  第五节 晕厥 ……………………………………………………（250）

第八章 血液系统疾病 ……………………………………………（260）

  第一节 缺铁性贫血 ……………………………………………（260）

  第二节 营养性巨幼细胞贫血 …………………………………（261）

  第三节 再生障碍性贫血 ………………………………………（263）

第九章 内分泌系统疾病 …………………………………………（266）

  第一节 糖尿病酮症酸中毒 ……………………………………（266）

  第二节 肾上腺危象 ……………………………………………（268）

参 考 文 献 ………………………………………………………（272）

第一章　儿科常见症状

第一节　发热

发热是指机体在致热源作用下或体温调节中枢发生障碍时,产热增加和(或)散热减少,体温超过正常范围。儿童正常肛温 36.9～37.5℃,腋温为 36～37℃,正常温度个体略有差异。儿童新陈代谢旺盛,体温与青壮年相近,但高于老年人;一般清晨体温最低,下午至傍晚最高,一天内波动<1℃;儿童夏季体温稍高,喂奶、餐后、运动、哭闹、室温过高及衣被过厚等均可使体温稍微升高。由于腋表测温方便简单,不易引起交叉感染及意外,目前儿科临床多采用腋表测温,测量时间为 5 分钟,当环境温度过低或者患儿循环障碍时,腋表所测体温偏低,需采用肛表测温 2 分钟。

一、发热机制

(一)致热源性发热

1.内源性致热源　又称白细胞致热源,如白介素-1、肿瘤坏死因子和干扰素等,通过血-脑脊液屏障直接作用于体温调节中枢的体温调定点,使调定点上移,体温调节中枢重新发出冲动,一方面骨骼肌阵缩(表现为寒战)使产热增多,另一方面交感神经兴奋使散热减少。这一综合调节使产热大于散热,导致发热。

2.外源性致热源　种类繁多,包括各种病原微生物病原体(如细菌、真菌、病毒及各种细菌毒素等)、炎性渗出物及无菌性坏死组织、抗原抗体复合物、某些类固醇物质、多糖体成分及多核苷酸、淋巴细胞激活因子等。外源性致热源常为大分子,不能通过血-脑脊液屏障,而是激活血液中的中性粒细胞、单核-巨噬细胞系统及嗜酸性粒细胞等,使其产生内源性致热源而发热。

(二)非致热源性发热

1.体温调节中枢直接受损　颅脑外伤、出血和炎症等。

2.产热过多的疾病　如癫痫持续状态和甲状腺功能亢进等。

3.散热减少的疾病　汗腺缺乏、广泛性皮炎和心力衰竭等。

二、发热原因

（一）根据热度分类

通常以腋表测量为准。

1.低热（37.3～38℃）　常见于夏季热等。

2.中度热（38.1～38.9℃）　常见于结核等。

3.高热（39.0～41.0℃）　常见于感染和败血症等。

4.超高热（≥41℃）　常见于中枢调节障碍等。

（二）根据热型分类

小儿热型不如成人典型,常见热型有稽留热、弛张热、间歇热、波状热、回归热和不规则热等 6 种。随着抗生素及肾上腺皮质激素治疗对热型干扰,目前已经很难见到典型热型。故其诊断与鉴别诊断价值较小。

（三）根据热程分类

1.短期发热　发热持续时间在 2 周以内。在儿科常见,大多数属于感染性发热,多伴有局部症状及体征,结合实验室指标及影像学检查诊断不难。常见于病毒感染等。

2.长期发热　持续时间≥2 周。主要由于非感染性因素导致,非感染性疾病有免疫性疾病（川崎病、系统性红斑狼疮、药物热、皮肌炎、结节性多动脉炎、血清病和炎性肠病等）、恶性肿瘤（白血病、淋巴瘤等）、甲状腺功能亢进、风湿性疾病、尿崩症及夏季低热等。在诊断非感染性疾病之前必须排除感染性疾病,如结核病（包括肺外结核）、链球菌感染后综合征和感染后低热、慢性感染性病灶或小脓肿等。

3.慢性发热　发热时间超过 1 个月。原因与长期发热相似。

（四）根据病因分类

1.感染性发热　病毒、细菌、支原体、衣原体、立克次体、螺旋体、真菌和寄生虫等病原引起的全身或局灶性感染。呼吸系统感染占首位（上呼吸道感染、扁桃体炎、咽喉炎、支气管炎和肺炎等）,其次为肠道感染（病毒性、细菌性肠炎等）、泌尿系统感染（尿路感染、肾盂肾炎等）、中枢神经系统感染（脑炎及脑膜脑炎等）、心血管系统感染（感染性心内膜炎、心包炎等）、肝胆系统感染（病毒性肝炎、肝脓肿和胆管炎等）等。还可见于咽后壁脓肿、肛周脓肿等,传染性单核细胞增多症、脓毒症或败血症等也不少见,其他感染如结核、伤寒、风疹、麻疹、幼儿急疹、EB 病毒（EBV）感染和巨细胞病毒（CMV）感染等也可引起发热。近年来,手足口病、禽流感及甲型H1N1流感等传染病常需在发热门诊中加以鉴别,疫苗预防接种引起的发热也明显增加。

2.非感染性发热

（1）无菌性炎症：组织细胞坏死吸收及组织蛋白分解导致吸收热。常见机械、物理或化学性损伤,血管栓塞所致缺血性坏死,恶性肿瘤（白血病、恶性淋巴瘤、神经母细胞瘤、恶性组织细胞疾病和朗格汉斯组织细胞增生症等）,溶血反应和肌肉溶解综合征等。

（2）免疫性疾病：有类风湿性关节炎、川崎病、系统性红斑狼疮、血清病、风湿热、白塞病、药物热、皮肌炎、结节性多动脉炎、血清病和炎症性肠病等。

（3）产热增加或散热减少相关疾病：捂热综合征、广泛性皮肌炎、烧伤及无汗性外胚层发育不良等散热障碍,暑热症、严重脱水及心力衰竭所致血液循环障碍,惊厥、癫痫持续状态常因产热较多而散热滞后引起一过性体温升高,小婴儿长期摄入蛋白质过高、高热能饮食及甲亢。

（4）自主神经功能紊乱：属于功能性低热范畴,自主神经功能紊乱可影响正常体温调节过程,使机体产热大于散热,体温升高,临床出现低热和其他自主神经功能紊乱的表现。①原发性低热：可持续数月至数年,体温波动多在 0.5℃ 以内;②感染后低热：体温调节中枢功能尚未完全恢复正常所致,常出现在病毒、细菌等感染性疾病痊愈后;③夏季低热：仅发生于夏季,秋凉后自行消退,每年反复,连续数年后可自行消失,多见于营养不良或大脑发育不全婴幼儿;④生理性低热：剧烈运动、精神紧张及月经前低热等。

（5）累及体温调节中枢：特点是高热无汗及退热药无效,常见于重度安眠药中毒、颅脑损伤、大脑发育不全、中毒性脑病、脑炎后遗症、小婴儿脱水热、高钠血症（垂体性或肾性尿崩症等）和慢性间脑综合征。

（6）其他：药物中毒（阿托品、阿司匹林、苯丙胺和咖啡因等）、输液反应及免疫缺陷病等。

三、诊断思路

发热可见于多种疾病,鉴别主要依靠病史采集、全面的体格检查及实验室辅助检查。

（一）了解流行病学资料

重视收集患儿年龄、患病季节、居住地、感染病接触史、预防接种史等流行病学资料和机体免疫情况。不同年龄感染性疾病发生率不同,年龄越小,发生细菌感染的危险性越大,新生儿 12%～32% 为严重感染所致。对发热患儿应注意询问周围有无传染病或感染源接触史,如结核、肝炎、手足口病及麻疹患者接触史,有无死禽、鸽子接触,蚊虫叮咬,去过血吸虫疫源地等。对于一些机体免疫状态低下的患儿,如营养不良、慢性消耗性疾.病、免疫缺陷病、长期服用免疫抑制剂、化疗及器官移植后等,发生细菌感染、严重感染和机会致病菌(真菌、卡氏肺孢子菌等)感染的风险越大。

(二)关注发热过程特点

发热的临床过程一般有三个阶段。

1.体温上升期　①骤升型:体温在几小时内达 39～40℃ 或以上,常伴有寒战,儿童易发生惊厥。常见于疟疾、大叶性肺炎、败血症、流行性感冒、急性肾盂肾炎、输液或某些药物反应;②缓升型:体温逐渐在数日内达高峰,多不伴寒战。如伤寒、结核和布氏杆菌病等。

2.高热期　此期体温已达到或略高于上移的体温调定点水平,不再发生寒战,皮肤血管由收缩转为舒张,皮肤发红并灼热,呼吸加深变快,开始出汗。

3.体温下降期　此期表现为出汗多、皮肤潮湿。①骤降型:体温在数小时内下降,如疟疾、急性肾盂肾炎、大叶性肺炎及输液反应等;②渐降型:在数天内恢复正常。如伤寒及风湿热等。

(三)注意伴随症状

1.呼吸系统症状　呼吸系统感染是小儿发热最常见疾病,常有流涕、咽痛、声音嘶哑、咳嗽、喘息和咳痰等。

2.消化系统症状　发热伴有恶心、呕吐、腹泻、腹痛等消化系统症状者需注意根据腹部及全身表现鉴别外科急诊(如阑尾炎、急性腹膜炎和急性胰腺炎等)。注意鉴别是否为全身性疾病(免疫缺陷病和恶性肿瘤等)或肠外感染(呼吸系统感染、其他感染抗生素使用后菌群失调及神经系统疾病等)在消化系统的表现。大便常规、轮状病毒抗原、大便培养、腹部彩超、腹部 X 线片、淀粉酶和脂肪酶等有助于进一步鉴别诊断。

3.神经系统症状　发热伴抽搐、呕吐、头痛、昏迷、意识障碍等常提示中枢神经系统疾病感染(如脑炎、脑膜炎、重症手足口病脑炎和中毒性脑病等)。需要注意的是先发热后昏迷常见于流行性脑炎、脑膜炎及暑热症等,先昏迷后发热则多见于巴比妥类药物中毒或颅内出血、颅脑外伤等。发热伴硬瘫见于中枢神经系统感染,发热伴软瘫或周围性瘫见于脊髓灰质炎和急性感染性多发性神经根炎。脑电图、格拉斯评分、神经系统 MRI 及腰椎穿刺等有助于诊断。

4.泌尿系统症状　发热伴尿频、尿急、尿痛或脓尿多为尿路感染。发热伴血尿、肾区叩痛应考虑尿路结石合并感染。发热伴剧烈腰痛、大量脓尿或肾衰竭表现需高度怀疑肾乳头坏死。肾功能、尿常规、尿培养、泌尿系彩超、泌尿系造影及 CT 等检查有助于诊断。

5.血液系统症状　发热伴出血、贫血、肝脾淋巴结肿大常见于败血症、白血病、恶性组织细胞疾病及重症肝炎等。血常规、骨髓穿刺、肝功能、血脂全套、铁蛋白和血培养等有助于鉴别诊断。

6.其他症状　发热伴皮疹见于手足口病、麻疹、幼儿急疹和川崎病等。关节红肿热痛者见于骨髓炎、类风湿性关节炎、关节炎和败血症等。

（四）辅助检查

1.常规检查　①血常规：白细胞增高或降低提示感染，三系改变可提示重症感染和血液系统疾病如白血病、淋巴瘤、恶性组织细胞疾病等，尤其是细胞形态学检查中幼稚细胞的出现，对儿童急性白血病诊断很重要。异形淋巴细胞增高对诊断传染性单核细胞增多症十分重要。②大便常规及大便病原学、大便培养检查（肠炎、炎症性肠病和伤寒）。③尿常规（尿路感染和泌尿系肿瘤）。

2.病原学　血培养（败血症）；各种病毒抗原、抗体及 DNA 检查（如麻疹、手足口病、EBV、CMV 和疱疹病毒等）。

3.感染标志物　血沉（感染性疾病中血沉多为轻、中度增快，而风湿性疾病、肿瘤性疾病则为重度增快）；CRP（感染、炎症反应、结缔组织病和肿瘤等）；PCT（超过 2.5ng/ml 常提示细菌感染，在某些应激状态如捂热综合征患儿可明显升高）。

4.明确感染部位　肺炎（呼吸道病毒抗原抗体检查、胸部 X 线检查、痰培养、血气分析及纤维支气管镜检查）；结核病诊断（结核 T 细胞斑点试验，结核菌素实验，痰培养、胸片、胸部 CT 及纤维支气管镜检查）；结缔组织疾病（抗核抗体；类风湿因子；狼疮全套、各关节部位 X 线片及彩超）。血液系统疾病（骨髓穿刺：长期发热且血象异常者需骨髓穿刺，必要时需多次淋巴结活检。淋巴结肿大临床情况较好，外周血有一过性白细胞减少者尽早进行淋巴结活检，对亚急性坏死性淋巴结炎的诊断十分重要）。

（万忆春）

第二节 呼吸困难

新生儿呼吸困难是指新生儿出生建立正常呼吸后，由于各种原因引起的呼吸急促或深慢、节律不整、吸气相与呼气相比例失调以及呼吸辅助肌动作明显的表现，如出现鼻翼扇动和三凹征（胸骨上窝、肋间隙、剑突下窝的吸气性凹陷）等。通常将呼吸困难分为吸气性、呼气性及混合性三种。

健康足月新生儿呼吸频率变化较大，安静时 40 次/分，哭闹时可达 80 次/分。观察呼吸频率需连续观察数分钟后才可判定，如持续超过 60～70 次/分，称呼吸增快，通常是呼吸困难的早期症状；然后出现三凹征和鼻翼扇动，表明病情已有进展；随着皮肤颜色变暗，呼吸增快达 100～120 次/分，出现三凹征、呼气性呻吟、周期性呼吸甚至呼吸暂停，表示病情进一步恶化，已有严重呼吸衰竭。如持续低于 15～20 次/分，称为呼吸减慢，表示新生儿对神经或化学刺激无反应能力，是严重呼吸衰竭的一个症状，提示病情凶险。

一、病因

1.上呼吸道疾病　鼻后孔闭锁，鼻腔水肿，巨舌畸形，小颌畸形，先天性甲状腺肿，先天性颈部水囊肿，喉蹼，声门下狭窄，血管瘤，声带麻痹，喉软化，气管软化，气管食管瘘，气管狭窄，支气管狭窄。

2.肺部疾病　是引起新生儿呼吸困难最常见的原因，如胎粪吸入综合征、肺透明膜病、肺不张、气漏、感染性肺炎、肺出血、支气管肺发育不良。

3.先天性疾病　如肺发育不良、膈疝、胸腔内囊肿或肿瘤、先天性大叶性肺气肿、乳糜胸、食管闭锁。

4.其他疾病　如充血性心力衰竭、中枢神经系统损伤、酸中毒、低血糖、持续肺动脉高压、出生窒息等。

二、诊断

1.详细询问病史

(1)胎龄、胎盘、脐带、羊水情况及是否有宫内窘迫史。

(2)呼吸困难出现的时间。

(3)母亲孕期健康情况（妊娠合并症、感染性疾病、糖尿病、血液病、慢性心肾疾患等）。

2.呼吸困难出现的时间及伴随表现

(1)生后立即出现严重呼吸困难和发绀,提示可能有严重心肺畸形或张力性气胸。

(2)出生后数小时内出现呼吸困难最常见原因是吸入综合征、肺透明膜病或宫内肺炎,进行性加重的呼吸困难是肺透明膜病最主要表现。

(3)在轻度或中度呼吸困难过程中突然出现用原发病不能解释的严重呼吸困难,应考虑并发气胸或大片肺不张。

(4)从喉部发出高调喘鸣音、声音嘶哑或失声,提示有先天喉部病变。

(5)吸气与呼气时均可在咽喉部听到湿性呼噜声,并可见大量泡沫自口内逸出,应考虑食管闭锁。

3.体格检查

(1)皮肤有无被胎粪黄染和表皮剥脱,是判断过期产儿胎粪吸入的指标之一。

(2)发绀与呼吸困难是否一致,哭闹时减轻或加重,对鉴别肺部疾病和心脏病有帮助。

(3)观察胸廓是否隆起,是否对称,肺部听诊呼吸音强弱,有无啰音。

(4)辅助检查:遇到呼吸困难患儿,应及时摄 X 线胸片,了解肺部情况。怀疑气胸、膈疝及先天性心脏病者,最好摄立位胸片,明确诊断。怀疑食管闭锁,还可做碘油食管造影。以及做心脏彩超明确心脏情况等。

三、鉴别诊断

1.吸入综合征　是指围生儿在出生前后吸入羊水、胎粪污染的羊水、血液、产道黏液等物质,而出现缺氧及吸入物阻塞所引起的临床表现,其中最常见和最重要的是吸入胎粪污染的羊水,特点如下。

(1)多见于足月儿或过期产儿。

(2)有宫内窘迫或出生时严重窒息史。

(3)复苏后出现呼吸增快,吸气性三凹征,呼气性呻吟,胸廓明显隆起,肺部可听到啰音。

(4)X 线胸片可见斑片状或大片状阴影,伴有肺气肿、膈肌低平。

(5)一般病例在 24～72h 内病情好转,重症可并发呼吸衰竭或缺氧性脑损伤。

2.肺透明膜病　也称呼吸窘迫综合征(RDS),特点如下。

(1)早产儿多见,偶可见于足月的糖尿病母亲婴儿,剖宫产儿或重度窒息儿。

(2)多数在生后 6h 内出现呼吸困难并进行性加重,三凹征、呻吟及发绀严重,至 24～48h 发展至顶峰,随病情进展出现发绀甚至苍白。肺叩诊浊音,听诊呼吸音减弱。

(3)X 线胸片可见典型的细颗粒网状阴影,常伴有支气管充气征,重症病例心脏及横膈轮廓不清,最严重者可呈"白肺",无气肿表现。

3.湿肺 因肺液吸收延迟、积聚,影响肺部气体交换而导致的暂时性呼吸困难,特点如下。

(1)多见于足月剖宫产儿。

(2)多无窒息史,于生后 2～5h 出现呼吸急促、口周发绀,反应尚好;重症发绀、三凹征、呻吟明显,肺部呼吸音减低或出现粗湿啰音,反应差。

(3)X 线胸片可见肺泡积液征、间质积液、叶间胸膜和胸膜腔少量积液、肺气肿等。

(4)虽 X 线表现明显,但恢复迅速,症状多在 24h 左右消失,呈自限性。

4.宫内肺炎 因宫内感染或产时感染所致,特点如下。

(1)有孕母患感染性疾病,羊膜早破,滞产,经产道反复检查等情况。

(2)生后多有窒息。

(3)复苏后即有呼吸浅促、呼吸困难,在生后 2～3 天内逐渐加重。

(4)X 线胸片可见不对称的斑点状或小片状阴影,伴有代偿性肺气肿,此点可与肺透明膜病相鉴别。

(5)另外可见末梢血白细胞增多(或减少),核左移,血小板数降低等感染征象。

5.气漏 系由多种原因所致的气胸及纵隔气肿,特点如下。

(1)多见于经插管、复苏、胎粪吸入、肺炎或肺透明膜病应用呼吸器治疗过程中。

(2)气胸轻者可无症状,典型者可突发呼吸困难、发绀、心脏移位、患侧胸廓隆起、呼吸音减弱等。

(3)纵隔气肿轻者仅在透视下发现,重者可在颈部及上胸部出现皮下气肿,有心包内积气时心音明显减弱。

(4)直接穿刺放气,兼有诊断及治疗作用。

(5)胸部 X 线摄片可作为确诊依据。

6.膈疝 特点如下。

(1)主要症状为呼吸困难及发绀,巨大膈疝在出生后即可出现呼吸困难。

(2)整个胸廓或一侧隆起,肺部呼吸运动减弱,呼吸音消失,腹部平坦或凹陷,如在胸部闻及肠鸣音则更有诊断意义。

（3）因左侧膈疝多见（80%以上），纵隔右移，有时易误诊为右位心。

（4）诊断依据为 X 线胸腹平片，胸腔内可见充气的肠影或胃泡影，肺不张，腹部充气减少或缺如。

7.**食管闭锁及食管气管瘘**　特点如下。

（1）孕母有羊水过多病史（超过 2000ml）。

（2）生后不久即出现呼吸困难，同时有大量泡沫及黏液从口鼻溢出，进食后频繁呕吐，呛咳，易并发吸入性肺炎。

（3）下胃管后拍立位胸片于食管盲端可见胃管折返即可诊断。或可用碘油食管造影明确诊断，禁用钡剂。

8.**肺出血**　特点如下。

（1）多见于早产儿呼吸窘迫综合征、硬肿症、重症肺炎、败血症，常是临终时表现，病死率高。

（2）临床表现为呼吸困难，发绀，肺部啰音突然增多，口鼻流出血性分泌物。

（3）X 线胸片可见有弥散性斑片状或团块状阴影，与肺炎不易鉴别，但出血停止后，肺部阴影很快消退，吸收较快，故应做连续动态 X 线胸片观察。

四、处理原则

应尽早祛除病因，如清除呼吸道梗阻，治疗肺部病变，纠正各种代谢紊乱，保持正常的通气、换气功能，防止发生肺出血。一旦发生肺出血，应及早应用机械通气治疗。

（万忆春）

第三节　呼吸暂停

呼吸暂停是指呼吸停止时间≥20s，并伴有发绀和心率减慢（≤100 次/分）。常见于早产儿，随胎龄的降低其发病率逐渐升高。随生后日龄增加，呼吸暂停次数逐渐减少，一般持续至纠正胎龄 35～36 周；凡胎龄＜28 周出生者，则会一直持续到纠正胎龄 39～40 周。如呼吸暂停发生在近足月儿或足月儿，则提示有原发病史。

婴儿在呼吸停顿 5～10s 后又出现呼吸，并未出现发绀，称为周期性呼吸。周期性呼吸是良性的，不引起组织缺氧；而呼吸暂停是一种严重现象，如不及时处理，长期缺氧可引起脑损伤。1h 内反复发作 2～3 次以上呼吸暂停，称为反复发作性呼吸暂停,提示预后不良。

一、病因及分类

1.原发性呼吸暂停

(1)见于早产儿,尤其是胎龄<33周的小早产儿。原因是早产儿呼吸中枢发育不完善,常有呼吸调节障碍。

(2)常在生后2～3天内发病,如生后立即出现或既往情况良好而2周后出现呼吸暂停者提示其他严重疾病。

(3)分为三种类型:中枢性、阻塞性和混合性。①中枢性呼吸暂停占10%～25%,由化学感受器传入冲动减少、呼吸中枢对呼吸肌的刺激减弱所引起;②阻塞性呼吸暂停占10%～20%,梗阻部位常在上咽部,可由于吸气时的气道负压造成咽腔塌陷、舌与上气道肌肉间运动不协调所致;③混合性呼吸暂停最常见,占50%～70%,既有脑干呼吸中枢发育不完善又有梗阻因素存在。

(4)任何细微外界干扰均可影响呼吸调节,导致呼吸暂停:①体温过高或过低;②颈部向前弯或气管受压;③胃食管反流甚至少量奶汁反流。

2.继发性呼吸暂停　　新生儿期许多疾病可引起继发性呼吸暂停。

(1)低氧血症:见于许多心肺疾病如肺炎、肺透明膜病、胎粪吸入综合征、肺发育不良、气道梗阻、某些先天性心脏病、心力衰竭以及贫血、红细胞增多症等。

(2)感染性疾病:如败血症、化脓性脑膜炎、坏死性小肠结肠炎等。

(3)中枢神经系统疾病:缺氧缺血性脑病、颅内出血、脑发育异常及惊厥等,不必要的过度通气引起的呼吸性碱中毒,也可影响呼吸中枢敏感性。

(4)代谢紊乱:如低血糖、电解质紊乱、先天性代谢病、低体温、环境温度过高或过低。

(5)药物:母亲用大量麻醉止痛药,或婴儿用镇静止痉药过多。

(6)胃肠道疾病:腹胀、胃食管反流、肠梗阻、肠穿孔等。

3.脑性呼吸暂停　　通常见于中枢神经系统疾病如颅内出血,缺氧缺血性脑病早期,此时呼吸暂停是惊厥的一种表现形式。脑性呼吸暂停常同时伴有其他轻微发作型惊厥的表现,或伴有肢体强直性惊厥。早产儿脑室内出血时,呼吸暂停往往是唯一症状。

二、处理原则

1.患儿发生呼吸暂停,均应监护呼吸频率和心率,有条件时使用有呼吸暂停报警的新生儿监护仪。

2.加强保温,使患儿体温维持在 36℃ 左右;保持颈部伸直位,避免任何物品压迫气管部位;及时清理呼吸道;小心喂养,防止胃内容物反流。

3.积极治疗原发病,去除各种可能引起呼吸暂停的诱因如低血糖、低氧血症、酸中毒、贫血、感染等。

4.发生呼吸暂停时,可先用物理刺激促使呼吸恢复,如拍打足底,摇动胸部等。

5.若呼吸暂停仍不能控制,可用药物兴奋中枢。

(1)氨茶碱:首次剂量 5mg/kg,20min 内静脉滴入。12h 后给维持量,2.5mg/kg,每隔 12h 静脉滴注或灌肠一次。一般有效血药浓度为 $7\sim12\mu g/ml$,如血药浓度 $>15\mu g/ml$,常发生中毒反应,表现为心动过速、易激惹、腹胀、喂养不耐受等。血药浓度过高,甚至会发生惊厥。

(2)纳洛酮:在氨茶碱疗效欠佳时可试用纳洛酮,与葡萄糖溶液稀释后以 $0.5\mu g/(kg\cdot min)$ 的速度持续静脉泵入,12~18h/d。

(3)多沙普仑:当上述药物无效时可试用,负荷量 2~3mg/kg,继之以 0.5~1.5mg/(kg·h)持续静脉泵入,最大量 2.5mg/(kg·h),当呼吸暂停得到控制后逐渐减量。不良反应包括:高血压、心动过速、激惹、腹胀、呕吐、血糖升高和惊厥。

药物治疗一般延续到纠正胎龄 34~36 周,无呼吸暂停 5~7d 之后。

6.频繁反复发作呼吸暂停,或经上述药物治疗无效者,可使用鼻塞持续气道正压通气(CPAP)治疗,压力为 $0.294\sim0.392kPa(3\sim4cmH_2O)$,氧浓度 21%~40%。如鼻塞 CPAP 和药物治疗均无效,可气管内插管用呼吸器治疗。

(万忆春)

第四节　发绀

发绀是皮肤黏膜浅表毛细血管血液中还原血红蛋白增多($>50g/L$)或变性血红蛋白增多(高铁血红蛋白含量超过血红蛋白总量的 15%),导致皮肤和黏膜呈青紫色的一种表现。常发生在皮肤较薄、色素较少和毛细血管较丰富的部位,如唇、指(趾)、甲床等,也称为发绀。皮肤有异常色素沉着者可致假性青紫,青紫不会发生于黏膜,压之不褪色。

一、发生机制

正常人血液含血红蛋白 15g/dl,能携带 20vol/dl 的氧,即 100ml 血液能带氧

20ml,即 100％氧饱和度。正常情况下从肺毛细血管流经左心至体动脉的血液,氧饱和度为 96％(19vol/dl),而静脉血液的氧饱和度为 72％～75％(14～15vol/dl)。毛细血管内还原血红蛋白超过 50g/L(5g/dl)时(血氧未饱和度超过 6.5vol/dl),皮肤黏膜可出现发绀。血红蛋白浓度正常的患者,动脉氧饱和度(SaO_2)<85％时出现发绀。若患者吸入氧能满足 120g/L 血红蛋白氧合时,从病理生理角度认识机体并不会缺氧;但患者血红蛋白达 180g/L 时,虽然 SaO_2>85％亦可出现发绀;而严重贫血(Hb<60g/L)者虽然 SaO_2 明显降低,但常不能显示发绀。因此,临床出现发绀与否并不能全部确切反映动脉血氧下降情况。

二、原因

(一)血液中还原血红蛋白增加(真性发绀)

1.中心性发绀　表现为全身性,除四肢及颜面外,也累及躯干和黏膜的皮肤,但受累部位的皮肤是温暖的。发绀的原因多由心、肺疾病引起呼吸功能衰竭、通气与换气功能障碍、肺氧合作用不足导致 SaO_2 降低所致

(1)肺性发绀:即由于呼吸功能不全、肺氧合作用不足所致。常见于各种严重的呼吸系统疾病,如喉、气管、支气管的阻塞,肺炎、阻塞性肺气肿、弥漫性肺间质纤维化、肺淤血、肺水肿、急性呼吸窘迫综合征、肺栓塞及原发性肺动脉高压等。

(2)心性混合性发绀:由于异常通道分流,使部分静脉血未通过肺循环进行氧合作用而人体循环动脉,如分流量超过心输出量的 1/3,即可出现发绀。常见于发绀型先天性心脏病,如法洛四联症和 Eisenmenger 综合征等。

(3)大气氧分压低:如高原病和密闭缺氧等。

2.周围性发绀　常由于周围循环血流障碍所致。表现为肢体末端与下垂部位发绀和皮肤发冷,若给予按摩或加温,可使皮肤转暖,发绀可消退。

(1)淤血性周围性发绀:常见于引起体循环淤血、周围血流缓慢的疾病,如右心衰竭、渗出性心包炎、心脏压塞、缩窄性心包炎、血栓性静脉炎、上腔静脉阻塞综合征及下肢静脉曲张等。

(2)缺血性周围性发绀:常见于引起心排出量减少的疾病和局部血流障碍性疾病,如严重休克、暴露于寒冷中和血栓闭塞性脉管炎、雷诺病、肢端发绀症及冷球蛋白血症等。

(3)混合性发绀:中心性发绀与周围性发绀同时存在。可见于心力衰竭等。

(二)血液中存在异常血红蛋白衍生物

异常血红蛋白血症(变性血红蛋白血症)

(1)高铁血红蛋白血症:由于各种化学物质或药物中毒引起血红蛋白分子中二

价铁被三价铁所取代,使之失去与氧结合能力。当血中高铁血红蛋白量达到30g/L(3g/dl)时可出现发绀。常由磺胺类、伯氨喹、亚硝酸盐、硝基苯、苯胺等药物或化学物质中毒所致,也可因大量进食含有亚硝酸盐的变质蔬菜引起(称"肠源性青紫症")。临床特点是发绀急骤出现,氧疗青紫不退,抽出的静脉血呈深棕色,暴露于空气中也不能转变为鲜红色,只有静脉注射亚甲蓝或大剂量维生素 C 方可使发绀消退。分光镜检查可证实血中高铁血红蛋白存在。

(2)先天性高铁血红蛋白血症:自幼即有发绀,有家族史,身体状况较好。无心肺疾病及导致异常血红蛋白的其他原因。①遗传性 NADH 细胞色素 b5 还原酶缺乏症:该酶先天性缺乏时,不能将高铁血红蛋白转变为正常血红蛋白,血中高铁血红蛋白增多,可高达 50%,属于染色体隐性遗传疾病,发绀可于出生后即发生,也可迟至青少年时才出现。②血红蛋白 M 病:是常染色体显性遗传性疾病,属异常血红蛋白病,系构成血红蛋白的珠蛋白结构异常所致,这种异常血红蛋白不能将高铁血红蛋白还原为正常血红蛋白而引起发绀。

(3)硫化血红蛋白血症:为后天获得性,服用某些含硫药物或化学品后,血液中硫化血红蛋白达到 5g/L(0.5g/dl)即可发生发绀。一般认为本病须同时有便秘或服用硫药物在肠内形成大量硫化氢为先决条件。发绀的特点是持续时间长,可达数月或更长时间,血液呈蓝褐色,用分光镜检查可证实血中硫化血红蛋白存在。

三、诊断思路

(一)病史询问

1.发绀出现时间　发绀开始出现的时间与疾病存在一定关系。早期发绀(出生 1 周内)见于完全性大动脉错位、右心室发育不良、肺动脉瓣闭锁或严重狭窄、三尖瓣下移畸形或闭锁、单心室、完全性肺静脉畸形引流等,晚期发绀(出生 1 周后)常见于肺动脉瓣闭锁伴室间隔缺损、严重肺动脉瓣狭窄、左心室发育不良综合征、主动脉缩窄伴 VSD、主动脉瓣狭窄、法洛四联症或其他复杂畸形等。

2.相关病史　有无心肺疾患及其他与发绀有关的疾病史;是否出生及幼年时期就发生发绀;有无家族史;有无相关药物、化学物品及变质蔬菜摄入史和在持久便秘情况下过食蛋类或硫化物病史等。

3.伴随症状　急性发绀伴意识障碍见于某些药物或化学物质急性中毒、休克、急性肺部感染、急性肺水肿等;发绀伴杵状指(趾)提示病程较长,见于发绀型先天性心脏病及某些慢性肺部疾病;发绀伴呼吸困难见于重症心、肺疾病、气胸及大量胸腔积液等。

（二）体格检查

1.发绀的程度　重度全身性发绀多见于血液中异常 Hb 增多所致的化学性发绀和早期发绀类 CHD;慢性肺心病急性加重期和晚期发绀类 CHD 患者因常伴有继发性红细胞增多症而表现为明显发绀;急性出现的发绀多不伴红细胞增多,发绀表现一般较轻;伴有休克或贫血的发绀可能症状更不明显;真性红细胞增多症患者的发绀常为紫红色或古铜色;肺性发绀吸氧后可减轻或消失,而心性混血性发绀则不受吸氧影响。

2.发绀的分布　中心性发绀与周围性发绀不仅在发生机制上不同,而且在临床表现及发绀分布上也存在区别。中心性发绀常呈普遍性分布,累及全身皮肤和黏膜;周围性发绀仅出现于血液循环障碍的部位,尤其是肢体末端。痉挛性血管病变所导致的发绀一般呈两侧对称性分布,尤以双手手指明显,双足或足趾较轻;血管闭塞性疾病(如血栓闭塞性脉管炎、闭塞性动脉硬化症等)常呈非对称性分布,主要累及单侧下肢。另外,有一些疾病引起的发绀呈特殊分布形式,如风湿性心脏病二尖瓣狭窄时常以口唇和双颊部发绀明显(二尖瓣面容),PDA 并 pH 引起的发绀以下肢或躯干明显(差异性发绀),完全性大血管错位伴 PDA 而有 pH 时头部及上肢发绀明显。

（三）实验室检查

1.动脉血气分析　对发绀原因鉴别、患者缺氧程度判断及治疗方法选择能提供较大帮助。

2.心肺功能检查　肺功能检查可了解患者是阻塞性通气功能障碍还是限制性通气功能障碍;心功能检查(超声或单光子发射型计算机断层显像)可发现潜在的心功能不全;心脏 X 线、心电图、超声心动图(包括超声学造影、循环时间测定及心导管检查或选择性心血管造影)结合应用,可帮助判定患者心脏疾病的性质及其心功能损害程度。

3.纯氧吸入试验　有助于鉴别肺性发绀与心性混血性发绀。

4.血液检查　对发绀较重而一般情况尚好、心肺检查不能解释发绀原因者,应进行血液特殊检查,以确定有无异常血红蛋白存在。高铁血红蛋白血症患者的静脉血呈深棕色,暴露于空气中或轻微振荡后不转为鲜红色,加入氰化钾或维生素 C 后变为鲜红色。硫化血红蛋白血症患者的静脉血呈蓝褐色,在空气中振荡后不变为红色,且不能被氰化物所还原。低浓度亚甲蓝还原试验、分光镜检查是确定异常血红蛋白血症较特异的诊断方法。

（万忆春）

第五节　呕吐

　　呕吐是新生儿时期常见症状,大部分由内科性疾病引起。外科性疾病引起的呕吐虽是一小部分,但必须及时诊断才不致延误手术时机。

一、病因及临床特点

　　1.内科性疾病引起的呕吐

　　(1)溢乳:由于新生儿食管的弹力组织及肌肉组织发育不全所致,不伴腹部肌肉强烈收缩,溢出时冲力不大,不属于真正的呕吐,不影响生长发育。见于喂养不当、食管闭锁、胃食管反流等。随着年龄的增长,于生后 4～6 个月内消失。

　　(2)喂养不当:约占新生儿呕吐的 1/4。主要由于哺喂不定时、哺乳量过多或不足、配方奶配制浓度及温度不适宜、喂奶前剧哭吞入过多空气、奶头孔过小或奶头未充盈奶汁、哺喂后即平卧或过多、过早翻动新生儿等不良喂养史。母亲乳头下陷、乳头过大或过小均可引起呕吐。改进喂养方法即可防止呕吐。

　　(3)咽下综合征:约占新生儿呕吐的 1/6。主要由于分娩过程中,尤其有宫内窘迫时吞咽污染的羊水或母血刺激胃黏膜所致。特点为:①多有宫内窘迫或出生窒息史;②可在生后尚未进食即出现呕吐,开奶后加重;③呕吐物为泡沫样黏液或咖啡色液体;④经 1～2 天,将吞入液体吐净后呕吐即可终止,严重者可于洗胃后停止。

　　(4)感染性疾病:新生儿腹泻常伴呕吐,多为胃内容物,也可有胆汁。控制感染、补液后呕吐多先消失。消化道外感染如上呼吸道感染、肺炎、化脓性脑膜炎、先天性肾盂积水伴肾盂肾炎等也都可引起呕吐,呕吐轻重不等,呕吐物不含胆汁。治疗原发病后呕吐缓解。

　　(5)颅内压增高:如脑膜炎、脑积水、颅内出血(尤其硬脑膜下出血)、缺氧缺血性脑病等所致的颅内压增高。呕吐呈喷射性,同时有神志改变、抽搐、尖叫、前囟张力增高、颅缝增宽或裂开、原始神经反射异常等神经系统症状体征。颅内高压缓解后呕吐停止。

　　(6)贲门-食管松弛症:与食管神经肌肉发育不全有关,有时与食管裂孔疝并存,或合并反流性食管炎和(或)食管溃疡。特点为:①常表现为溢乳,重者也可为喷射性呕吐。②呕吐物不带胆汁,如并发反流性食管炎,呕吐物可带有鲜血或咖啡样物。③24h 食管 pH 值监测是诊断为食管反流的最可靠、最敏感的方法,pH 值

＜4 所占时间超过总时间 10％以上提示有病理性反流存在;碘油造影透视下可见碘油反流至食管。④采取半卧及右侧卧位后即停止呕吐,生后 1～2 个月可痊愈。

(7)幽门痉挛:由于幽门括约肌阵发性痉挛所致。特点为:①呕吐多在生后 1 周内开始,常为间歇性,呈喷射性,呕吐物不含胆汁;②无明显腹胀,胃型及蠕动波均较少见;③试用阿托品治疗,症状缓解者支持本病诊断。

(8)胎粪性便秘:多与胎粪排出延迟有关。特点为:①常发生于早产儿、母亲产前用过麻醉剂或硫酸镁的新生儿,或有呼吸窘迫、颅脑损伤、败血症、甲状腺功能减退症、巨结肠等病的新生儿;②呕吐物呈褐绿色或褐黄色粪便状物,生后数日排便极少,或胎便排出时间延长,常伴有腹胀,并可触及粪块;③肛查或生理盐水灌肠排便后呕吐停止。

(9)遗传代谢病:多为顽固性呕吐,常伴其他症状,如氨基酸代谢障碍者可有精神症状、酸中毒、生长发育障碍、尿有特殊气味等;糖代谢障碍者可有腹胀、黄疸、肝大或白内障等;肾上腺皮质增生可有性征异常、色素沉着、失水等,并可有肾上腺危象。

2.外科性疾病引起的呕吐

(1)食管闭锁:①出生时有羊水过多史;②出生后即出现过多的流涎吐沫,或唾液积聚在咽部滚滚作响,喂乳后即呕吐,甚至发生吸入性肺炎;③下胃管受阻而由口腔或鼻腔反出,应高度怀疑;④碘油造影可明确诊断。

(2)幽门肥厚性狭窄:①出生后 2～3 周方出现呕吐,呈喷射状,呕吐物不含胆汁,量多;②右上腹可能触及坚硬活动的橄榄样肿块;③稀钡餐检查可见胃扩大,胃排空时间延长,若见到鸟嘴状的幽门管入口及延长而狭窄的幽门管,即可确诊。

(3)胃旋转:因为新生儿胃韧带松弛,胃呈水平位,故易发生胃扭转而呕吐。特点为:①多于生后 1～3 天发病;②进食后即刻发生呕吐,呕吐物为奶,可伴轻度腹胀,但无明显蠕动波;③钡餐造影见胃大弯位于胃小弯之上、有双胃泡双液面,可明确诊断。

(4)膈疝:食管裂孔疝以呕吐或呕血为主要症状,有呼吸困难、发绀表现,稀钡餐造影可明确诊断。

(5)肠梗阻:①梗阻部位越高,呕吐出现越早,呕吐物多含有胆汁;②多伴有腹胀,梗阻部位越低,腹胀越明显;③立位腹平片有助于明确梗阻部位,并根据肠道有无气体决定梗阻类型。

(6)先天性巨结肠:①先有胎便排出延迟、腹胀,而后出现呕吐;②肛检或灌肠后有大量气体及胎便排出,腹胀减轻,呕吐缓解;③钡剂灌肠常能明确诊断。

二、诊断

根据下列几点作出初步诊断。

1.详细询问病史

（1）生产史中羊水过多常提示消化道闭锁。

（2）从喂养史可了解喂养是否恰当。

（3）从呕吐开始时间可区别肠道闭锁或幽门肥厚性狭窄。

（4）呕吐方式如喷射状可能为先天性消化道畸形，溢乳则可能为贲门松弛。

（5）从呕吐物性质可帮助诊断梗阻部位，如只有黏液和唾液提示梗阻在食管，有乳汁或乳块提示梗阻在幽门或在十二指肠壶腹以上，呕吐物含胆汁表明梗阻在壶腹以下，如含粪质说明梗阻在小肠下部或在结肠。

（6）了解伴发疾病和呕吐的关系，如肺炎、肾盂肾炎等都可发生呕吐。

2.体格检查

（1）检查腹胀的部位、程度、胃型和肠型，对诊断梗阻的部位有帮助。幽门和十二指肠梗阻时腹胀仅限于上腹部，可看到胃型。梗阻部位越低腹胀越广泛，且可见肠型。

（2）幽门肥厚性狭窄时，在近脐部右上方可扪到橄榄大小硬块。肾盂积水可在一侧腰部扪及一软而大的块状物。

（3）身体其他部位的检查如有感染病灶，则呕吐可能是感染性疾病时的一个症状。

（4）肛门指检查对诊断肛门狭窄、先天性巨结肠、胎粪性便秘有重要意义。

（5）诊断脱水、酸中毒程度对液体治疗有关。

3.X线检查　　直立位腹部平片可提示完全性梗阻的部位。对不完全性梗阻则需进一步用碘剂或钡餐检查，早产儿和体弱儿则以用碘剂为妥，因如发生呕吐和吸入时影响较少。疑有幽门肥厚性狭窄可作稀释钡剂检查以证实，诊断巨结肠可做钡剂灌肠。

4.特殊检查　　如对肾上腺皮质增生症可做尿 17-酮类固醇测定，硬脑膜下出血可做硬膜下穿刺等。

三、治疗

1.明确诊断，治疗基本病因　　喂养不当者，指导合理喂养；羊水吞入引起呕吐可用生理盐水或 1% $NaHCO_3$ 洗胃；幽门痉挛可在喂奶前 10～15min 服 1：1000

阿托品 1 滴,每天增加 1 滴至面红为止,持续一段时间;胃食管反流可体位治疗并用多潘立酮(吗丁啉)每次 0.2mg/kg,或西沙比利每次 0.2mg/kg,奶前 20min 口服,一天 2～3 次。胃肠道先天畸形应及早手术治疗。

2.对症治疗

(1)内科性疾病引起呕吐者一般宜采取上半身抬高、右侧卧位,以防呕吐物呛入引起窒息或吸入性肺炎。

(2)外科性疾病引起呕吐者应禁食;腹胀明显应做胃肠减压。巨结肠患儿做结肠灌洗,一般不必禁食。

(3)纠正水电解质紊乱,供给适当热能。

(万忆春)

第六节　黄疸

黄疸是一种症状和体征,由于胆红素代谢障碍而引起血清内胆红素浓度升高而造成皮肤、巩膜、黏膜等组织及某些体液黄染的一种表现。正常血清总胆红素(STB)含量少于 $17.1\mu mol/L$。当含量为 $17.1～34.2\mu mol/L$ 时为隐性黄疸;$34.2～171\mu mol/L$ 时为轻度黄疸;$171～342\mu mol/L$ 时为中度黄疸;$＞342\mu mol/L$ 为重度黄疸。

一、发生机制

(一)胆红素形成过多

各种原因引起的红细胞破坏过多、胆红素在体内形成过多和超过肝脏处理胆红素的能力、大量未结合胆红素在血中积聚而发生黄疸,包括溶血性与非溶血性两大类。大量溶血时,红细胞破坏释放的大量血红蛋白即成为胆红素的来源;非溶血性的胆红素形成过多则多见于无效造血而产生过多胆红素。造血功能紊乱时,较多的血红蛋白在骨髓内未成为成熟的红细胞时就发生分解,无效造血增强,旁路胆红素生成过多导致旁路高胆红素血症,包括同族免疫性溶血、红细胞形态异常、红细胞酶缺陷、血红蛋白病、红细胞增多症、体内出血、感染、肝肠循环增多、维生素 E 缺乏和低锌血症、药物所致溶血等。

(二)肝脏胆红素代谢障碍

1.肝细胞对胆红素摄取障碍　肝细胞胞浆膜蛋白结合胆红素的作用较强,胆红素与白蛋白结合进入肝细胞,某种抗体削弱此膜蛋白的作用而使其发生摄取障碍,Y 蛋白和 Z 蛋白为胞浆载体蛋白,在胆红素进入肝细胞后,与之相连而运送至滑面内质网。当 Y 蛋白或 Z 蛋白含量和转运能力下降时,血中未结合胆红素即可增高。

2.肝细胞对胆红素结合障碍　胆红素被肝细胞摄取后,在滑面内质网由葡萄糖醛酸转移酶(UDPGT)催化,与葡萄糖醛酸结合。当此酶含量减少或活性降低,未结合胆红素转化为结合胆红素减少,某些激素如孕酮、胰泌素、地塞米松等可增加 UDPGT 活性,而睾酮则使之减弱。某些药物如利福平、新霉素亦可抑制此酶活性,而巴比妥类药物可诱导此酶活性加强。

3.胆红素排泄障碍

(1)肝内排泄障碍:肝细胞内结合胆红素与胆固醇、胆汁酸盐、卵磷脂、水及电解质组成胆汁,通过高尔基复合体和微绒毛,分泌到毛细胆管。由于先天性或获得性原因导致肝细胞胆汁排泄障碍,结合胆红素排入毛细胆管受阻。常见于各种类型肝炎(乙型肝炎病毒、巨细胞病毒、风疹病毒和 EB 病毒感染等病毒性肝炎等)、先天性代谢障碍和先天性遗传病等。

(2)肝外排泄障碍:胆汁由胆管排入肠道受阻,导致阻塞上部的胆管内大量的胆汁淤积,胆管扩张,压力升高,胆汁通过破裂的小胆管和毛细胆管而流入组织间隙和血窦,引起血内胆红素增多,产生黄疸。见于先天性胆道闭锁、先天性胆总管囊肿等。

二、病因

按照发病机制可以分为溶血性黄疸、肝细胞性黄疸和胆汁淤积性黄疸;按解剖学可分为肝前性、肝性和肝后性黄疸;从治疗角度分为外科黄疸和内科黄疸;根据胆红素性质分为以非结合胆红素增高为主和以结合胆红素增高为主的黄疸。

三、诊断思路

(一)鉴别皮肤黄染

首先要确定是否有黄疸,应在充足的自然光线下进行检查。应注意皮肤、口唇和睑结膜的颜色,有无抓痕,有无瘀斑、瘀点、肝掌及蜘蛛痣等,有无淋巴结肿大,腹部有无压痛、反跳痛、腹肌紧张,有无肝脾肿大,有无水肿、腹水,有无意识障碍及肌张力改变。

由溶血引起的黄疸皮肤呈柠檬色,伴有睑结膜苍白;肝细胞损害所致黄疸呈浅黄色或金黄色,慢性肝病可见肝病面容、肝掌和蜘蛛痣等;胆汁淤积性黄疸呈暗黄、黄绿和绿褐色,有时可见眼睑黄瘤。

(二)明确黄疸类型

母乳性黄疸是指发生在健康足月的母乳喂养儿中的以未结合胆红素为主的非溶血性高胆红素血症,常紧接生理性黄疸而发生,亦可在减轻后又加重,即胆红素峰值常在生后 7～14 天出现,黄疸持续 2～3 周甚至 2～3 个月才消退。婴儿除黄疸(皮肤色黄而鲜亮)外完全健康,吃奶好,尿便正常,体重增长满意。停母乳 3～5 天,胆红素明显下降。其机制可能与母乳内含有抑制 UDP-葡萄糖醛酸基转移酶活性或促使胆红素肝肠循环的物质有关。

不同类型黄疸其治疗方法及预后差异很大。感染所致胆汁淤积性黄疸,应积极抗感染治疗,去除病菌,清除内毒素血症是最重要的措施;药物所致淤积性黄疸首先是立即停药,一般在停药后数周内清退,但有少数慢性病例需数月或一年以上黄疸才能消退,无需特殊治疗;而对于自身免疫性胆管疾病需要根据不同类型选择合理方法,如 PSC 在糖皮质激素和青霉素胺效果不明显,需要外科手术、人工肝移植等。因此,黄疸类型的区分显得至关重要,临床常根据病史、体格检查结合辅助检查综合分析,明确黄疸类型,找出黄疸原因。

(三)重视病程过程

1.询问详细病史　详细了解黄疸患儿发病急缓,黄疸持续还是呈间歇性发作,是否进行性加重,有无肝炎接触史、输血史及毒物接触史,既往有无类似病史,是否有家族遗传病史。

2.了解年龄特点　婴儿期黄疸常见有新生儿生理性黄疸、先天性胆管闭塞、先天性溶血性和非溶血性黄疸、新生儿肝炎等。儿童期考虑病毒性肝炎、先天性溶血性及非溶血性黄疸。

3.观察起病方式和病程　一般急骤出现的黄疸常见于急性肝炎、胆囊炎、胆石病和大量溶血;黄疸缓慢或较隐匿发生时,多为癌性黄疸或溶血性黄疸和先天性非溶血性黄疸。急性病毒性肝炎的黄疸一般在 1～2 周达高峰,1～2 个月内消退;胆石症的黄疸往往呈间歇发作,黄疸呈波动性;原发性胆汁性肝硬化、继发性胆汁性肝硬化及遗传性高胆红素血症的黄疸可持续数月至数年;慢性溶血性黄疸在急性溶血危象时可迅速出现深度黄疸。

4.是否有发热　肝胆系统有急性化脓性感染时常有高热、寒战,而且常发生在上腹剧烈绞痛之后。病毒性肝炎在黄疸出现前常有低热,少数患者可发生高热,但持续时间一般不超过 2 周。肿瘤组织坏死或继发感染也可引起发热。溶血性黄疸多先有高热,随即出现黄疸。尿或粪颜色的改变:急性溶血时有酱油色尿,粪便颜色加深;肝细胞性黄疸时尿色加深,粪便颜色浅黄;胆汁淤积性黄疸时尿如浓茶,粪便为浅灰或陶土色。

5.注意伴随症状　①皮肤瘙痒:胆汁淤积性黄疸常有明显皮肤瘙痒,且持续时间较长;肝细胞性黄疸可有皮肤瘙痒;溶血性黄疸一般无皮肤瘙痒。②腹痛:隐痛多见于病毒性肝炎;右上腹阵发性绞痛多见于胆结石或胆道蛔虫;病毒性肝炎常在黄疸出现前不久出现厌食、饱胀等消化不良表现,而肿瘤患者在黄疸出现前多有较长时间消化不良。

6.了解用药史　尤其注意肝损害药物。

(四)依靠必要的辅助诊断

1.胆红素与尿胆原检查　血清胆红素测定有助于判断有无黄疸、黄疸程度及鉴别黄疸的性质。溶血性黄疸尿液不含胆红素,肝细胞性和梗阻性黄疸尿中胆红素均呈阳性反应。急性大量溶血时尿液中尿胆原显著增加,慢性少量溶血时尿胆原含量变化不大,肝细胞性黄疸时尿液尿胆原可增加,肝内胆汁淤积时尿胆原则可减少甚至消失。粪中尿胆原:胆汁淤积性黄疸时可见下降,结石性梗阻常为不完全性,而癌性梗阻则可完全性。长期粪中尿胆原减少,提示癌性黄疸。

2.血液检查　血常规、网织红细胞计数、外周血涂片、红细胞脆性试验及溶血实验等有助于诊断溶血性黄疸。血清酶学对黄疸的病因诊断可有一定帮助,肝细胞坏死时主要是转氨酶升高,胆汁淤积时以碱性磷酸酶(ALP)和 γ-谷氨酰转肽酶等升高为主。血胆固醇、胆固醇酯反映肝细胞的脂质代谢功能以及胆系的排泄功能。维生素 K 在肝细胞内能促使凝血酶原形成,肝细胞性黄疸时凝血酶原的形成减少,凝血酶原时间延长,梗阻性黄疸时凝血酶原时间也可延长。正常人血清胆汁酸含量不超过 $10\mu mol/L$,肝胆疾病时胆汁酸代谢发生紊乱,肝细胞对胆汁酸与胆红素摄取和排泄机制不同,在非结合型高胆红素血症(如 Gilbert 综合征)及溶血性黄疸时,并不存在胆汁酸潴留,故有助于黄疸鉴别。

3.免疫学相关检查　慢性活动性肝炎时 IgG 明显增高,原发性胆汁性肝硬化时 IgM 显著上升,肝外梗阻时免疫球蛋白则为正常。甲胎蛋白(AFP)检测有助于肝癌及遗传代谢性病的相关诊断。自身抗体测定(如抗线粒体抗体、抗平滑肌抗体、抗 Smith 抗体和抗脂蛋白抗体)有助于自身免疫性肝损伤的诊断。

4.影像学检查　B超检查对肝脏的大小、形态、肝内有无占位性病变、胆囊大小及胆道系统有无结石及扩张、脾脏有无肿大、胰腺有无病变等有较大的帮助。腹部平片可发现胆道结石和胰腺钙化。胆道造影可发现胆管结石,并可判断胆囊收缩功能及胆管有无扩张。CT 对显示肝、胆、胰等病变及鉴别引起黄疸的疾病较有帮助。MRI 具有较高的软组织分辨率,能更清楚的显示病变的部位和性质。

5.经十二指肠镜逆行胰胆管造影(ERCP)和经皮肝穿刺胆管造影(PTC) 两者都可以显示胆管梗阻的部位、梗阻程度以及病变性质、ERCP 创伤小,可经造影区别肝外或肝内胆管阻塞的部位。也可了解胰腺有无病变。PTC 能清楚显示整个胆道系统,可区分肝外胆管阻塞与肝内胆汁淤积性黄疸,并对胆管阻塞的部位、程度及范围有所了解。

6.其他 放射性核素检查:通过注射放射性核素或其标志物,利用组织间放射性核素浓度差异提示病变部位,了解肝有无占位性病变。肝穿刺活检对疑难黄疸病例的诊断有重要的帮助,尤其对遗传性非溶血性黄疸的鉴别诊断更有价值,对肝内胆管扩张及凝血机制障碍者不宜进行。剖腹探查经多项检查不能明确诊断及怀疑恶性病变时可考虑剖腹探查。

(万忆春)

第二章 新生儿疾病

第一节 高危新生儿

高危妊娠包括高危孕产妇和高危婴儿两个方面,高危因素有可能是固定或者是动态的。存在高危因素的胎儿和新生儿不是所有都出现疾病,只有一部分出现相应的疾病,但是,高危儿的发病率和病死率远远高于正常新生儿。另外高危因素的出现,可能出生后立即表现出来,某些疾病在出生之后数日方能表现出来,故对高危儿的监测不仅在产前和生产之中进行检测,生后继续监测,及时发现问题,采取适当的措施。

一、病因

孕妇年龄>40 岁或<16 岁,孕周<37 周或者>42 周。新生儿出生体重<2.5kg或者>4kg,新生儿 Apgar 评分 1min<3 分,5min<7 分。既往有异常分娩史、死胎、死产、流产史;孕期有异常情况,妊娠早期有出血,并患有妊娠高血压综合征、心脏病、肾功能不全、糖尿病等疾病;母亲有不良嗜好,抽烟或者酗酒,有吸毒史。

1.胎儿方面的问题 低出生体重儿,小于胎龄儿,宫内发育迟缓,过期产,胎心频率和节律异常;小儿脐带脱垂,脐带绕颈、打结。出生体重与妊娠周龄有偏离者;多胎妊娠,两次妊娠间隔小于半年者;有剖宫产者,前置胎盘或胎盘早剥,新生儿有贫血或窒息。

2.新生儿方面的问题 持续性或者进行性的呼吸窘迫、发绀、呼吸节律不整、反复呼吸暂停;心律异常;全身苍白水肿,出生 24h 内出现黄疸;神志异常伴有反应差,惊厥;体温不升,面色发灰,不吸吮;严重先天畸形,例如先天性心脏病、食管气管瘘、膈疝等疾病。

3.分娩过程中的问题 剖宫产儿,先露异常,臀位,横位,胎头吸引术,产钳助产术,宫缩无力滞产。羊水过多或过少,胎盘脐带有畸形者。孕产妇有感染,胎膜早破超过 24h 者,新生儿有感染的可能性大大提高;生产过程中的高危因素,如胎儿宫内窘迫、脐带脱垂、产程异常。

4.其他方面

(1)既往史异常妊娠史,胎儿畸形、新生儿死亡和血型不合。

(2)异常生产史难产史,阴道难产史,臀位分娩史。

(3)孕产妇本人及亲属中有遗传病史,孕产妇暴露于物理化学因素或者服用致畸药物。

具体原因见表 2-1。

表 2-1　高危新生儿常见原因

孕母高危因素	对胎儿(新生儿)的危害
社会因素	
重体力劳动、营养不良等	早产、宫内生长迟缓
吸烟	宫内生长迟缓,肺发育不良
酗酒	胎儿酒精中毒综合征
吸毒	早产、窒息、撤药综合征
疾病	
妊娠高血压综合征、高血压病,心脏病	窒息、早产、宫内生长迟缓
哮喘、肺部疾患	窒息、早产、宫内生长迟缓
慢性肾炎	同上
多囊肾	多囊肾
血型不合(RH、ABO)	胎儿水肿、贫血、高胆红素血症
贫血	胎盘早剥、早产、宫内生长迟缓
糖尿病	巨大儿、肺透明膜病、低血糖
甲状腺功能减退	甲状腺功能减退症、流产
甲状腺功能亢进症	甲状腺功能亢进症
癫痫	窒息
重症肌无力	重症肌无力
病毒感染(巨细胞包涵体、风疹、疱疹、水痘、乙型肝炎等病毒)	相应病毒感染、先天性心脏病
梅毒螺旋体	先天性梅毒

续表

孕母高危因素	对胎儿（新生儿）的危害
孕产期用药	
分娩时麻醉剂过量	呼吸抑制、中枢神经系统抑制
镇痛药	呼吸抑制、撤药综合征
镇静催眠药	中枢神经系统抑制、致畸
抗癫痫药	致畸
硫酸镁	高镁血症、呼吸抑制
硫酸盐、抗凝血药	新生儿出血
性激素	性征异常、致畸
缩宫素	窒息
氯霉素	灰婴综合征、诱发 G-6-PD
磺胺类、呋喃类	诱发 G-6-PD、胆红素脑病
化学毒品接触	致畸
孕产期情况	
孕妇＞35 岁或＜16 岁	流产、早产、畸形
早产	窒息、低体重、早产儿易感性疾病
过期产	窒息、胎粪吸入综合征
先兆子痫、子痫	早产、窒息
双胎妊娠	早产、低体重、窒息、胎-胎输血
多胎妊娠	流产、早产、低体重、窒息
胎儿过小	小于胎龄儿、低血糖、低血钙
胎儿过大	巨大儿、产伤、窒息
绒膜细胞染色体异常	染色体病
羊水过多	脐带脱垂、食管闭锁、神经管缺陷
羊水过少	过期产、多囊肾、尿道梗阻
胎盘（前置、早剥、帆状、多叶）	宫内失血、流产、窒息
脐带（脱垂、扭结、绕颈、过短）	窒息
先露异常（臀位、横位、肩先露）	窒息、产伤、颅内出血

孕母高危因素	对胎儿(新生儿)的危害
宫缩异常(无力、强直、破裂)	滞产、窒息
器械助产(产钳、吸引器)	窒息、产伤、颅内出血
剖宫产	湿肺
不洁分娩	破伤风

二、高危新生儿的临床表现

1.围生期窒息,1min 及 5min Apgar<7 分。

2.呼吸急促,>60 次/分,伴有呼吸困难,三凹征阳性,呼吸节律不规则伴有呼吸暂停,皮肤发绀者。

3.新生儿淡漠、激惹甚至惊厥,前囟平紧或隆起者。

4.存在低血压者,伴有出血、失血表现。

5.先天性畸形需要急症手术者,如食管气管瘘、膈疝、大血管错位。

6.出生之后 24h 内出现黄疸,母子血型不合者。

7.频繁呕吐,出生之后 24h 未排便者。

8.体温不升或者高热者。

9.早产儿,小于胎龄儿,大于胎龄儿,过期产儿。

10.不同类型的婴儿由于生理基础不同,所产生的高危病症也有所不同。

11.新生儿呼吸窘迫综合征,颅内出血,卵圆孔开放,动脉导管开放,持续胎儿循环,早发性和晚发性呼吸暂停,新生儿坏死性小肠结肠炎,代谢紊乱(低血糖、高血糖),新生儿寒冷损伤综合征。

三、高危胎儿的监护

1.先天畸形产前诊断　出生缺陷是指胎儿在母亲的子宫内出现了发育异常,轻微畸形对身体影响不大,严重畸形可致新生儿死亡或者留下终身残疾。据统计,我国每年有 30 万～40 万新生儿有严重出生缺陷,给社会和家庭带来了严重的问题。

2.产前诊断的指征　在胎儿发育的过程中通过直接和间接的方法了解胎儿的健康发育情况,有无遗传代谢疾病或者先天畸形,确定后可采取早期干预措施。

3.有创的监测手段　　羊水细胞监测,孕 16～20 周时,进行羊膜腔穿刺术抽 20ml 羊水,进行染色体核型检查。孕早期采用绒毛活检术,进行细胞培养和染色体核型分析。还可以经皮采脐血 2ml,检测胎儿血友病、血红蛋白异常。目前,孕中期可使用胎儿镜采皮肤标本,诊断遗传性皮肤病。

4.无创监测手段　　B 型超声诊断的特点一是安全,二是可以重复进行,例如先天性神经管缺陷的筛查、先天性心脏病的筛查。磁共振成像(MRI)可用于脑瘤的筛查。

目前有关胎儿的监测正在逐步开展,如胎儿生长发育监测、胎儿宫内储备力测定、胎儿胎盘功能测定。

(万忆春)

第二节　　新生儿窒息

一、概述

新生儿窒息是指新生儿因缺氧发生宫内窘迫及娩出过程中引起呼吸、循环障碍,在出生后 1min 内,迟迟不出现自主呼吸,但心跳仍存在。窒息是新生儿最常见的病症,也是新生儿死亡及伤残的主要原因。近年来复苏方法虽有改进,但还不够普及,预防和操作规范化也亟待加强。

二、临床特点

1.症状与体征　　若宫内窒息,首先出现胎动增加、胎心增快(＞160/min)、肠蠕动增加、肛门括约肌松弛、排出胎粪。羊水可能被胎粪污染为黄绿色。若缺氧继续,则会出现心率减慢(＜120/min)、胎心减弱且不规则,最后消失。产后窒息一般根据窒息轻重分发绀窒息(轻度)和苍白窒息(重度)(表 2-2)。

表 2-2　发绀窒息与苍白窒息的表现

体征	发绀窒息(轻度)	苍白窒息(重度)
皮肤	发绀	苍白
心跳	心音有力	初慢,后弱而不规则
呼吸	浅或间歇	几乎无或缺如
对刺激反应	有	无
肌张力	正常或增强	松弛或消失

也可采用 Apgar 评分法来判断窒息的轻、重程度(表 2-3)。

表 2-3　新生儿 Apgar 评分

体征	0 分	1 分	2 分
皮肤颜色	全身发绀或苍白	躯干红,四肢发绀	全身红
心率(/min)	无	<100	≥100
刺激反应(用导管插鼻孔、用手指弹足底)	无反应	皱眉	皱眉,咳嗽或喷嚏,哭
肌张力	松弛	四肢稍屈曲	四肢能活动
呼吸情况	无	慢,不规则	有力,哭声响亮

Apgar 的评分 8～10 分为正常。4～7 分为轻度窒息或发绀窒息。0～3 分为重度窒息或苍白窒息。生后 1min 内即评分,如不正常应继续作 5min 评分或更长时间的评分。

Apgar 系人名,为了便于评分记忆,可将 A 表示皮肤颜色,P 表示心率,G 表示刺激后的皱眉动作。A 表示肌张力,R 表示呼吸情况。

生后窒息经过抢救,多数婴儿呼吸很快好转,哭声响亮,皮肤转红,四肢活动增多。少数严重者常呈休克状态,皮肤苍白,体温低下,四肢发冷,呼吸表浅而不规则,哭声微弱、呻吟、吸气性三凹征。深吸气时前胸隆起,膈肌下移。听诊偶闻及粗大湿啰音或捻发音,叩诊可有浊音,心音有力,心率增快,可闻及轻度收缩期杂音。四肢松弛,可有震颤样动作。

2.症状加重及缓解因素　加重因素:护理不当、感染。

缓解因素:吸氧。

3.并发症　窒息时缺氧,并非只限心肺,而是全身性的多脏器受损,严重者往往伴有并发症。

(1)脑:缺氧缺血性脑病(HIE)是新生儿窒息后的主要并发症。

(2)心:由于缺氧时影响传导系统和心肌,轻症时房室传导延长,T 波变平或倒置,重症时心律不齐或缓慢,常能听到收缩期杂音。酸中毒时心肌收缩力减弱而心排血量减少,血压下降,进一步影响了冠状动脉和脑动脉的灌注,最后出现心力衰竭,上海医科大学儿科医院报告窒息后心力衰竭发生率达 22.5%。超声心动图见到心房水平右向左分流者是窒息后心力衰竭的重要依据。多普勒测定心排血量则可观察心功能损害程度及其恢复情况。

(3)肺:主要表现为呼吸紊乱,在羊水吸入的基础上容易继发肺炎。经过积极复苏者尚需注意气胸。有肺水肿和肺血管痉挛可伴发通气弥散障碍,肺动脉压力增高可促使动脉导管重新开放恢复胎儿循环,加重缺氧可致肺组织受损,出现肺出血。

(4)肝:窒息缺氧可降低胆红素与清蛋白的联结力,使黄疸加深,时间延长。也可因肝受损和Ⅱ、Ⅴ、Ⅶ,Ⅸ及Ⅹ等凝血因子的减少而易发弥散性血管内凝血(DIC)。

(5)其他:重度窒息儿肾功能低下易引起低钠血症。胃肠道受血液重新分布的影响易产生坏死性小肠结肠炎。由于无氧代谢糖原消耗剧增,容易出现低血糖。钙调节功能减弱,易发生低血钙。

三、诊断与鉴别诊断

(一)诊断分型
本病又称新生儿缺氧、围生期窒息。

(二)诊断标准
1.诊断标准 主要通过病史和临床表现作出诊断。

(1)新生儿面部与全身皮肤发绀。

(2)呼吸表浅或不规律。

(3)心律规则,强而有力,心率80～120/min。

(4)对外界刺激有反应,肌张力好。

(5)喉反射存在。

(6)具备以上表现为轻度窒息,Apgar评分4～7分。

(7)皮肤苍白,口唇暗紫。

(8)无呼吸或仅有喘息样微弱呼吸。

(9)心律不规则,心率<80/min,且弱。

(10)对外界刺激无反应,肌肉张力松弛。

(11)喉反射消失。

(12)具备7～11项为重度窒息,Apgar评分0～3分。

2.疗效判定 痊愈:经积极复苏抢救,新生儿呼吸平稳,哭声响亮,皮肤红润,心率>100/min,肌张力正常,反应良好。好转:经复苏抢救,Apgar评分较原有水平上升,但仍未达正常新生儿状态。未愈:经复苏抢救,Apgar评分无上升或反而下降,患儿自主呼吸不能建立或仍不规则,皮肤苍白、发绀,心率慢,反应弱或消失,甚至可能复苏失败而死亡。

（三）鉴别诊断

本病需与下列疾病鉴别（表 2-4）。

表 2-4　新生儿窒息的鉴别

误诊征象	疾病	病因或诱因	误诊征象特征	伴随症状与体征	相关检查
惊厥、昏迷等	新生儿低血糖	母亲患妊娠高血压、糖尿病，小于胎龄儿、饥饿、窒息、寒冷损伤、先天性心脏病、新生儿败血症、溶血病等病史	血糖降低	喂养困难、气急、呼吸暂停、发绀、肌张力低下、颤抖	血糖降低
嗜睡、呕吐、惊厥、昏迷等	新生儿低钠血症	有导致低钠血症的各种诱因如早产儿出生时窒息、腹泻、使用氨茶碱、利尿药等病史	血清钠低于120mmol/L	淡漠、嗜睡、呕吐、惊厥、昏迷等	血清钠低于120mmol/L
易激惹	药物撤退综合征	母亲有药物成瘾史，主要是镇静药，如二醋吗啡、美沙酮、芬太尼、地西泮等	常在生后24～48h发病，患儿发热、出汗、呕吐、腹泻、心率及呼吸增快	烦躁不安，高调哭叫，反射亢进，吸吮要求增加，且动作不协调，有肌阵挛，震颤、抽搐、嗜睡、呼吸暂停	

四、辅助检查及治疗

（一）接诊检查

1.实验室检查　血液气体分析可显示呼吸性酸中毒或代谢性酸中毒。当胎儿头皮血 pH≤7.25 时提示胎儿有严重缺氧征，需准备各种抢救措施。出生后应多次测 pH、$PaCO_2$ 和 PaO_2，为使用碱性溶液和供氧提供依据。根据病情需要还可选择性测血糖、血钠、血钾、血钙。

2.X 线检查　胸部 X 线可表现为边缘不清，大小不等的斑状阴影，有时可见部分或全部肺不张，局灶性肺气肿，类似肺炎改变及胸腔可见积液等。

3.心电图检查　P-R 间期延长，QRS 波增宽，波幅降低，T 波升高，ST 段下降。

(二)规范处理

1.一般治疗 暖箱温度或室温应保持中性环境温度。加强呼吸道护理,及时清理口咽分泌物,6h 后如不能喂养,应静脉补充葡萄糖溶液。

2.病因治疗

(1)保持呼吸道通畅:胎头娩出后不应急于娩肩,应立即吸出口、咽、鼻内的黏液。如见胎粪,在胎儿娩出后,为防止新生儿过早开始呼吸,用双手环绕并紧箍患儿胸部,在喉镜直视声门下立即吸出或用长棉签卷出黏稠胎粪;如声门涌出黏液或胎粪,则应气管插管后负压吸引,尽可能将胎粪吸除干净,未吸净前切忌刺激使患儿哭或呼吸。

(2)建立呼吸:轻度窒息者先通过触觉刺激(如弹足底或摩擦患儿背部)来建立呼吸,但触觉刺激 2 次无效者应立即改用下述方法:①口对口人工呼吸;②气囊面罩复苏器加压给氧;③气管插管加压给氧。

(3)建立正常循环:经上述处理后心率仍<60~80/min,立即行胸外心脏按压,部位为胸骨下 1/3 处(双乳头连线之下),方法有指按压法和拇指手掌按压法两种。每分钟按压 120 次,且应与给氧人工呼吸相配合,即每按 3 次心脏,进行 1 次人工呼吸,测 6s 心率,若达不到 80/min,说明心脏不足以维持基础循环的需要,需继续按压。

(4)药物治疗:极少数重度窒息患儿气管插管加压给氧和胸外心脏按压 30s 后无好转,才考虑加用药物治疗。对临产前有胎心音而出生时已无心跳者,则需在气管插管胸外心脏按压的同时立即用药。给药途径有 3 种,即脐静脉、末梢静脉、气管内滴注。所用药物有:①肾上腺素,1:10000 浓度 0.1~0.3ml/kg 静脉推注或再加用生理盐水 1:1 稀释后气管内滴入。用于经 100%纯氧正压呼吸及胸外心脏按压,持续 30s,心率仍<80/min 或无心率者。②碳酸氢钠,一定要在建立良好的呼吸通气前提下应用,窒息急救中,可用 5%碳酸氢钠 2~3ml/kg,加 5%糖水或注射用水等量稀释后,从脐静脉缓慢推注;窒息复苏后,以血气值计算用量。③扩容药,当心律正常而脉搏弱,给氧后仍苍白,复苏效果不明显,考虑血容量不足或有急性失血依据时应使用扩容药,可用全血、血浆、自身胎盘血、5%人清蛋白或生理盐水等,用量为 10ml/kg。④多巴胺和多巴酚丁胺,用量为 0.6×体重(kg)=每 10ml 溶液内加入两药各自的毫克数,有增强心脏收缩力和升高血压的作用,多巴胺半衰期短,只有 2~5min,与多巴酚丁胺合用效果好。⑤纳洛酮,孕母在分娩前 4h 用过吗啡、哌替啶等药物严重抑制新生儿呼吸,可用 0.1mg/kg 肌内注射或静脉给药,作用维持 1~4h,如无效可每 5min 用药 1 次,可用数次。

3.对症治疗

(1)若患儿在血气正常以后,出现低血容量表现时,可用全血或血浆每次10ml/kg 静脉滴注。

(2)有脑水肿和颅内压增高时,可用甘露醇和地塞米松治疗。

(3)当有低血糖、低血钙时应相应补充。

(4)出现肺炎、颅内出血、坏死性小肠结肠炎,应采取相应的治疗措施。

(5)对有反复呼吸暂停者可用氨茶碱,对重度窒息的呼吸衰竭儿宜及早使用呼吸机治疗。

(三)注意事项

一般来说,胎儿和新生儿对缺氧的耐受力比成人强,如果是短时间缺氧而引起的轻度窒息,是不会留下后遗症的。如果持续时间较长,甚至达到半小时,乃至几小时之上,脑组织缺氧受损严重者,可产生不同程度的脑神经系统后遗症,如智力低下、癫痫、瘫痪、肢体强直及生长发育迟缓等。

要预防窒息并不难,平时最好养成孩子独自睡觉的习惯,不要含着奶头睡觉。如和大人在一个被窝里喂奶,疲劳的妈妈熟睡后,充盈的乳房会堵住孩子的口鼻,枕头和棉被也会阻塞孩子的呼吸,造成窒息事故。喂奶姿势要正确,最好抱起喂,使头部略抬高,不致使奶液反溢入气管。橡皮奶头孔不宜过大,奶瓶倾斜度以吸不进空气为宜。喂完后应把孩子竖抱起,轻拍其背部,待打嗝后再放回床上,并要向右侧卧,以免溢奶时奶液吸入气管。

(万忆春)

第三节　新生儿肺透明膜病

一、概述

新生儿肺透明膜病又称新生儿呼吸窘迫综合征(NRDS),主要发生于早产儿。本病主要由于肺泡表面活性物质(PS)缺乏,造成肺泡萎陷、肺透明膜形成及肺间质水肿,临床表现为进行性加重的呼吸困难、低氧血症、高碳酸血症和酸中毒。

二、临床特点

1.症状　患婴多为早产儿,刚出生时哭声可以正常,6～12h 内出现呼吸困难,逐渐加重,伴呻吟。呼吸不规则,间有呼吸暂停。面色因缺氧变得灰白或青灰,发生右向左分流后发绀明显,供氧不能使之减轻。缺氧重者四肢肌张力低下。

2.体征　体征有鼻翼扇动,胸廓开始时隆起,以后肺不张加重,胸廓随之下陷,以腋下较明显。吸气时胸廓软组织凹陷,以肋缘下、胸骨下端最明显。肺呼吸音减弱,吸气时可听到细湿啰音。本症为自限性疾病,能生存 3d 以上者肺成熟度增加,恢复希望较大。但不少婴儿并发肺炎,使病情继续加重,至感染控制后方好转。病情严重的婴儿死亡大多在 3d 以内,以生后第 2 天病死率最高。

本症也有轻型,可能因表面活性物质缺乏不多所致,起病较晚,可迟至 24～48h,呼吸困难较轻,无呻吟,发绀不明显,三、四天后即好转。

3.症状加重及缓解因素　加重因素:早产儿、糖尿病孕妇的婴儿、宫内窘迫和出生时窒息。

缓解因素:吸氧。

4.并发症　可并发气漏、氧中毒、恢复期动脉导管开放。

三、规范诊断

(一)诊断分型
本病又称新生儿呼吸窘迫综合征(NRDS)。

(二)诊断标准
1.诊断标准　早产儿,尤其是围产期有窒息史,Apgar 评分在 3 分以下或母亲糖尿病及妊毒症,出生后不久呼吸困难,进行性加重,吸气性三凹征或呼气性呻吟和明显的发绀,呼吸衰竭,有典型 X 线胸片表现,应考虑本病。若产前羊水检查,卵磷脂/鞘磷脂(L/S)≤2～3∶1 或卵磷脂≤3.5mg％,或出生后在 6h 内抽胃液或咽部分泌物做发泡实验为阴性者,本病诊断可成立。

2.疗效判定　治愈:随日龄增长,经肺泡表面活性物质(PS)替代治疗、呼吸支持及对症治疗,患儿呼吸困难症状、体征消失,X 线胸片特征性改变消失,并逐渐脱离呼吸机支持(不包括其他并发症导致不能脱机者)。好转:经积极 PS 替代治疗及呼吸机支持治疗,病情趋于稳定,生命体征平稳,呼吸支持强度下降,胸片 RDS 病情程度减轻。未愈:出生后早期,通常为生后 72h 以内,生命体征不稳定,呼吸困难,呼吸支持持续进行,胸片仍显示 RDS 的改变,此期间病情可能会受感染、气漏、动脉导管开放等并发症的影响。

四、医嘱处理

(一)接诊检查
1.实验室检查　①泡沫试验:将患儿胃液(代表羊水)1ml 加 95％乙醇 1ml,振荡 15s,静置 15min 后,如果沿管壁有多层泡沫,表明 PS 多,可除外 RDS;如果无泡沫,表明 PS 少,可考虑为 RDS;如果介于两者之间,则可能是 RDS。其机制为 PS 利于泡沫形成和稳定,而乙醇则起抑制作用。②卵磷脂/鞘磷脂值:羊水或患儿气管吸引物中 L/S≥2 提示"肺成熟",1.5～2 可疑,<1.5 肺未成熟,PS 中其他磷脂成分的测定也有助于诊断。③血气分析:同 MAS。

2.X 线检查　X 线胸片表现较特异,对 RDS 诊断非常重要。①磨玻璃样改变:两肺呈普遍性透过度降低,可见弥漫性均匀一致的细颗粒(肺泡不张)网状影。见于 RDS 初期或轻型病例。②支气管充气征:在普遍性肺泡不张(白色)的背景下,呈树枝状充气之支气管(黑色)清晰显示,RDS 中、晚期或较重病例多见。③白肺:整个肺野呈白色,肺肝界及肺心界均消失,见于严重 RDS 动态拍摄 X 线胸片有助于诊断及治疗效果的评估。

3.彩色 Doppler 超声检查　确诊 PPHN 和动脉导管开放。

(二)规范处理

1.一般治疗　患儿应置于适宜温度的保暖箱内,合适的湿度,减少氧耗,保持呼吸道通畅,监测体温、心率、呼吸。

2.病因治疗　肺表面活性物质替代治疗,预防性治疗可在生后 30min 内应用,已确定为肺透明膜病者应尽早应用肺表面活性物质,天然肺表面活性物质第 1 次剂量 120～200mg/kg,第 2 次和第 3 次可减少到 100～120mg/kg,每次间隔 8～12h,每次用 3～5ml 生理盐水稀释滴入气管。

3.对症治疗

(1)纠正缺氧:轻症可用鼻塞、面罩或持续面罩给氧、使氧分压维持 50～70mmHg(6.7～9.3kPa),如吸氧浓度大于 80%,而氧分压小于 50mmHg,则应气管插管,使用呼吸机。

(2)纠正酸中毒和电解质紊乱:对混合性酸中毒先纠正呼吸性酸中毒;对严重代谢性酸中毒可使用 5% 的碳酸氢钠,3～5ml/kg,以 5%～10% 葡萄糖液稀释成等张液,于 30min 内经静脉滴入。

(3)支持治疗:每日静脉补液 40～80ml/kg。热量应充足,危重期应由静脉补充热量;病情好转后由消化道喂养。用 5%～10% 葡萄糖供应热量,静脉滴注速度 5～6mg/(kg·min),用微量泵输液,如第 3～4 天仍不能经口喂养,可加多种氨基酸,由 1g/(kg·d)开始,如血尿素氮不高,可按 0.5g/(kg·d)的梯度渐增至 3g/(kg·d),5～7d 后无肝功能异常、无高胆红素血症可给予脂肪乳剂,由 0.5g/(kg·d)开始,如血脂不高可按 0.5g/(kg·d)的速度增加至 2.5g/(kg·d),并适当补充维生素和微量元素。一旦开始经口喂养并能维持全日需要,则停止静脉营养输液。

(4)防治感染:应用青霉素或头孢菌素等抗生素加强肺内感染的预防和治疗,如有查血培养则根据结果开药。

(5)合并症的治疗。①动脉导管未闭:动脉导管未闭是肺透明膜病的常见合并症,在早产儿生后长至成熟年龄时多能自然闭合,若无症状可不予处理,等其自然闭合。若有症状,可试用吲哚美辛 0.2mg/kg,口服灌肠或静注,无效时,可间隔8~12h同量服用1~2次,总量<0.6mg/kg,对有肾功能不全、出血倾向、疑有坏死性小肠结肠炎者禁忌。吲哚美辛治疗无效或禁忌者可选择手术治疗。②气胸、纵隔气肿及时给予相应处理,必要时闭式引流。

(三)注意事项

预防早产,不足 33 周的不可避免早产,应给孕母肌内注射地塞米松 4mg,每 8 小时 1 次,共 6 次;或倍他米松 12mg,每日 1 次,共 2 次。在分娩前 24h 使用,才能奏效。经上述治疗后 7d 内仍未分娩者,需重复给予 1 疗程;分娩中加强监护,防止窒息;认真处理妊娠高血压综合征及糖尿病孕妇。产后预防多用于产前孕母未作预防的婴儿,在出生后半小时内给婴儿肺表面活性物质(PS)以预防新生儿肺透明膜病(HMD)的发生或减轻其症状。预防愈早效果愈好,预防量和治疗量相仿,如用天然 PS 为 100~150mg/kg,如用合成的滴入量为 5ml/kg,从气管插管内滴入并使 PS 在肺内均匀分布。

五、诊治进展

目前国内外已开展多项新技术应用于 NRDS 的治疗。包括对常用呼吸机性能的改进;增加呼吸治疗的监护;应用体外膜肺(ECMO)抢救危重心、肺受损病人;吸入一氧化氮治疗肺动脉高压和缺氧性呼吸衰竭;高频振荡通气(HFOV)治疗极低出生体重儿 NRDS;以及液体通气等。

(万忆春)

第四节　新生儿肺炎

一、概述

新生儿肺炎是新生儿时期的常见病,以弥漫性肺部病变及不典型的临床表现为特点。本病虽为呼吸道疾病,但呼吸道症状表现并不突出,多表现为拒食,嗜睡或激惹,面色差,多无咳嗽,很快出现呼吸衰竭症状。因本病的临床表现不典型且容易出现呼吸衰竭,故应特别注意早期诊断和及时治疗。

二、临床特点

1.病史

(1)感染病史:母亲妊娠晚期有感染史;分娩时有胎膜早破、分娩过程中有吸入母亲产道分泌物史;与新生儿密切接触的人有呼吸道感染史;或新生儿有败血症,经血行播散而致肺炎的病史;或在抢救时有器械消毒不严史。

(2)引起吸入的病史:在宫内、出生时有窒息史;孕母有羊水过多、胎膜早破史;吞咽功能不协调(尤以早产儿多见)、食管反流或腭裂引起吸入史。

2.症状与体征

(1)感染性肺炎:呼吸急促、困难,出现发绀,口吐泡沫,反应差。少数病儿有咳嗽、低热。早产儿肺炎症状不典型,常表现为呼吸暂停,不哭、不吃、体温不升。可发生在宫内、娩出过程或生后,由细菌、病毒、衣原体、原虫等引起。

(2)吸入性肺炎:羊水吸入者窒息复苏后出现呼吸增快、呼吸困难,12～36h达高峰,48～72h可逐渐恢复,发绀不常见。如吸入量少,可无症状或轻度气急。胎粪吸入者症状常较重,生后不久即出现呼吸困难或呼吸浅表急促,伴呻吟、发绀,少数病例发展至呼吸衰竭。大量乳汁吸入时,常发生呛咳、窒息、发绀、气促、呼吸暂停。小量但长期多次乳汁吸入者,表现为支气管炎或间质性肺炎的症状,反复咳嗽、气喘,迁延不愈。

3.症状加重及缓解因素　加重因素:胎儿宫内窘迫、胎膜早破、产前出血、羊水胎粪污染、母妊高征、剖宫产、胎儿吸引产、产钳助产、臀助产。

缓解因素:积极治疗其母原发病、及时有效地清除呼吸道、防治胎粪吸入综合征、有感染因素时,及时应用抗生素。

4.并发症

(1)感染性肺炎,肺部可以出现大片的感染,甚至形成脓肿、坏死,严重影响患儿的呼吸功能。病菌还可能播散到全身引起败血症、脑膜炎等更严重的并发症。

(2)吸入性肺炎,如果吸入的胎粪量很多,阻塞了孩子的呼吸道和肺,致面色苍白或发绀,体温不升,口吐泡沫,吸奶减少或拒奶,呼吸增快,鼻翼扇动和呼吸困难,甚者可有呼吸衰竭和死亡。

三、诊断与鉴别诊断

（一）诊断分型

新生儿肺炎有吸入性肺炎与感染性肺炎之分。吸入性肺炎有羊水吸入性肺炎、胎粪吸入性肺炎和乳汁吸入性肺炎之分。感染性肺炎有宫内感染和产后感染之分。

（二）诊断标准

1.诊断标准

（1）吸入性肺炎：有羊水、乳汁或分泌物吸入史。有下列表现①吸入时有呛咳或窒息史；②口腔或鼻腔中可有液体或泡沫流出；③咳嗽、气促、发绀、呼吸不规则；④肺部闻及粗湿啰音。X线胸片检查，可见肺门阴影增深，肺纹理增粗，肺内斑片状阴影，可伴有肺气肿或肺不张。

（2）感染性肺炎：有产前、产时或产后感染等致病因素。有下列表现①一般情况差、反应低下；②拒奶、呛奶及口吐白沫；③体温不升或有发热；④口周、肢端发绀或苍白；⑤点头呼吸或三凹征；⑥双肺呼吸音粗糙、湿啰音或捻发音；⑦心率增快、肝脾大、严重腹胀。

X线胸片检查可见双肺纹理增粗、肺纹周围散布点片状浸润阴影，代偿性肺气肿时肺野外侧带透亮度增强。

2.疗效判定　治愈：症状、体征消失，X线胸片炎症吸收。好转：症状、体征好转，体温基本正常，两肺尚有干啰音或呼吸音粗，X线胸片炎症好转。未愈：症状加重，体征未改善或出现并发症。

（三）鉴别诊断

本病需与下列疾病鉴别（表2-5）。

表 2-5　新生儿肺炎的鉴别

误诊征象	疾病	病因或诱因	误诊征象特征	伴随症状与体征	相关检查
呼吸急促，唇周发绀	肺透明膜病	早产、肺表面活性物质缺乏	生后不久6h内即出现呼吸困难、进行性气促、呼气性呻吟、唇周发绀	此病多见于早产儿，常有宫内窘迫史，病情呈进行性发展，双肺呼吸音减弱，可闻及捻发音及细湿啰音	X线胸片可见典型网状颗粒阴影，呈弥漫性分布；常伴有支气管充气征，重者心膈阴影模糊不清。血气分析可有pH、PO_2下降，PCO_2上升

误诊征象	疾病	病因或诱因	误诊征象特征	伴随症状与体征	相关检查
呼吸困难	湿肺	多见于足月儿、过期产儿或剖宫产儿	生后不久即出现呼吸困难	病程短,数小时后病情自行缓解	X线胸片表现为肺泡积液征、间质积液征或肺气肿征

四、辅助检查及治疗

(一)接诊检查

1.胸片检查

(1)感染性肺炎:两肺内可见不规则条索状及斑片状模糊阴影,部分可有肺气肿,金黄色葡萄球菌肺炎常出现肺大疱、脓胸。

(2)吸入性肺炎:常见肺气肿。肺不张及斑片状阴影,以两肺内侧带和肺底部明显。

2.实验室检查　血白细胞总数可增高,杆状核增多,血沉增快。咽部分泌物或血培养有时可检得致病菌。

(二)规范处理

1.一般治疗　注意保暖,保持呼吸道通畅,供给足够的热量和液体,加强监护。

2.病因治疗

(1)感染性肺炎:对宫内感染一般选用对革兰阴性杆菌有效的抗生素,如氨苄西林、阿米卡星、庆大霉素,或第二、第三代头孢菌素。对生后感染宜选用对革兰阳性球菌有效的抗生素,如疑为金黄色葡萄球菌,可选用苯唑西林、氯唑西林,或双氯西林及第一代头孢菌素。若可能系 B 族 β 溶血性链球菌者选用大剂量青霉素每日 20 万～25 万 U/kg。对病原菌不明者,宜选用两种抗生素联合应用。对已知病原菌者可根据药敏试验结果选用合适的抗生素。对支原体肺炎可选用红霉素。对卡氏肺囊虫肺炎可用复方磺胺甲噁唑。

(2)吸入性肺炎

1)清理呼吸道:清理呼吸道对胎粪吸入综合征是关键。胎粪污染羊水时,应在胎儿刚娩出而肩尚未娩出之前,迅速吸尽口腔、鼻咽分泌物,胎儿在娩出后行气管插管,吸尽气管内分泌物。

2)肺灌洗及肺泡表面活性物质的应用:大量胎粪吸入到下呼吸道时,难以吸出,导致下呼吸道广泛阻塞,在机械通气的基础上,可用生理盐水肺灌洗.将胎粪洗出,然后用肺泡表面活性物质治疗,剂量 80～120mg/kg,间隔 12h 用 1 次,可用 3d。

3.对症治疗

(1)吸氧:有气急或发绀患儿应早期给氧,氧浓度为 40%,氧气需要湿化加温(31～33℃),氧流量 1～2L/min,缺氧明显者 2～4L/min,用鼻导管、头罩给氧或雾化给氧,必要时持续气道正压给氧或高频喷射鼻导管法给氧与普通鼻导管给氧交替进行。

(2)机械通气:一旦吸氧不能纠正病儿的低氧血症,应考虑使用人工通气。高频振荡通气治疗既能降低常频通气所具有的气压伤危险性,又能减少病儿对高浓度氧气的依赖性。高频振荡通气的具体参数:频率 6～15Hz,平均气道压 1.18～1.47kPa(12～15cmH$_2$O),振幅应根据不同呼吸机类型进行调节,以环状软骨和胸廓的振动和瞬间吸气峰压≤2.45kPa(25cmH$_2$O)为宜,并根据血气分析中二氧化碳分压值进行调节。

(3)雾化吸入:超声雾化吸入,可在溶液中加入抗生素和 α-糜蛋白酶,以利分泌物的排出,保持呼吸道的通畅。

(4)液体疗法:有代谢性酸中毒时,用 5% 碳酸氢钠纠正酸中毒。肺炎时呼吸增快,蒸发液体量多,若液体量摄入不够时,应注意补充生理需要量。

(5)并发脓胸及脓气胸:要立即排脓抽气,必要时行胸腔闭式引流。

(三)注意事项

新生儿肺炎是可以预防的。与胎儿宫内缺氧有关的羊水或胎粪吸入性肺炎,预防的关键是防止胎儿发生宫内缺氧。母亲在怀孕期间定期做产前检查是非常必要的,尤其是在怀孕末期,可以及时发现胎儿宫内缺氧的问题,产科医师会采取相应的监护和治疗措施,以尽量减少吸入性肺炎的发生及减轻疾病的严重程度。

对于感染引起的新生儿肺炎,从母亲怀孕期间就应该开始预防。怀孕的母亲要做好孕期保健,保持生活环境的清洁卫生,更要注意个人卫生,防止感染性疾病的发生。孩子出生后,要给孩子布置一个洁净舒适的生活空间,孩子所用的衣被、尿布应柔软、干净,哺乳用的用具应消毒。父母和其他接触孩子的亲属在护理新生儿时注意洗手。

（万忆春）

第五节　胎粪吸入综合征

胎粪吸入综合征(MAS)是由胎儿在宫内或产时吸入混有胎粪的羊水,而导致以呼吸道机械性阻塞及化学性炎症为主要病理特征,以生后出现呼吸窘迫为主要表现的临床综合征。多见于足月儿或过期产儿。据文献报道,分娩时羊水混胎粪的发生率为5%～15%,但仅其中5%～10%发生MAS;而MAS中10%～20%患儿并发气胸,5%患儿可死亡。

一、病因和病理生理

1.胎粪吸入　胎儿在宫内或分娩过程中出现缺氧,其肠道及皮肤血液量减少,继之迷走神经兴奋,最终导致肠壁缺血痉挛,肠蠕动增加,肛门括约肌松弛而排出胎粪。同时缺氧使胎儿产生呼吸运动(喘息),将胎粪吸入气管内或肺内,或在胎儿娩出建立有效呼吸后,使其吸入肺内。也有学者根据早产儿很少发生羊水混有胎粪而过期产儿发生率高于35%这一现象,推断羊水混有胎粪也可能是胎儿成熟的标志之一。

2.不均匀气道阻塞和化学性炎症　MAS的主要病理变化是由于胎粪的机械性阻塞所致。①肺不张:部分肺泡因其小气道被较大胎粪颗粒完全阻塞,其远端肺泡内气体吸收,引起肺不张,使肺泡通气/血流降低,导致肺内分流增加,从而发生低氧血症,②肺气肿:黏稠胎粪颗粒不完全阻塞部分肺泡的小气道,则形成"活瓣",吸气时小气道扩张,使气体能进入肺泡,呼气时因小气道阻塞,气体不能完全呼出,导致肺气肿,致使肺泡通气量下降,引起CO_2潴留。若气肿的肺泡破裂则发生肺气漏,如间质气肿、纵隔气肿或气胸等。③正常肺泡:部分肺泡的小气道可无胎粪,但该部分肺泡的通换气功能均可代偿性增强。由此可见,MAS的病理特征为不均匀气道阻塞,即肺不张、肺气肿及正常肺泡同时存在,其各自所占的比例决定患儿临床表现的轻重。

因胆盐是胎粪组成之一,故胎粪吸入除引起呼吸道的机械性阻塞外,也可刺激局部引起化学性炎症,进一步加重通换气功能障碍。胎粪尚有利于细菌生长,故MAS也可继发细菌感染。此外,近年来有文献报道,MAS时Ⅱ型肺泡上皮细胞受损和肺表面活性物质减少,但其结论尚需进一步研究证实。

3.肺动脉高压　严重缺氧和混合性酸中毒导致肺小动脉痉挛,甚至血管平滑肌肥厚(长期低氧血症),导致肺动脉阻力增加,右心压力增加,发生卵圆孔水平右向左分流;肺血管阻力的持续增加,使肺动脉压超过体循环动脉压,从而导致已功能性关闭或尚未关闭的动脉导管发生导管水平的右向左分流,即新生儿持续肺动脉高压(PPHN)。上述变化将进一步加重低氧血症及混合性酸中毒,并形成恶性循环。

二、临床表现及诊断

1.吸入混胎粪的羊水 是诊断 MAS 的前提。①分娩时可见羊水混胎粪;②患儿皮肤、脐带和指(趾)甲床留有胎粪污染的痕迹;③口、鼻腔吸引物中含有胎粪;④气管插管时声门处或气管内吸引物中可见胎粪(即可确诊)。

2.呼吸系统表现 患儿症状轻重与吸入羊水的物理性状(混悬液或块状胎粪等)和量的多少密切相关。若吸入少量或混合均匀的羊水,可无症状或症状轻微;若吸入大量混有黏稠胎粪羊水者,可致死胎或生后不久死亡。常于生后数小时出现呼吸急促(>60 次/分)、发绀、鼻翼扇动和吸气性三凹征等呼吸窘迫表现,少数患儿也可出现呼气性呻吟。体格检查可见胸廓前后径增加,早期两肺有鼾音或粗湿啰音,以后出现中、细湿啰音。如呼吸窘迫突然加重,并伴有呼吸音明显减弱,应怀疑气胸的发生。

3.持续性肺动脉高压(PPHN) 多发生于足月儿,在有文献报道的 PPHN 患儿中,约 75% 其原发病是 MAS。重症 MAS 患儿多伴有 PPHN。主要表现为严重的发绀,其特点为:当 $FiO_2 > 0.6(60\%)$ 时,发绀仍不缓解;哭闹、哺乳或躁动时发绀加重;发绀程度与肺部体征不平行(发绀重,体征轻)。部分患儿在胸骨左缘第 2 肋间可闻及收缩期杂音,严重者可出现休克和心力衰竭。

4.并发症 严重 MAS 可并发红细胞增多症、低血糖、低钙血症、HIE、多器官功能障碍及肺出血等。

三、辅助检查

1.实验室检查 血气分析:pH 值及 PaO_2 降低,$PaCO_2$ 增高;血常规、血糖、血钙和相应血生化检查;气管内吸引物及血液的培养。

2.X 线检查 两肺透亮度增强伴有节段性或小叶肺不张,也可仅有弥漫性浸润影或并发纵隔气肿、气胸等。临床统计尚发现,部分 MAS 患儿 X 线胸片改变不与临床表现成正比,即 X 线胸片严重异常者症状却很轻,X 线胸片轻度异常甚或基本正常,症状反而很重。

3.超声波检查 彩色 Doppler 超声检查有助于 PPHN 的诊断。

四、治疗

(一)基础治疗

1.清理呼吸道 当羊水有胎粪污染时,无论胎粪是稠或稀,头部一旦娩出,先吸引口、咽和鼻,可用大孔吸管(12F)或(14F)或吸球吸胎粪。并根据新生儿有无活力来决定是否要插管吸引,无活力者需插管,有活力者还可观察,所谓有活力是指呼吸好,肌张力正常,心率>100 次/分,可理解为无窒息状态。吸出胎粪的最佳时间是头部刚娩出,尚未出现第 1 口呼吸时或插管后尚未通气前吸出胎粪,尽可能吸净,以免胎粪向下深入。吸引时不主张经气管插管导入更细的吸痰管冲吸,而是一致采用胎粪吸引管直接吸出。按时做超声雾化及胸部的物理治疗。

2.常规监测和护理 注意保温,复苏后的 MAS 婴儿应立即送入 NICU,安装各种监护仪,严密观察心、脑、肾的损害迹象。定时抽动脉血测 pH 值、PaO_2、$PaCO_2$ 和 HCO_3^-,调节 FiO_2,及时发现并处理酸中毒。监测血压,如有低血压及灌流不足表现,可考虑输入血浆或全血。

需监测血糖和血钙,发现异常均应及时纠正。如羊水已被胎粪污染,但无呼吸窘迫综合征,应放入高危婴儿室,严密观察病情发展。

3.限制液体量 液体需要量为 60~80ml/(kg·d),过多水分有可能加重肺水肿,但也不宜过少,以免呼吸道过于干燥。营养应逐步达到需要量,不能口服者采用鼻饲或给予静脉营养液。

(二)氧疗与机械通气

1.氧疗 对血氧监测证实有轻度低氧血症者应给予鼻导管、面罩或头罩吸氧,维持 PaO_2 6.65kPa(50mmHg)以上或经皮血氧饱和度($TcSO_2$)90%~95%为宜。

2.持续气道正压吸氧(CPAP) MAS 早期或轻度的 MAS,胸片显示病变以肺不张为主,可选用 CPAP。压力一般在 0.3~0.5kPa(3~5cmH_2O),使 PaO_2 维持在 8.0~9.33kPa(60~70mmHg)。但对于以肺气肿为主的 MAS,不适合应用 CPAP 治疗。

3.常频机械通气 严重病例当 pH 值<7.2,PaO_2<6.65kPa,$PaCO_2$>9.33kPa 时,需机械通气治疗。常用通气方式 CMV+PEEP,早期肺顺应性正常,故吸气峰压(PIP)不宜过高,因高 PIP 可使肺泡过度充气而致肺泡破裂产生肺气漏,也可阻断通气良好肺泡的肺血流,使通气/血流比值失衡,影响肺氧合功能。多主张应用较低的 PEEP 0.196~0.294kPa(2~3cmH_2O),呼吸频率不宜过快,30~40 次/分即可,伴有肺动脉高压时可采用高通气。机械通气时多数患儿需使用镇静药和肌松药。

4.高频通气　高频通气用较高的呼吸频率、小潮气量和低的经肺压使肺泡持续扩张,保持气体交换,从而可减少高通气所致的肺气漏等肺损伤,对 MAS 有较好疗效。HFV 的通气方式有高频正压通气(HFPPV)、高频喷射通气(HFV)、高频气流间断通气(HFFI)和高频振荡通气(HFOV)等。HFOV 是 MAS 较常用的方法。

(三)药物治疗

1.抗生素的应用　　MAS 不少是由于孕母宫颈上行感染炎症引起,且胎粪是细菌生长的良好培养基,因此疾病应早期用抗生素治疗,可根据血和气管内分泌物培养结果选用敏感抗生素。

2.肺表面活性物质(PS)的应用　　MAS 患儿内源性肺表面活性物质受到严重损害,可给予外源性肺表面活性物质(PS)治疗,提高生后 6h 和 24h 的氧合,有效改善 MAS 引起的气体弥散不足,肺不张,肺透明膜形成,不增加并发症的发生。推荐剂量为每次 $100\sim200mg/kg$,每 $8\sim12h$ 1 次,可用 $2\sim3$ 次,首次给药最好于生后 6h 内。但总的疗效不如新生儿呼吸窘迫综合征好。

3.激素的应用　　激素在 MAS 中的应用疗效尚不能确定。

(四)其他治疗

1.一氧化氮(NO)吸入　　吸入外源性 NO 可选择性地快速舒张肺血管平滑肌,减少肺内分流,维持较好的氧合能力,并能防止由活化的中性粒细胞诱导的早期肺损伤,对 MAS 并发持续性肺动脉高压有较好疗效。常用治疗 PPHN 的一氧化氮吸入(iNO)剂量开始用 20×10^6h,可在 4h 后降为 $(5\sim6)\times10^6$ 维持;一般持续 24h,也可以用数天或更长时间。

2.体外膜氧合作用(ECMO)　　ECMO 可将体内的血液引至体外通过膜氧合器进行气体交换后再送回体内,从而用人工呼吸机暂时代替肺呼吸,使肺有足够休息的时间而得到好转。

(五)并发症治疗

1.合并气胸、纵隔气肿等肺气漏的治疗　　轻症可自然吸收,重症应立即抽出气体或插管引流。

2.合并持续肺动脉高压的治疗　　当发生严重低氧血症时,应警惕合并 PPHN。常规治疗 PPHN 包括碱化血液、药物降低肺动脉压力、高频通气、一氧化氮吸入等,其目的为降低肺动脉压力,提高体循环压力,逆转右向左分流。

(万忆春)

第六节　新生儿持续性肺动脉高压

新生儿持续性肺动脉高压(PPHN)是指生后肺血管阻力持续性增高,肺动脉压超过体循环动脉压,使由胎儿型循环过渡至正常"成人"型循环发生障碍,而引起的心房及(或)动脉导管水平血液的右向左分流,临床出现严重低氧血症等症状。本病多见于足月儿或过期产儿。

一、临床表现

PPHN常发生于肺小动脉中层平滑肌发育良好的足月儿和过期产儿,早产儿较少见。常有羊水被胎粪污染的病史。生后除短期内有窘迫外,常表现为正常;患者多于生后12h内出现全身发绀和呼吸增快等症状,但不伴呼吸暂停和三凹征,且呼吸窘迫与低氧血症严重程度之间无相关性。吸高浓度氧后多数患儿的发绀症状仍不能改善,临床上与发绀型先心病难以区别。

约半数患儿可在胸骨左缘听到收缩期杂音,是二、三尖瓣血液反流所致,但体循环血压正常。当有严重的动脉导管水平的右向左分流时,右上肢动脉血氧分压大于脐动脉或下肢动脉血氧分压。当合并心功能不全时,可闻及奔马律并有血压下降、末梢灌注不良及休克等症状。心电图可见右室肥厚,电轴右偏或ST-T改变;胸部X线检查可表现为心影扩大,肺门充血及肺原发疾病表现;超声心动图估测肺动脉压力明显增高,并可发现存在经动脉导管或卵圆孔的右向左分流。

在适当通气情况下,新生儿早期仍出现严重发绀、低氧血症、胸片病变与低氧程度不平行、并除外气胸及先天性心脏病者,均应考虑PPHN的可能。对PPHN有多种诊断手段,理想的诊断应是无创伤、无痛、敏感和特异性强,但尚无单一的诊断方法满足上述要求。

二、诊断

生后不久出现严重发绀者在怀疑持续肺高压时必须排除青紫型先天性心脏病,并以系列无损伤性检查证实卵圆孔和(或)动脉导管水平的右向左分流,一般采取以下诊断步骤。

1.针对低氧的诊断步骤

(1)高氧试验:吸纯氧10min后测动脉导管后的PaO_2(取左桡动脉或脐动脉血),如$PaO_2 < 6.65kPa(50mmHg)$时示有右向左分流,但需进一步鉴别分流来源,

即来自结构异常的先天性心脏病或是继发于肺动脉高压。

（2）动脉导管前、后 PaO_2 差异试验：同时取导管前（颞动脉、右桡动脉）和导管后动脉血标本，若导管前、后 PaO_2 差异＞1.99kPa（15mmHg），导管前高于导管后，说明存在导管水平右向左分流，当仅有卵圆孔水平分流时差异不明显。

（3）高氧、高通气试验：高氧、高通气试验可作为 PPHN 的诊断试验，在吸入100％氧时，用呼吸机或皮囊行手控通气，以 100～120 次/分的呼吸频率，以2.94kPa的吸气峰压进行通气使 $PaCO_2$ 达到 3.32～4.0kPa（25～30mmHg），pH 值达到 7.45～7.55 时，如为 PPHN 则因肺血管扩张，阻力降低，右向左分流逆转，PaO_2 即上升，但高通气因需要较高吸气峰压，有时会导致肺气压伤，故执行时应加以小心。

2.排除先天性心脏病的诊断措施

（1）胸部 X 线片：能观察心脏外形、大小、肺血管影及肺实质性疾病，持续肺高压如无结构异常的先天性心脏病或肺实质性疾病时胸部 X 线片的变化不大，偶可显示肺血管影减少。

（2）心电图：可有助于提示结构异常的先天性心脏病，PPHN 的心电图常显示与年龄一致的右心室占优势征象，亦可有心肌缺血 ST-T 的改变。

（3）超声心动图检查：所有不能解释的发绀患儿均应采用超声心动图检查以排除先天性心脏结构缺损，在二维超声心动图观察下用生理盐水（或 5％葡萄糖液）做对比造影或以彩色多普勒（Doppler）检查可肯定心房水平右向左分流，测定右及左心室收缩时间间期，可评估心室功能及相对性肺、体循环的阻力。PPHN 在 M 超声心动图上可表现为左、右心室收缩时间间期延长，如右室射血前期与右室射血期比值＞0.5，左室射血前期与左室射血期比值＞0.38 可参考诊断本病，此外如Doppler 观察到肺动脉血流形态表现为加速时间缩短，波形陡直，减速时波形有顿挫现象时，可认为存在 PPHN，近年来较多以脉冲 Doppler 法测定左或右肺动脉平均血流速度，当肺动脉压力增高时，平均血流速度下降。当超声心动图具有右心室增大、三尖瓣反流并直接观察到卵圆孔和（或）动脉导管水平右向左分流而无其他心脏畸形时，即可诊断为 PPHN。

（4）其他：疑 PPHN 时应同时做血糖、血钙、血细胞比容及血培养检查，以确定造成 PPHN 的可能病因。

三、鉴别诊断

1.需与结构异常的先天性心脏病鉴别　此类患儿常有心脏扩大，脉搏细弱，上、下肢血压及脉搏有差异,心杂音较响,可有肺水肿表现,高氧或高氧高通气试验不能使 PaO_2 升高, PaO_2 持续低于 $5.32kPa(40mmHg)$ 胸部 X 线片及超声心动图可助诊断。

2.单纯肺部疾病所致的发绀　一般呼吸困难程度较明显,有辅助呼吸肌活动及肺部体征等,胸部 X 线片、高氧试验可鉴别。

四、治疗

PPHN 的治疗有三个原则:第一,纠正引起肺血管阻力增加的任何生理异常,使用镇静药和(或)肌肉松弛药,以利于机械通气时患儿的一般情况稳定。第二,使用高通气和(或)血管扩张药,以降低肺动脉压。第三,使用扩容剂和(或)加强心肌收缩力药物,以维持体循环血压或纠正体循环低血压,逆转右向左血液分流。

1.稳定患儿　患儿在机械通气时应给吗啡镇静[静脉注射 $100\mu g/(kg \cdot h)$],如果患儿自主呼吸频繁,或有对抗呼吸机时可给予神经肌肉松弛药泮库溴铵 $(0.1mg/kg,每 3\sim4h 1 次)$。同时纠正酸中毒、低体温、红细胞增多症、低血糖、低血钙和低血镁症。

2.通气治疗　传统治疗方法:保持 pH 值偏碱状态,达到扩张肺动脉目的。近年来主张用较保守的高通气法,使 PaO_2 维持在 $10.6kPa(80mmHg)$, $PaCO_2$ 维持在 $4.6\sim52kPa(35\sim40mmHg)$,使 pH 值保持在 $7.45\sim7.5$。如无肺实质性疾病时,可用低压、短吸气时间的通气方式,呼吸频率可置于 $60\sim120$ 次/min,吸气峰压(PIP) $2\sim3kPa(20\sim25cmH_2O)$,呼气末正压(PEEP) $0.2\sim0.4kPa(2\sim4cmH_2O)$,吸气时间 $0.2\sim0.4s$,气流量 $20\sim30L/min$。有肺实质性疾病合并 PPHN 的机械通气,应根据肺部原发病作相应的调整,可用稍低频率及较长吸气时间通气。

撤机时机:必须待氧合稳定 12h 后才能缓慢逐渐降低呼吸机参数,每次降一项参数,并需观察 0.5h,下降太快肺血管会再次痉挛,给撤机带来困难。用呼吸机时间一般为 $4\sim5$ 天。

3.血管扩张药治疗

(1)碱化血液,扩张肺血管:近年来主张静脉内用碳酸氢钠使达到碱化血液,扩张肺动脉,避免因高通气所致的不良反应。

(2)药物扩张肺血管:所有扩张肺血管药物均可同时作用于体循环血管,可引起全身血压下降。

妥拉苏林仅对部分患儿有效,约 50% 的 PPHN 用药后有全身性低血压,胃肠道出血及暂时性肾功能不良等,目前已较少应用。

（3）硫酸镁：镁为钙的拮抗剂，通过作用于前列腺素代谢，抑制儿茶酚胺的释放及减少平滑肌对血管收缩反应起作用。近年来有报告用于 RDS 所致的 PPHN，剂量为 200mg/kg，静脉 30min 输入，然后以 20～50mg/(kg·h) 静脉滴注。

（4）提高体循环血压，逆转右向左分流：①保证血容量，有容量不足时应补以胶体液、5％白蛋白、新鲜血浆或全血等，以增加心搏出量；②正性肌力药物，首选药物为米力农，先给负荷量 50mg/kg，20min 内静脉注入，然后给维持量 0.25～0.5μg/(kg·min) 持续泵入，根据病情调节剂量，可加用多巴胺及多巴酚丁胺，用量为 3～5μg/(kg·min)，以增加心脏搏出量及支持血压，剂量不宜太大，当超过 10μg/(kg·min) 不利于降低肺动脉压力。

4.新疗法

（1）体外膜肺（ECMO）：用于最大限度呼气机支持加药物治疗无效者。用传统治疗方法预期存活率仅 20％的 PPHN，用膜肺治疗后存活率可提高至 83％。进行膜肺治疗者体质量需＞2kg，机械通气时间应 7～10 天，肺部应为可逆性疾病，无颅内出血及出血性疾病者。

膜肺治疗需具有复杂的设备条件及经过培训的专业人员方能进行，费用昂贵，接受治疗者有较多的潜在危险性并发症，如出血、局部或全身性感染及栓塞等。

（2）NO 吸入疗法：NO 即内皮细胞衍化舒张因子（EDRF），它是维持血管处于低阻力的重要因素。近年来，在 PPHN 治疗领域的一大进展为 NO 吸入治疗。研究证实急性缺氧时内源性 NO 产生减少，肺血管松弛作用减弱，慢性缺氧时 NO 长期减少，使肺血管组织发生变化，内皮增厚，造成慢性肺动脉高压，吸入 NO 能选择性降低肺动脉压力，而对体循环压力无影响，缺氧引起的肺动脉高压吸入 NO 尤为有效。吸入 NO 的主要不良反应有高铁血红蛋白血症及因 NO_2 形成而引发的肺及气道损伤，故 NO 吸入中应将其吸入浓度尽量控制在较低水平，并应监测吸入气的 NO 及 NO_2 浓度及血液中高铁血红蛋白水平。

（3）NO＋高频震荡通气治疗（HFO）：NO 对 PPHN 的疗效，决定于肺部原发病的性质，多中心随机研究得出，用常规呼吸机＋NO 或单用 HFO 通气失败者，联合 HFO 通气＋NO 吸入后疗效显著提高，尤其对严重肺实质病所致的 PPHN，因经 HFO 通气后肺容量持续衡定，这样可加强肺严重病变区域 NO 的递送。

（4）对抑制 PPHN 肺血管结构变化的潜在疗法：PPHN 患儿肺血管平滑肌过度增生，肺血管细胞外间质增加，使肺在生后不能进行正常的重塑。一些药物对上述过程有潜在的治疗作用。

①产前应用地塞米松：能抑制肌化肺泡动脉的数量及中层肌厚度。

②长期产前应用雌二醇:能抑制实验动物肺血管中层肌厚度。

③产后 NO 吸入:能防止新的肌化,减少异常的重塑。

④丝氨酸弹力酶抑制药:近来,采用丝氨酸弹力酶抑制剂,能逆转实验动物的严重肺血管疾病。

五、预后

持续胎儿循环病情往往比较严重,重症患儿除有心力衰竭外,尚有左心衰竭表现,病死率甚至高达 50%。部分患儿有自然缓解趋势,还有部分患儿治疗后病情继续恶化,明显缺氧,最后引起酸中毒死亡。但总的说来大部分患儿的药物治疗的效果还是较满意的,经治疗后病程约数天至半月。关键在于早期诊断、及时治疗,并可用超声心动图进行随访及评价疗效。

（万忆春）

第三章 呼吸系统疾病

第一节 急性感染性喉炎

急性感染性喉炎为喉部黏膜弥漫性炎症,好发于声门下部,又称急性声门下喉炎。春、冬二季发病比较多,常见于1~3岁幼儿,男性发病较多。

一、临床表现

典型病例有短期(数天)咳嗽、鼻卡他症状和低热等症状。随后发展成典型的症候群:声音嘶哑、犬吠样咳嗽和吸气性喉鸣。症状常以夜间为重,并在第2~3天夜间达高峰。多继发于上呼吸道感染,也可为急性传染病的前驱症状或并发症。可有不用程度的发热,夜间突发声嘶、犬吠样咳嗽和吸气性喉鸣。咽喉部充血,声带肿胀,声门下黏膜呈梭状肿胀,以致喉腔狭小发生喉梗阻。呈吸气性呼吸困难,鼻翼扇动,吸气时出现三凹征。面色发绀,有不同程度的烦躁不安。白天症状较轻,夜间加剧(因入睡后喉部肌肉松弛,分泌物潴留阻塞喉部,刺激喉部发生喉痉挛)。少数患儿有呛食现象,哺乳或饮水即发呛,吃固体食物呛咳较轻。为了便于观察病情,掌握气管切开的时机,按吸气性呼吸困难的轻重将喉梗阻分为四度:①一度喉梗阻,患儿在安静时如常人,只是在活动后才出现吸气性喉鸣和呼吸困难。胸部听诊,呼吸音清楚。如下呼吸道有炎症及分泌物,可闻及啰音及捻发音,心率无改变。②二度喉梗阻,患儿在安静时也出现喉鸣及吸气性呼吸困难。胸部听诊可闻喉传导音或管状呼吸音。支气管远端呼吸音降低,听不清啰音。心音无改变,心率较快,120~140次/分。③三度喉梗阻,除二度梗阻的症状外,患儿因缺氧而出现阵发性烦躁不安,口唇及指(趾)发绀,口周发青或苍白。胸部听诊呼吸音明显降低或听不见,也听不到啰音。心音较钝,心率在140~160次/分以上。④四度喉梗阻,经过呼吸困难的挣扎后,渐呈衰竭,半昏睡或昏睡状态,由于无力呼吸,表现暂时安静,三凹征也不明显,但面色苍白或发灰。此时呼吸音几乎全消失,仅有气管传导音。心音微弱极钝,心率或快或慢,不规律。

二、诊断及鉴别诊断

小儿急性喉炎发作快,有其特殊症状,声嘶、喉鸣、犬吠样咳嗽、吸气性呼吸困难,一般诊断无困难,但应与白喉、急性膜性喉炎、喉水肿、喉痉挛、急性会厌炎、喉或气管异物等婴幼儿喉梗阻相鉴别。

三、治疗

小儿急性喉炎病情发展快,易并发喉梗阻,应及时治疗。使用抗生素及肾上腺皮质激素治疗,疗效迅速良好。

1.给氧 缺氧或发绀患儿应给氧,以缓解缺氧。

2.肾上腺皮质激素疗法 激素有抗炎、抗病毒及控制变态反应的作用,治疗喉炎效果良好,用量要大,否则不易生效。凡有二度以上喉梗阻均用激素治疗。常用泼尼松、地塞米松或氢化可的松;病情较轻者,可口服泼尼松 $1\sim2mg/kg$,每 $4\sim6h$ 1 次。一般服药 $6\sim8$ 次后,喉鸣及呼吸困难多可缓解或消失,呼吸困难缓解后即可停药。二度以上喉梗阻者可用地塞米松 $0.1\sim0.3mg/kg$ 或 $0.6mg/kg$,或氢化可的松 $5\sim10mg/kg$ 静脉滴注,共 $2\sim3$ 天,或甲泼尼龙,至症状缓解。

3.镇静剂 急性喉炎患儿因呼吸困难缺氧,多烦躁不安,宜用镇静剂,如异丙嗪每次 $1\sim2mg/kg$ 有镇静和减轻喉头水肿的作用。氯丙嗪则使喉肌松弛,加重呼吸困难,不宜使用。

4.雾化吸入 现多用雾化泵雾化吸入,将布地奈德吸入溶液 $1\sim2mg$ 加入雾化器中,雾化吸入后加速喉部炎症及水肿的消退,并稀释分泌物。另外,可用肾上腺素雾化吸入,可有效减轻呼吸道梗阻。剂量为 $0.5mg$,用 $2.5ml$ 生理盐水稀释,此种溶液可按需给予,严重病例甚至可持续给药。

5.直接喉镜吸痰 三度呼吸困难患儿,由于咳嗽反射差,喉部或支气管内有分泌物潴留,可在直接喉镜下吸出,除去机械性梗阻,减轻因分泌物刺激所引起的喉痉挛,多可立即缓解呼吸困难。在进行直接喉镜检查吸痰的同时,还可喷雾 $1\%\sim3\%$ 的麻黄碱和肾上腺皮质激素,以减轻喉部肿胀,缓解呼吸困难。吸痰后,应严密观察病情变化,必要时进行气管切开术。

6.抗生素疗法 急性喉炎病情进展迅速,多有细菌感染,应及早选用适当足量的抗生素控制感染。常用者为青霉素、头孢菌素、红霉素和交沙霉素等。一般患儿,用一种抗生素即可。病情严重者可用两种以上抗生素。应取咽拭子做细菌培养及药物敏感试验,以选用适当抗生素。

7.气管切开术　　四度呼吸困难者,应立即行气管切开术抢救。三度呼吸困难经治疗无效者也应做气管切开。

8.其他对症疗法　　体温高者,应用物理或药物降温。进流质或半流质易消化食物,多饮水,必要时输液。中毒症状重者,可输全血或血浆。痰黏稠干燥者用雾化吸入。

（万忆春）

第二节　肺炎

一、总论

【概述】

肺炎是小儿的一种主要常见病,尤多见于婴幼儿,也是婴儿时期死亡的主要原因。根据联合国机构间小组技术咨询组（WHO 和联合国儿童基金会专家组）报告,2010 年全球 5 岁以下儿童肺炎死亡总数约占感染性疾病的 1/3。小儿肺炎是发展中国家 5 岁以下儿童死亡的主要原因之一。

婴幼儿时期容易发生肺炎是由于呼吸系统生理解剖上的特点,如气管、支气管管腔狭窄,黏液分泌少,纤毛运动差,肺弹力组织发育差,血管丰富,易于充血,间质发育旺盛,肺泡数少,肺含气量少,易被黏液所阻塞等。在此年龄阶段免疫学上也有弱点,防御功能尚未充分发育,容易发生传染病、腹泻和营养不良、贫血、佝偻病等疾患。这些内在因素不但使婴幼儿容易发生肺炎,并且比较严重。1 岁以下婴儿免疫力差,故肺炎易于扩散、融合并延及两肺。年龄较大及体质较强的小儿,机体反应性逐渐成熟,局限感染能力增强,肺炎往往出现较大的病灶,如局限于一叶,则为大叶性肺炎。

目前对于肺炎的临床诊断分类,主要是依据病理形态、病原体和病程等。现分述如下:

1.病理分类　　大叶性肺炎、支气管肺炎、间质性肺炎、毛细支气管炎以及其他不常见的肺炎,如吸入性肺炎等。其中以支气管肺炎最为多见。

2.病原体分类

(1)细菌性肺炎:由肺炎链球菌、流感嗜血杆菌、葡萄球菌、大肠埃希菌、B 族和 A 族链球菌、肺炎杆菌、铜绿假单胞菌等引起。

(2)病毒性肺炎:由腺病毒、呼吸道合胞病毒、流感病毒、副流感病毒、巨细胞病毒、麻疹病毒等引起。

（3）真菌性肺炎：多由白色念珠菌、曲霉菌、球孢子菌、肺孢子菌等引起。

（4）肺炎支原体肺炎。

（5）衣原体肺炎。

（6）非感染因素引起的肺炎：吸入性肺炎、过敏性肺炎、嗜酸细胞性肺炎、类脂性肺炎、脱屑性肺炎等。

3.病程分类　发病 1 个月以内者称为急性肺炎；病程长达 1～3 个月者，称为迁延性肺炎；超过 3 个月者称为慢性肺炎。

4.病情分类　根据是否有呼吸系统以外的系统受累及是否有胸壁吸气性凹陷，分为轻症肺炎和重症肺炎。

5.感染的地点分类　社区获得性肺炎（CAP）和院内获得性肺炎（HAP）。CAP是指无明显免疫抑制的患儿在医院外或住院 48 小时内发生的肺炎。院内获得性肺炎是指住院 48 小时后发生的肺炎。

二、急性支气管肺炎

【概述】

支气管肺炎又称小叶性肺炎，为小儿最常见的肺炎，是威胁我国儿童健康的严重疾病，无论是发病率还是病死率均高于发达国家。

【病因】

国内小儿肺炎分离的病原菌主要是肺炎链球菌、流感嗜血杆菌、金黄色葡萄球菌、表皮葡萄球菌、克雷伯杆菌、不动杆菌、枸橼酸杆菌及肠道杆菌等。近年来，一些无致病性或致病性不强的细菌渐成为小儿肺炎的重要病原菌。肺炎链球菌、金黄色葡萄球菌和流感嗜血杆菌是重症肺炎的重要病因。在一些研究中人们还发现化脓性链球菌和肠道革兰阴性菌也能引起严重肺炎。国内认为各种病毒性肺炎的总发病数有增多趋势。发达国家的小儿肺炎病原以病毒为主，发展中国家小儿肺炎病原以细菌为主。

支气管肺炎的病理形态为一般性和间质性两大类。

1.一般支气管肺炎　主要病变散布在支气管壁附近的肺泡，支气管壁仅黏膜发炎。肺泡毛细血管扩张充血，肺泡内水肿及炎性渗出，浆液性纤维素性渗出液内含大量中性粒细胞、红细胞及病菌。病变通过肺泡间通道和细支气管向周围邻近肺组织蔓延，呈小点片状的灶性炎症，而间质病变多不显著。后期肺泡内巨噬细胞增多，大量吞噬细菌和细胞碎屑，可致肺泡内纤维素性渗出物溶解吸收、炎症消散、肺泡重新充气。

2.间质性肺炎　主要病变表现为支气管壁、细支气管壁及肺泡壁的充血、水肿与炎性细胞浸润,呈细支气管炎、细支气管周围炎及肺间质炎的改变。病毒性肺炎主要为间质性肺炎。

肺炎时,由于气体交换面积减少和病原微生物的作用,可发生不同程度的缺氧和感染中毒症状。中毒症状如高热、嗜睡、昏迷、惊厥以及循环衰竭和呼吸衰竭,可由毒素、缺氧及代谢异常(如代谢性酸中毒、稀释性低钠血症)引起。缺氧是由呼吸功能障碍引起,包括外呼吸及内呼吸功能障碍两方面。外呼吸功能障碍可使肺泡通气量下降,通气/血流比率失调及弥散功能障碍,结果导致低氧血症,甚至出现二氧化碳潴留。内呼吸功能障碍导致组织对氧的摄取和利用不全,以及电解质酸碱失衡,可引起多系统功能障碍。危重患者可发生心力衰竭和呼吸衰竭,微循环障碍甚至并发弥散性血管内凝血。

【临床表现】

1.一般症状　起病急骤或迟缓。骤发的有发热、拒食或呕吐、嗜睡或烦躁、喘憋等症状。发病前可先有轻度的上呼吸道感染数日。早期体温多在38～39℃,亦可高达40℃左右,大多为弛张型或不规则发热。

2.呼吸系统症状及体征　咳嗽及咽部痰声,一般早期就很明显。呼吸增快,可达40～80次/分,呼吸和脉搏的比例由1:4上升为1:2左右。常见呼吸困难,严重者呼气时有呻吟声、鼻翼扇动、三凹征、口周或甲床发绀。有些患儿头向后仰,以使呼吸通畅。

胸部体征早期常不明显,或仅有呼吸音变粗或稍减低。以后可听到中、粗湿啰音,有轻微的叩诊浊音。数天后,可闻细湿啰音或捻发音。病灶融合扩大时,可听到管状呼吸音,并有叩诊浊音。

WHO儿童急性呼吸道感染防治规划特别强调呼吸增快是肺炎的主要表现。呼吸急促指:幼婴<2月龄,呼吸≥60次/分;2～12月以下龄,呼吸≥50次/分;1～5岁以下,呼吸≥40次/分。重症肺炎征象为激惹或嗜睡、拒食、胸壁吸气性凹陷及发绀。这为基层医务人员和初级卫生保健工作者提供简单可行的诊断依据,值得推广。

3.其他系统的症状及体征　较多见于重症患者。

(1)消化道症状:婴幼儿患肺炎时,常伴发呕吐、腹泻、腹痛等消化道症状。有时下叶肺炎可引起急性腹痛,应与腹部外科疾病(急腹症)鉴别。

(2)循环系统症状:较重肺炎患儿可出现脉搏加速,心音低钝。可有充血性心力衰竭的征象。有时四肢发凉、口周灰白、脉搏微弱,则为末梢循环衰竭。

（3）神经系统症状:常见烦躁不安、嗜睡,或两者交替出现。婴幼儿易发生惊厥,多由于高热或缺钙所致。如惊厥的同时有明显嗜睡或烦躁,意识障碍,甚至发生强直性肌痉挛、偏瘫或其他脑征,则可能并发中枢神经系统病变如脑膜脑炎、中毒性脑病等。

4.并发症   早期正确治疗者并发症很少见。

支气管肺炎最多见的并发症为不同程度的肺气肿或肺不张,可随肺炎的治愈而逐渐消失。长期肺不张或反复发作的肺炎,可导致支气管扩张或肺源性心脏病。细菌性肺炎应注意脓胸、脓气胸、肺脓肿、心包炎及败血症等。有些肺炎还可并发中毒性脑病。少数重症肺炎患儿还可并发弥散性血管内凝血、胃肠出血或黄疸、噬血细胞综合征等。有些肺炎患儿迅速发展成呼吸衰竭而危及生命。有些严重肺炎患儿可致水电解质紊乱和酸碱失衡,尤需注意并发低钠血症、混合性酸中毒和乳酸酸中毒。

【辅助检查】

1.X线检查   可表现为非特异性小斑片状肺实质浸润阴影,以两肺下野、心膈角区及中内带较多。常见于婴幼儿。小斑片病灶可部分融合在一起成为大片状浸润影,甚至可类似节段或大叶性肺炎的形态。可产生肺不张或肺气肿。在小儿肺炎中肺气肿是早期常见征象之一。可出现肺间质X线征象,肺门周围局部的淋巴结大多数不肿大或仅呈现肺门阴影增深,甚至肺门周围浸润。胸膜改变较少。有时可出现一侧或双侧胸膜炎或胸腔积液的现象。

2.血象   细菌性肺炎患儿白细胞总数大多增高,一般可达$(15\sim30)\times10^9/L$,偶可高达$50\times10^9/L$。中性粒细胞达$60\%\sim90\%$。病毒性肺炎时,白细胞数多低下或正常。

3.C反应蛋白   在细菌感染,C反应蛋白(CRP)的阳性率可高达96%,并随感染的加重而升高。同时,CRP还有助于细菌、病毒感染的鉴别。一般来说,病毒感染的患儿CRP值较低。

4.血气分析、血乳酸盐和阴离子间隙(AG)测定   对重症肺炎有呼吸衰竭者,可以依此了解缺氧与否及严重程度、电解质与酸碱失衡的类型及程度,有助于诊断治疗和判断预后。

5.病原学检查

（1）细菌直接涂片镜检和细菌分离鉴定:需要注意的是,咽拭子和鼻咽分泌物中分离到的菌株只能代表上呼吸道存在的细菌,并不能代表下呼吸道感染的病原。

胸腔积液在化脓性胸膜炎患儿的培养阳性率较高。肺泡灌洗术所取标本采用防污、刷检等技术,能更好地反映下呼吸道病原。也可以使用细菌核酸的检测发现细菌。

(2)病毒病原:可使用鼻咽分泌物的 PCR 测定、免疫荧光测定法、固相免疫测定等。

6.血清学检查

(1)双份血清:适用于抗原性较强,以及病程较长的细菌感染性疾病的诊断。通常采取双份血清,如果 $S_2/S_1 \geqslant 4$ 倍升高,则可确定为现症感染。

(2)单份血清:包括特异性 IgM 和特异性 IgG 检测。IgM 产生的较早,消失得快,所以能代表现症感染,临床使用较广泛。特异性 IgG 产生得较晚,不能作为早期诊断,但在疾病的某一时期单份血的 IgG 达到一定的水平,也可认为是现症感染。如肺炎衣原体特异性 IgG 效价 $\geqslant 1:512$,即可认为是现症感染。

【诊断】

根据急性起病、呼吸道症状及体征,一般临床诊断不难。必要时可做 X 线检查。气管分泌物细菌培养、咽拭子病毒分离有助于病原学诊断。其他病原学检查包括抗原和抗体检测。

【鉴别诊断】

在婴儿时期,常需与肺结核及其他引起呼吸困难的病症鉴别:

1.肺结核　鉴别时应重视家庭结核病史、结核菌素试验以及长期的临床观察。肺结核 X 线大多见肺部病变明显而临床症状较少,两者往往不成比例。

2.发生呼吸困难的其他疾病　如喉部梗阻,一般患儿有嘶哑、哮吼、吸气性呼吸困难等症状。如患儿呼吸加深,应考虑是否有酸中毒。支气管哮喘的呼吸困难以呼气相为主。婴儿阵发性心动过速虽有气促、发绀等症状,但有发作性心动过速的特点,可借助于心电图检查。

【治疗】

1.一般治疗

(1)护理:环境要安静、整洁。要保证患儿休息,避免过多治疗措施。室内要经常通风换气,使空气比较清新,并须保持一定温度(20℃左右)、湿度(相对湿度以60%为宜)。烦躁不安常可加重缺氧,可给镇静剂。但不可用过多的镇静剂,避免咳嗽受抑制反使痰液不易排出。避免使用呼吸兴奋剂,以免加重患儿的烦躁。

(2)饮食:应维持足够的入量,给以流食,并可补充维生素,应同时补充钙剂。对病程较长者,要注意加强营养,防止发生营养不良。

2.抗生素疗法 细菌性肺炎应尽量查清病原菌后,至少要在取过体液标本作相应细菌培养后,开始选择敏感抗生素治疗。一般先用青霉素类治疗,不见效时,可改用其他抗生素,通常按照临床的病原体诊断或培养的阳性病菌选用适当抗生素。对原因不明的病例,可先联合应用两种抗生素。目前,抗生素,尤其头孢菌素类药物发展很快,应根据病情、细菌敏感情况、患者的经济状况合理选用。

儿童轻症肺炎首先用青霉素、第一代头孢菌素、氨苄西林。以上无效时改用哌拉西林、舒他西林、阿莫西林克拉维酸钾等。对青霉素过敏者用大环内酯类。疑为支原体或衣原体肺炎,首先用大环内酯类。

院内获得性肺炎及重症肺炎常由耐药菌引起,选用抗生素如下:①第二代或第三代头孢菌素,必要时可选用碳青霉烯类;②阿莫西林克拉维酸钾或磷霉素;③金黄色葡萄球菌引起的肺炎,选用万古霉素、利福平,必要时可选用利奈唑胺;④肠杆菌肺炎宜用第三代头孢菌素或头孢哌酮舒巴坦,必要时可选用碳青霉烯类,或在知情同意后联合氨基糖苷类。

抗生素应使用到体温恢复正常后5～7天。停药过早不能完全控制感染;不可滥用抗生素,否则易引起体内菌群失调,造成致病菌耐药和真菌感染。

3.抗病毒疗法 如临床考虑病毒性肺炎,可试用利巴韦林,为广谱抗病毒药物,可用于治疗流感、副流感病毒、腺病毒以及 RSV 感染。更昔洛韦目前是治疗 CMV 感染的首选药物。另外,干扰素、聚肌胞注射液及左旋咪唑也有抗病毒作用。奥司他韦是神经氨酸酶抑制剂,可用于甲型和乙型流感病毒的治疗。

4.免疫疗法 大剂量免疫球蛋白静脉注射对严重感染有良好治疗作用,可有封闭病毒抗原、激活巨噬细胞、增强机体的抗感染能力和调理功能。要注意的是,选择性 IgA 缺乏者禁用。但由于其价格昂贵,不宜作常规治疗。

5.对症治疗 包括退热与镇静、止咳平喘的治疗、氧疗等。对于有心力衰竭者,应早用强心药物。部分患儿出现腹胀,多为感染所致的动力性肠梗阻(麻痹性肠梗阻),一般采用非手术疗法,如禁食、胃肠减压等。弥散性血管内凝血(DIC)的治疗包括治疗原发病,消除诱因,改善微循环,抗凝治疗,抗纤溶治疗,血小板及凝血因子补充,溶栓治疗等。在积极治疗肺炎时应注意纠正缺氧酸中毒、改善微循环、补充液量等。

6.液体疗法 一般肺炎患儿可口服保持液体入量,不需输液。对不能进食者,可进行静脉滴注输液。总液量以 60～80ml/(kg·d)为宜,婴幼儿用量可偏大,较大儿童则应相对偏小。有明显脱水及代谢性酸中毒的患儿,可 1/2～1/3 等渗的含钠液补足累积丢失量,然后用上述液体维持生理需要。有时,病程较长的严重患儿或在大量输液时可出现低钙血症,有手足搐搦或惊厥,应由静脉缓慢注射10%葡萄糖酸钙10~20ml。

7.激素治疗　一般肺炎不需用肾上腺皮质激素。严重的细菌性肺炎,用有效抗生素控制感染的同时,在下列情况下可加用激素:①中毒症状严重,如出现休克、中毒性脑病、超高热(体温在40℃以上持续不退)等;②支气管痉挛明显,或分泌物多;③早期胸腔积液,为了防止胸膜粘连也可局部应用。以短期治疗不超过3~5天为宜。一般静脉滴注氢化可的松5~10mg/(kg·d)、甲泼尼龙1~2mg/(kg·d)或口服泼尼松1~2mg/(kg·d)。用激素超过5~7天者,停药时宜逐渐减量。病毒性肺炎一般不用激素,毛细支气管炎喘憋严重时,也可考虑短期应用。

8.物理疗法　对于啰音经久不消的患儿宜用光疗、电疗。

9.并发症的治疗　肺炎常见的并发症为腹泻、呕吐、腹胀及肺气肿。较严重的并发症为脓胸、脓气胸、肺脓肿、心包炎及脑膜炎等。如出现上述并发症,应给予针对性治疗。

【预防】

1.加强护理和体格锻炼　婴儿时期应注意营养,及时增添辅食,培养良好的饮食及卫生习惯,多晒太阳,防止佝偻病的发生。从小锻炼身体,室内要开窗通风,经常在户外活动。

2.预防急性呼吸道感染及呼吸道传染病　对婴幼儿应尽可能避免接触呼吸道感染的患者,注意防治容易并发严重肺炎的呼吸道传染病,如百日咳、流感、腺病毒及麻疹等。对免疫缺陷性疾病或应用免疫抑制剂的患儿更要注意。

3.疫苗接种　RSV疫苗和腺病毒疫苗均处于研发阶段,流感疫苗较成功。流感嗜血杆菌和肺炎链球菌疫苗可有效预防上述两种细菌感染。

【预后】

取决于患儿年龄、肺部炎症能否及时控制、感染细菌的数量、毒力强弱及对抗生素的敏感程度、患儿机体免疫状况以及有无严重并发症等。年龄越小,肺炎的发病率和病死率越高,尤其是新生儿和低体重儿。在营养不良、佝偻病、先天性心脏病、麻疹、百日咳或长期支气管炎的基础上并发肺炎,则预后较差。肺炎并发脓气胸、气道梗阻、中毒性脑病、心力衰竭和呼吸衰竭时,也使预后严重。

三、细菌性肺炎

(一)细菌性肺炎概论

【概述】

肺炎是指终末气道、肺泡和肺间质的炎症,可由病原微生物、理化因素、免疫损伤、过敏及药物所致。细菌性肺炎是一种累及肺泡的炎症,出现肺泡水肿、渗出、灶性炎症,偶可累及肺间质和胸膜。

肺炎是儿童的主要常见病,也是儿童死亡的主要病因。据 WHO 估计 2000～2003 年期间,全世界每年约有 200 万 5 岁以下儿童死于肺炎,占该人群总死亡数的 19%,目前全球平均每 15 秒钟就有一名儿童死于肺炎。肺炎一直是我国儿童主要的死亡原因,近几十年来,我国儿童肺炎死亡率不断下降,据 2000 年统计,我国儿童肺炎死亡率由 1991 年的 1512.7/10 万下降至 2000 年的 773.6/10 万,但仍为儿童死亡的第一病因,占总死亡的 19.5%。

【病因】

1.病因　儿童肺炎的病原复杂,各国研究结果存在差异。这可能是由不同国家地理位置、经济水平、研究病例所选儿童年龄组及检测方法、判断标准不同引起的。一般认为,发展中国家小儿社区获得性肺炎(CAP)以细菌病原为重要,由于细菌感染的检测受检测方法和获取标本的限制,其比例难以确定。目前多以发达国家小儿 CAP 细菌病原谱作为参考:常见细菌病原包括肺炎链球菌、流感嗜血杆菌(包括 b 型和未分型流感嗜血杆菌)、金黄色葡萄球菌、卡他莫拉菌,此外还有表皮葡萄球菌、结核分枝杆菌、肠杆菌属细菌等。肺炎链球菌是各年龄段小儿 CAP 的首位病原菌,不受年龄的影响;流感嗜血杆菌好发于 3 个月～5 岁小儿;而肠杆菌属、B 族链球菌、金黄色葡萄球菌多见于 6 个月以内婴儿。

混合感染:儿童 CAP 混合感染率为 8%～40%,年龄越小,混合感染的几率越高。<2 岁婴幼儿混合感染病原主要是病毒与细菌,在肺炎初始阶段首先为病毒感染,这也是小儿 CAP 病原学有别于成人的一个重要特征。而年长儿则多是细菌与非典型微生物的混合感染。

2.病理改变

(1)支气管肺炎:细菌性肺炎主要病理变化以一般性支气管炎肺炎表现为多见:炎性改变分布在支气管壁附近的肺泡,肺泡内充满炎性渗出物,经肺泡间通道和细支气管向邻近肺组织蔓延,形成点片状灶性病灶,病灶可融合成片,累及多个肺小叶。

(2)大叶性(肺泡性)肺炎:病原体先在肺泡引起炎症,经肺泡间孔向其他肺泡扩散,使部分肺段或整个肺段、肺叶发生炎症改变;表现为肺实质炎症,通常不累及支气管。致病菌多为肺炎链球菌。但由于抗生素的广泛使用,典型的大叶性肺炎病理改变已很少见。

(3)间质性肺炎:以肺间质为主的炎症,主要表现支气管壁、细支气管壁和肺泡壁水肿、炎性细胞浸润及间质水肿。当细支气管管腔被渗出物及坏死细胞阻塞,可见局限性肺气肿或肺不张。因病变仅在肺间质,故呼吸道症状较轻,异常体征较少。间质性肺炎以病毒性肺炎为多见,在细菌性肺炎中少见。

【临床表现】

不同细菌感染引起的肺炎临床表现差别较大,取决于病原体及宿主免疫状态。轻症仅表现呼吸系统症状,重症累及神经、循环、消化及全身各系统。

1.一般表现 起病或急或缓。非特异性的症状包括发热、寒战、头痛、易怒、烦躁不安。常有前驱上呼吸道感染史。新生儿及婴幼儿常缺乏典型症状或体征,不发热或发热不高,咳嗽及肺部体征均不明显,常表现为拒奶、呛奶、呕吐,呼吸急促或呼吸困难。

2.呼吸系统表现

(1)症状:特异的肺部症状包括咳嗽、咳痰,脓性痰,伴或不伴胸痛;严重者有鼻翼扇动、三凹征、呼吸急促、呼吸困难,偶尔呼吸暂停等,。早期为干咳,渐有咳痰,痰量多少不一。痰液多呈脓性,金葡菌肺炎较典型的痰为黄色脓性;肺炎链球菌肺炎为铁锈色痰;肺炎杆菌肺炎为砖红色黏冻样;铜绿假单胞菌肺炎呈淡绿色;厌氧菌感染常伴臭味。抗菌治疗后发展至上述典型的痰液表现已不多见。咯血少见。

(2)肺部体征:早期不明显,仅有呼吸音粗或稍减低,之后可听到中、粗湿啰音。肺实变时有典型的体征,如叩诊浊音、语颤增强、支气管呼吸音、湿啰音等;伴胸腔积液或脓胸时,根据量人小可有不同的表现,如胸痛、叩诊浊音、语颤减弱、呼吸音减弱等。

部分有胸痛,累及胸膜时则呈针刺样痛。下叶肺炎刺激膈胸膜,疼痛可放射至肩部或腹部,后者易误诊为急腹症。

(3)肺炎并发症:延误治疗或病原菌致病力强,可引起并发症。常见并发症有:脓胸、脓气胸、肺脓肿、肺大疱、化脓性心包炎、败血症。任何细菌性肺炎均可能出现气胸和肺大疱,但最常见的还是金葡菌肺炎。肺脓肿在链球菌和流感嗜血杆菌肺炎中极少见,常见于金葡菌肺炎和厌氧菌菌血症。

3.肺外表现

(1)消化系统症状:个别患者尤其婴幼儿,可能有胃肠不适,包括恶心、呕吐、腹泻、腹胀或疼痛。重症出现胃肠功能衰竭的表现:腹胀症状显著者,称为中毒性肠麻痹;呕吐咖啡色样液体症状突出者,称为应激性溃疡。下叶肺炎引起急性腹痛,与急腹症鉴别。

(2)循环系统症状:重症肺炎患儿可心率加快,心音低钝。心力衰竭:患儿突然呼吸加快＞60 次/分,心率增快达 180 次/分,与体温升高、缺氧不相称;骤发极度烦躁,明显发绀,面色发灰,指(趾)甲微血管充盈时间延长;心音低钝,奔马律,颈静脉怒张;肝脏迅速增大;少尿或无尿,颜面眼睑或双下肢水肿。

(3)重症革兰阴性杆菌肺炎可发生微循环衰竭:面色及全身皮肤苍白,四肢发凉、发花,足跟毛细血管再充盈时间延长,眼底动脉痉挛,静脉迂曲扩张,尿量减少,多在休克前发生。

(4)神经系统症状:患儿突然异常的安详、淡漠或嗜睡,出现意识障碍,昏睡、谵妄甚至昏迷,惊厥。呼吸不规则和瞳孔不等大提示脑疝。脑脊液除压力增高外,余无异常。

4.肺外感染灶　细菌性肺炎患儿可同时合并肺外器官感染、皮肤软组织感染、脑膜炎、感染性心内膜炎、心包炎、骨髓炎等。

【辅助检查】

1.外周血检查

(1)白细胞:细菌性肺炎白细胞总数及中性粒细胞多增多,核左移,胞质可见中毒颗粒。重症患儿可见白细胞降低。

(2)C 反应蛋白(CRP):细菌性肺炎时多明显升高。

(3)血沉(ESR):重症肺炎增快。

2.病原学检查

(1)细菌培养:血或胸腔积液、肺穿刺液、肺组织活检培养是确定肺炎病原菌的金标准。经纤维支气管镜或人工呼吸道吸引的下呼吸道标本、经防污染毛刷采集的下呼吸道标本由于污染少,培养结果参考价值高。

(2)痰标本的采集:尽量在抗生素治疗前采集标本;尽量采用吸痰管留取深部痰液;2 小时内送检;实验室镜检筛选合格标本(鳞状上皮细胞＜10 个/低倍视野,多核白细胞＞25 个/低倍视野,或两者比例＜1∶2.5)。

(3)有意义的痰培养:①合格痰标本培养优势菌中度以上生长(≥＋＋＋);②合格痰标本细菌少量生长,但与涂片镜检结果一致(肺炎链球菌、流感嗜血杆菌、卡他莫拉菌);③3 天内多次培养到相同细菌。

(4)无意义痰培养:①痰培养有上呼吸道正常菌群的细菌(如草绿色链球菌、表皮葡萄球菌、非致病奈瑟菌、类白喉杆菌等);②痰培养为多种病原菌少量(＜＋＋＋)生长。痰标本由于存在污染或正常定植菌问题,需结合临床判断培养结果意义。

(5)病原体抗原、核酸检测:可采用免疫学和分子生物学方法如对流免疫电泳、乳胶凝集试验、点状酶联免疫吸附试验等检测细菌的特异性抗原,对诊断有一定参考价值。①病原体抗体检测适用于抗原性较强、病程较长的细菌性肺炎,如链球菌肺炎、支原体肺炎。恢复期血清抗体滴度较发病初期升高 4 倍以上具有诊断意义,用于回顾性诊断。②聚合酶链反应(PCR)或特异性基因探针检测病原体核酸。

3.X 线检查　细菌性肺炎特征性影像学改变是节段性或肺叶的不规则浸润影、实变。大叶性肺炎是细菌性肺炎最具特点的改变,也可见多叶同时受累。出现胸腔积液、肺大疱或肺脓肿强烈提示细菌性肺炎。葡萄球菌肺炎特点是影像学短期内进展迅速,在婴幼儿尤其明显。A 组链球菌肺炎可能起初表现为弥漫性间质浸润,之后发展为肺叶或肺段实变。革兰阴性杆菌肺炎常呈下叶支气管肺炎型,易形成多发性小脓腔。厌氧菌肺炎也可出现肺脓肿或气液平。小婴儿由于免疫力低,感染无法局限于一叶肺,X 线常为支气管肺炎表现。

【诊断】

根据典型的临床症状和体征肺炎诊断不难。诊断中注意以下问题:

1.病原体诊断　病原体的分离及其药敏结果对治疗意义重大,临床上尽量提高病原体阳性分离率,包括应用抗生素前采样培养,首选无菌部位培养(血、胸腔积液、肺穿刺液等),或者支气管灌洗液送培养。痰标本取深部气管分泌物,同时考虑到痰标本可能高达 30%存在正常定植菌及污染可能,必须结合培养结果和临床表现综合分析,必要时反复培养。咽拭子和鼻咽分泌物培养只能代表上呼吸道存在的细菌,并不代表下呼吸道病原。国内外报道最高大约只有 50%的细菌性肺炎可以确诊病原体诊断,而血培养的阳性比例只有 10%～15%,胸腔积液阳性比例只有大约 30%。

2.肺炎的并发症诊断　细菌性肺炎可能的并发症及常见病原菌。

(1)肺部并发症:细菌性肺炎易合并脓胸、脓气胸、肺大疱等肺部并发症,治疗过程中一旦出现发热反复或突发的呼吸困难、胸痛、烦躁、发绀,要考虑并发症可能。

(2)重症肺炎常合并多个肺外器官受累。

1)肺炎相关性脑病的早识别:高血压伴脉搏减慢有重要的早期诊断价值。婴幼儿发生呕吐较早,多见于晨起时,可呈喷射状,须与平时易吐奶者相鉴别。因颅内压增高,年长患儿诉头痛重,但常因患儿迅速转入意识障碍使得医师无法获得该主诉。重症肺炎并发脑病症状患儿一般不宜做腰穿检查,以免脑疝形成。

2)注意机体内环境紊乱造成肺炎病情恶化,包括有效循环血量、酸碱平衡、水电解质、血糖等状态有无异常。肺炎患儿除可能发生呼吸性酸中毒、乳酸性酸中毒外,还可能发生低钠血症、呼吸性碱中毒、低钾血症、高血糖等。

3)注意休克和 DIC 的早识别:重症肺炎常存在代谢性酸中毒、电解质紊乱等,加之呕吐、腹泻,有效循环血量更加不足,血液高凝,可能发生休克和 DIC。小婴儿有效血容量不足时,需要从病史、体征和辅助检查等方面综合判断,对扩容治疗的反应是重要的验证手段。心率和呼吸增快机制的分析:应避免静止、简单地只用呼吸、心率绝对值作为判断呼吸衰竭和心力衰竭主要指标,也要避免以单次的血气或床边多普勒超声心动测定数值作为呼吸衰竭、心力衰竭的唯一判断指标。应结合整体情况全面分析、动态评价。

【鉴别诊断】

1.**病毒性肺炎**   以婴幼儿多见,常有流行病学接触史,发病前常有上呼吸道症状,多数有喘息。胸片早期以肺纹理增粗为主,后期亦可出现片状浸润,外周血白细胞正常、稍升高($<1500/mm^3$)或降低。CRP 正常或稍升高。抗生素治疗无效。

2.**肺结核**   肺结核多有全身中毒症状,如午后低热、盗汗、乏力等;胸片示病灶上叶尖后段和下叶背段,可有空洞或肺内播散;痰中找到结核分枝杆菌可确诊,血抗结核抗体、胸腔积液 γ-干扰素、血 T-SPOT 可协助诊断。

3.**急性肺脓肿**   早期与肺炎链球菌肺炎症状相似。但后期肺脓肿患者咳大量脓臭痰,影像学可见脓腔及气液平。

4.**肺癌**   多无急性感染症状。肺癌常伴阻塞性肺炎,抗感染治疗效果差。纤维支气管镜、肺穿刺活检病理、痰脱落细胞学检查可确诊。

5.**非感染性肺病**   如哮喘、异物吸入、吸入性肺损伤、自发性气胸、肺间质纤维化、肺嗜酸性粒细胞浸润症、肺水肿、肺不张、肺血管炎等。

6.**肺外疾病**   如白血病浸润,充血性心力衰竭、代谢性酸中毒代偿性呼吸急促(如糖尿病酮症酸中毒)。

【治疗】

1.*一般治疗*

(1)保持室内安静,温度 20℃左右,湿度 60%。

(2)保持呼吸道通畅:及时清除上呼吸道分泌物,变换体位以利排痰。

(3)加强营养:易消化富含蛋白质维生素饮食,不能进食者给予静脉营养。

2.*病原治疗*   考虑到高达 50%患儿查不出病原菌,同时细菌培养及药敏试验存在滞后性。所以,对儿童肺炎的治疗仍多为经验性选择。

有效和安全是选择抗生素的首要原则,选择依据是感染严重度、病程、患儿年龄、原先抗生素使用情况和全身脏器(肝、肾)功能状况等。学龄前儿童社区获得性肺炎(CAP)以病毒感染多见,不建议常规给予抗生素。对怀疑细菌性肺炎的患儿,选择抗生素应覆盖最常见病原菌包括肺炎链球菌、流感嗜血杆菌和金黄色葡萄球菌及非典型微生物,轻症肺炎可在门诊给予口服抗生素,不强调抗生素联合使用。3个月以下小儿有沙眼衣原体肺炎可能;而5岁以上者肺炎支原体肺炎、肺炎衣原体肺炎比率较高,故均可首选大环内酯类;4个月～5岁尤其重症者,必须考虑肺炎链球菌肺炎,应该首选大剂量阿莫西林或阿莫西林＋克拉维酸,备选有头孢克洛、头孢羟氨苄、头孢丙烯、头孢呋辛、头孢地尼、头孢噻肟、头孢曲松、新一代大环内酯类抗生素等。如考虑金葡肺炎,应首选苯唑西林、氯唑西林,万古霉素应该保留为最后的选择而不宜一开始就无区分地选用。

重度CAP应该住院治疗,重度肺炎视具体情况可选用下列方案:①阿莫西林加克拉维酸或氨苄西林加舒巴坦;②头孢呋辛、头孢曲松或头孢噻肟;考虑细菌合并支原体或衣原体肺炎,可以联合使用大环内酯类＋头孢曲松/头孢噻肟。

轻度院内感染性肺炎(HAP)伴有危险因素存在或重度HAP,应考虑厌氧菌、产超广谱β-内酰胺酶(ESBLs)革兰阴性肠杆菌、铜绿假单胞菌、真菌等可能,初始经验选用广谱抗生素,但同时必须注意个体化。肠杆菌科细菌(大肠埃希菌、肺炎克雷伯杆菌、变形杆菌等),不产ESBLs者首选头孢他啶、头孢哌酮、头孢吡肟、替卡西林＋克拉维酸、哌拉西林＋三唑巴坦等,产ESBLs菌首选亚胺培南、美罗培南、帕尼培南。厌氧菌肺炎首选青霉素联用克林霉素或甲硝唑,或阿莫西林、氨苄西林。真菌性肺炎首选氟康唑(针对隐球菌、念珠菌、组织胞浆菌等)、伊曲康唑(针对曲霉菌、念珠菌、隐球菌),备选有两性霉素B及其脂质体、咪康唑等。伏立康唑、卡泊芬净等儿科尚无足够经验。

3.肺部并发症的治疗　一旦引流液明显减少,应考虑尽早,停止胸腔引流,对于金黄色葡萄球菌脓胸、肺炎链球菌肺炎或流感嗜血杆菌脓胸患儿,通常的引流时间为3～7天。脓胸患儿需延长抗生素疗程,并随诊,比较成人,儿童脓胸需要手术行脓胸剥离术的比例低。肺大疱通常无须特殊治疗。

4.对症治疗

(1)心力衰竭的治疗原则:镇静、吸氧、利尿、强心,应用血管活性药物。呋塞米(速尿)静脉用,减轻体内水钠潴留,减轻心脏前负荷。强心药可选用快速洋地黄制剂(如地高辛或毛花苷丙)静脉缓注,但考虑到由于存在缺氧、心肌损害、离子紊乱等因素,洋地黄药物剂量应减少1/3～1/2。血管活性药物可选用酚妥拉明、多巴胺、多巴酚丁胺等。静脉用酚妥拉明每次0.3～0.5mg/kg(儿童最大剂量每次不超过10mg),每天2～3次,有利于改善心肺循环,减轻肺水肿,有利于心力衰竭恢复。

（2）肺炎相关性脑病：早发现，主要是降颅压，选用甘露醇，剂量一般为每次0.5～2.0g/kg，由于重症肺炎常合并心、肺功能不全，建议小剂量多次给予，可选用每次0.5g/kg，每3～4小时一次，可配合静脉用地塞米松和呋塞米。此时补液原则是快脱慢补，以防脑水肿继续加重，待病情好转、尿量大增可选择快补慢脱。一般在症状改善或消失后，上述三药可酌情再用几天，然后于短期内分别撤除。

（3）胃肠功能衰竭的治疗：早发现，早干预。

1）中毒性肠麻痹：禁食、胃肠减压（胃管排气或肛管排气），药物可选用：新斯的明，每次0.045～0.060mg/kg，皮下注射；或酚妥拉明，每次0.2～0.5mg/kg，肌内注射或静脉滴注，每2～6小时一次。亦可连用酚妥拉明，改善微循环。

2）消化道出血：1.4％碳酸氢钠溶液洗胃，然后用甲氰咪胍10～20mg/kg注入胃内，保留3～4小时，一般可用1～2次。如有大出血时应及时输血，止血剂可选用云南白药、凝血酶、氨甲环酸等。

（4）维持体液平衡、内环境稳定：总液体量以60～80ml/（kg·d）为宜，对高热、喘息重者可酌情增加。液体选择4：1或5：1液，热量供给至少210～250J/（kg·d）。注意纠正低钾、低钠。

（5）肾上腺皮质激素：适用于：中毒症状明显；严重喘息；胸膜有渗出；合并感染性休克、脑水肿、中毒性脑病、呼吸衰竭者。可选用氢化可的松5～10mg/（kg·d）或地塞米松0.1～0.3mg/kg·d），静脉滴注，疗程3～5天。

【预防】

肺炎是可防可控疾病。WHO于2007年提出"肺炎预防和控制全球行动计划"（GAPP），指出免疫、充分的营养以及通过处理环境因素和病例管理可预防和控制肺炎。其中疫苗接种是有效的预防肺炎方法，目前已证实多种疫苗包括：b型流感嗜血杆菌、肺炎球菌、麻疹和百日咳疫苗是有效的预防肺炎的内方法。病例管理可降低现症肺炎死亡率和传播几率。鼓励新生婴儿的最初6个月纯母乳喂养，适当补充锌剂有利于预防肺炎和缩短病程。以下环境因素增加儿童患肺炎风险：室内空气污染与生物质燃料做饭和加热（如木材或粪）；家庭生活环境拥挤；父母吸烟，应避免。

【预后】

无败血症的肺炎患儿，死亡率低于1％。死亡病例主要见于有严重基础疾病患儿或合并严重并发症者。个别患儿可能留有机化性肺炎或慢性限制性肺病。

（二）肺炎链球菌肺炎

【概述】

肺炎链球菌肺炎是由肺炎链球菌所引起的肺段或肺叶急性炎性实变，占社区获得性肺炎的半数以上。患者有寒战、高热、胸痛、咳嗽、血痰等症状。近年来由于抗菌药物的广泛应用,临床上症状轻或不典型病较为多见。

世界卫生组织(WHO)2005年估计,每年有70万~100万5岁以下儿童死于肺炎链球菌感染,是5岁以下儿童疫苗可预防疾病死亡的第一位病因,占28%,2岁以下儿童是肺炎链球菌感染发病率最高的人群。2012年WHO报道,肺炎链球菌肺炎占儿童重症肺炎的18%和肺炎死亡病例的33%。一般认为,肺炎链球菌是出生20天后儿童社区获得性肺炎的首位病原菌,据2000年统计,我国肺炎为儿童死亡的第一位病因,占总死亡的19.5%。

【病因】

肺炎链球菌为革兰阳性球菌,因其在革兰染色液中呈双球状,1926年被命名为肺炎双球菌。因其在液体培养基中呈链状生长,1974年更名为肺炎链球菌。肺炎链球菌在干燥痰中能存活数月;但阳光直射1小时或加热到52℃ 10分钟即可灭菌,对石碳酸等消毒剂很敏感。

肺炎链球菌根据细胞外壁荚膜多糖成分不同分为46个血清组和90多个血清型,只有少数血清型可引起临床感染。其中6~11种血清型可在全球范围内引起各年龄组70%以上的侵袭性肺炎链球菌感染。2006—2007年我国四地肺炎住院患儿肺炎链球菌分离株血清型分布显示19F型最多(60.6%),其次为19A、23F、6B和不能分型。肺炎链球菌是人类上呼吸道寄居的正常菌群,在儿童鼻咽部的定植率尤其高,据WHO估计,发达国家儿童定植率达27%左右,而发展中国家可达85%。在中国5岁以下健康或上呼吸道感染儿童中,鼻咽拭子肺炎链球菌分离率可达20%~40%。它可通过飞沫、分泌物传播,或经接触遭受细菌飞沫污染的物品传播,也可以在呼吸道自体转移。在机体抵抗力降低时,局部浸润引起感染,引起普通感染如鼻窦炎、中耳炎、肺炎;或穿越黏膜屏障进入血流,引起菌血症、脑膜炎、菌血症性肺炎、化脓性关节炎、心内膜炎等侵袭性感染疾病。

【病理】

肺炎链球菌一般经上呼吸道吸入到达肺部,停留在细支气管内增殖,首先引起肺泡壁水肿,迅速出现白细胞和红细胞渗出,典型的结果是导致大叶性肺炎,病理改变分为四期:①水肿期(病变早期),特点是大量浆液性渗出物,血管扩张及支细菌迅速增殖;②红色肝变期(1~2天后),特点是肺泡壁毛细血管显著扩张充血,肺泡腔内充满纤维素、红细胞和少量中粒细胞,使肺组织实变,肉眼见质实如肝,查体示肺实变体征;③灰色肝变期(3~4天后),肺泡腔内炎性渗出物继续增多,肺泡壁毛细血管受压,肺组织贫血;④溶解消散期(经过5~10天),以渗出物吸收为特征,查体闻及湿啰音。因病变开始于肺的外周,故叶间分界清楚,且容易累及胸膜。事实上四个病理阶段并无绝对分界,在使用抗生素的情况下,这种典型的病理分期已不多见。病变消散后肺组织结构多无损坏,不留纤维瘢痕。极个别患者肺泡内纤维蛋白吸收不完全,甚至有成纤维细胞形成,形成机化性肺炎。肺炎球菌不产生毒素,不引起原发性组织坏死或形成空洞。年长儿可见大叶性肺炎,但近年已少见。老人及婴幼儿感染可沿支气管分布,呈支气管肺炎表现。

【临床表现】

发病以冬季和初春为多,与呼吸道病毒感染流行有一定关系。年长儿童可见典型大叶性肺炎或节段性肺炎,婴幼儿以支气管肺炎多见。

1.症状　少数患者有上呼吸感染前驱症状。起病多急骤,高热,可伴寒战,体温在数小时内可以升到39～40℃,高峰在下午或傍晚,也可呈稽留热。呼吸急促、面色潮红或发绀、食欲缺乏、疲乏、精神不振,或全身肌肉酸痛。患侧胸部疼痛,可放射到、肩部、腹部、咳嗽或深呼吸时加剧。病初咳嗽不重,痰少,后期痰可带血丝或呈铁锈色。偶有恶心、呕吐、腹痛或腹泻,有时易误诊为急腹症。较大儿童常见唇部疱疹。发病第5～10天时,发热可以自行骤降或逐渐减退。使用有效的抗菌药物可使体温在1～3天内恢复正常。

2.体征　患儿呈急性病容,面色潮红或发绀,鼻翼扇动,三凹征阳性。有败血症者,皮肤和黏膜可有出血点。

(1)大叶性肺炎:早期肺部体征无明显异常,仅有胸廓呼吸运动幅度减小,轻度叩诊浊音或呼吸音减低。实变期叩诊呈浊音、触觉语颤增强和可闻及支气管呼吸音。消散期可闻及湿啰音。重症可伴肠胀气,炎症累及膈胸膜而表现上腹部压痛。胸部体征约1周消失。

(2)支气管肺炎:早期体征常不明显,仅有呼吸音粗或稍减低,以后可听到中、粗湿啰音,数天后闻及细湿啰音。

另外,少数患儿始终不见阳性体征。年长儿可表现为节段性肺炎,症状重、体征少,即发热、咳嗽重;体征仅肺部呼吸音低,叩诊浊音少见。

3.并发症　肺炎链球菌肺炎的并发症近年来已较少见。常见并发胸膜炎,为浆液纤维蛋白性渗出液,偶有脓胸报道。重症病例可伴有感染性休克(有高热、体温不升、血压下降、四肢厥冷、多汗、口唇青紫)、呼吸窘迫综合征或神经系统症状、体征,头痛、颈项强直、谵妄、惊厥、昏迷,甚至脑水肿而引起脑疝,易误诊为神经系统疾病。并发心肌炎时出现心动过速,心律失常,如期前收缩、阵发性心动过速或心房纤颤。菌血症性肺炎可出现肺外的感染病灶,包括心内膜炎、化脓性关节炎、脑膜炎及腹膜炎等。

【辅助检查】

1.外周血检查　血常规:白细胞计数多数在$(10\sim30)\times10^9/L$,以中性粒细胞为主,白细胞甚至高达$(50\sim70)\times10^9/L$。白细胞计数降低往往提示重症;CRP、前降钙素原(PCT)大多增高。

2.病原学检查

(1)细菌培养:血、胸腔积液及肺组织穿刺培养是病原学诊断的金标准。合格的痰标本(参考细菌性肺炎总论)以及支气管镜下灌洗液培养,对病原学诊断有一定参考价值,但要排除污染及上呼吸道正常定植,可参考总论部分。典型病例痰涂片检查有大量中性粒细胞和革兰阳性成对或短链状球菌。

血培养应尽量在抗生素应用前采样,但存在阳性率低问题。国外报道儿童肺炎链球菌肺炎血培养结果阳性比例只有10%,我国由于存在抗生素应用指征宽泛,血培养阳性比例可能更低。

(2)细菌抗原、抗体检测:用对流免疫电泳(CIE)、乳胶凝集试验(LA)、斑点酶联吸附试验(dot-ELISA)检测肺炎链球菌荚膜抗原,聚合酶链反应(PCR)或反转录PCR检测病原菌DNA,有助于早期病原学诊断。用放射免疫、ELISA等方法检测肺炎链球菌特异性抗体,可用于疾病恢复期的回顾性诊断。

不建议儿童采用尿标本抗原检测诊断肺炎球菌性肺炎,因为假阳性率过高。

3.X线检查　早期仅见肺纹理增粗或受累肺叶、肺段浅薄阴影,随病情进展出现肺叶或肺段的大片均匀致密影,少数合并胸腔积液。消散期可有片状区域吸收较快。在肺部体征出现前,X线即可见实变征。近年典型的大叶性肺炎X线片已较少见。婴幼儿常为支气管肺炎的斑片状阴影。多数起病3～4周后肺部阴影消失。

【诊断】

由于肺炎链球菌肺炎占儿童社区获得性细菌性肺炎的半数左右,因而对怀疑细菌性肺炎的患儿要首先考虑此病原。诊断依据:

1.发病季节　以冬季和初春为多。

2.高危人群　年龄<5岁不适用于儿童;基础病:糖尿病、充血性心脏病、镰刀状红细胞病、支气管扩张、免疫缺陷病、脾切除、使用免疫抑制剂,HIV感染、器官移植等。

3.临床症状及体征　典型症状:高热、咳嗽、胸痛、咳铁锈样痰。早期肺部体征不明显,随病情发展出现肺实变征及湿啰音。

4.胸部 X 线检查　典型者见肺叶或肺段实变,可见胸腔积液,甚至脓胸。肺脓肿少见。小年龄儿童以支气管肺炎表现为多。

5.血、胸腔积液、深部气管分泌物培养　可确诊病原,抗原检测不受抗生素影响。由于高的定植率,鼻、咽拭子培养阳性不能作为病原学诊断的依据。细菌培养、抗原检测和聚合酶链反应等检测方法的联合使用可提高肺炎链球菌的检出率。

6.诊断中注意以下问题

(1)肺炎链球菌性肺炎发病早期以高热为主,咳嗽不多,肺部体征少,可能与其他急性发热性疾病混淆,需胸片检查早发现。

(2)由于广泛使用抗生素,近年来已很难见到真正的大叶性肺炎。临床上见到的大叶性肺炎大多是节段性肺炎,只有肺的 1 个或 2 个节段受累,而非整叶肺都受累。小儿节段性肺炎以上叶的二段和下叶的六段或十段肺炎为最多见,即肺部靠后的节段易受累。节段性肺炎的临床特点是多见于年长儿,症状重、体征少,使得早期较难发现,必须依靠胸部 X 线检查,并且必须正位与侧位结合,才能正确定位。胸部 X 线正位片中的中野不等于中叶,中野是指胸部正位片病变在中间视野,而常见的下叶六段肺炎正位片病变也在中野,只有在侧位片才能显示下叶病变。节段性肺炎病变吸收慢,必须彻底治疗,否则可能并发啼脓肿。

【鉴别诊断】

与其他细菌性肺炎,特别是流感嗜血杆菌肺炎鉴别。

1.流感嗜血杆菌肺炎　易并发于流感病毒或金黄色葡萄球菌感染的患者,起病相对较缓。临床及 X 线表现与肺炎链球菌肺炎非常相似。以下特点可供鉴别:全身中毒症状重,表现为高热或体温不升,神志改变;有时有痉挛性咳嗽;外周血白细胞升高明显,有时伴淋巴细胞相对或绝对增高;X 线可呈粟粒状阴影,肺底部融合。除细菌培养外,血、胸腔积液、尿特异性抗原检测有助鉴别。

2.支原体肺炎　以婴幼儿和 5 岁以上儿童多见。起病一般缓慢,发热程度不定。咳嗽早期即较剧烈,类似百日咳,后期为黏痰,偶有血丝,可伴喘息。婴幼儿临床表现不典型。胸片表现间质性病变、肺泡浸润或两者混合。肺部体征少与临床和 X 线表现不一致。

3.金黄色葡萄球菌肺炎　起病急,进展快,全身中毒症状重。患儿面色苍白、高热、咳嗽、呼吸浅快,偶有皮下气肿。早期临床症状重于 X 线表现,但胸片在短期内迅速发展,可出现肺哝肿、脓胸或脓气胸,后期出现肺大疱。常见皮疹或皮肤感染灶。可出现肺外感染如败血症、骨髓炎、心内膜炎、脑膜炎。

4.腺病毒肺炎　6 个月～2 岁儿童多见,轻重不一。重症稽留热,喘憋,易合并呼吸衰竭、中毒性脑病、DIC等。肺部体征出现较迟,3～5日后出现湿啰音、呼吸音减低,且病变范围渐扩大,喘憋第二周渐加重。

5.肺结核 支气管结核合并肺段病变或干酪性肺炎,X线与大叶性肺炎相似,但结核相对起病缓,结核菌素试验阳性,结核接触史,病灶吸收慢,有助鉴别。

6.其他 肺炎链球菌如发生在右下叶,可能刺激膈肌引起右下腹痛,需与阑尾炎鉴别。合并神经系统症状者需与中枢神经系统感染性疾病鉴别。

【治疗】

1.一般治疗 保持室内空气流通,适宜的温度和湿度。加强营养,提供足够的液体和能量,保持呼吸道通畅(参考细菌性肺炎总论)。

2.对症治疗 高热患者物理降温,适当给予退热剂。有发绀,明显缺氧,严重呼吸困难的患者应给氧,并跟踪查血气分析。胸膜疼痛可使用止痛剂。

3.病原治疗 许多报道表明,β-内酰胺类抗生素包括青霉素、阿莫西林、广谱头孢菌素(头孢噻肟、头孢曲松)、碳青霉烯类(美罗培南、亚胺培南)以及万古霉素、利奈唑胺均对肺炎链球菌性肺炎有很好疗效。

值得注意的是,对于非脑膜炎肺炎链球菌感染,青霉素旧折点(MIC≤0.06g/mL为敏感)不能科学反映临床预后,在大量临床证据支持下,2008年,美国实验室标准化委员会(CLSI)做了重大修改。肺炎链球菌对青霉素和广谱头孢菌素头孢噻肟和头孢曲松钠的耐药性,由最低抑菌浓度(MIC)以及临床综合征共同决定,脑膜炎分离株的药敏折点不变,放宽了链球菌非脑膜炎分离株的耐药标准。胃肠外青霉素(非脑膜炎)敏感≤2μg/ml,中介4μg/ml,耐药≥8μg/ml;(原敏感≤0.06,中介0.12～μg/ml,耐药≥2μg/ml);非脑膜炎患者敏感≤1.0μg/ml(原≤0.5μg/ml),耐药≥2μg/ml。使我国儿童肺炎链球菌青霉素不敏感率由原来的60%以上下降为5%以下,临床医师使用青霉素治疗肺炎链球菌肺炎将会获得更多信心。但同时注意合理应用抗生素,以减少出现耐药株,据台湾报道,依据新折点,虽然肺炎链球菌对青霉素耐药率下降,但是MIC值1～2g/ml的菌株由2000年的34.2%升高到2007年的59.8%。

2006～2008年国内4家儿童医院监测结果显示,阿莫西林-克拉维酸耐药率已达到23.9%,肺炎链球菌对红霉素等大环内酯类抗生素的耐药率达99.6%,万古霉素、左氧氟沙星几乎100%敏感。由于我国肺炎链球菌对大环内酯类抗生素的耐药率高,可对大环内酯类、林可霉素、链阳霉素均耐药,故不建议用于治疗肺炎链球菌肺炎。左氧氟沙星由于动物试验导致小动物关节病变,我国药典对18岁以下人群不建议应用。

4.并发症治疗 参考细菌性肺炎总论。

【预防】

肺炎链球菌是 5 岁以下儿童社区获得性肺炎的主要病原,WHO 2012 年公布的数据显示在儿童肺炎中,肺炎链球菌肺炎最高可达 78%。虽然目前有多种抗生素可选用,但由于肺炎链球菌可获得多重耐药基因,疫苗覆盖率的地域差别以及疫苗本身的特定性血清型保护,使得肺炎链球菌性肺炎的发病率和死亡率仍较高。

肺炎链球菌疫苗已经应用 30 余年,已经证实其对预防肺炎链球菌肺炎有很好的效力。20 世纪 80 年代开始用 23 价荚膜多糖疫苗(PCV23)。2000 年美国,2001年欧洲开始应用 7 价疫苗蛋白多糖结合疫苗(PCV7:4、6B、9V、14、18C、19F 和23F)。因为荚膜多糖抗原在 2 岁以下儿童不能引起保护性免疫,所以 2 岁以下儿童只能接种蛋白多糖结合疫苗。PCV7 应用 5～7 年后,发现侵袭性感染减少了78.5%～99.5%。并且由于接种疫苗阻止了肺炎链球菌由儿童向成人的传播,使得50 岁以上的成人疫苗血清型 IPD 的发病率下降了 55%,产生了群体免疫效果。但同时发现疫苗血清型的肺炎链球菌感染减少,非疫苗血清型定植、致病增多(血清型替换现象)。非疫苗血清型菌株的抗生素耐药性也增强,尤其是 19A 型。并且PCV7 的血清型覆盖率在欧洲、美洲可达 70% 以上,而在其他地区如非洲只有40% 左右。因此 2009 年英国、美洲开始应用 PCV10(1、4、5、6B、7F、9V、14、18C、19F、23F)和 PCV13(在 PCV10 基础上增加了 3.6A、19A)。2012 年 WHO 推荐的PCV10 和 PCV1 接种方法如下:

1.初始规律接种 最初连续 3 次,每次间隔至少 4 周(6、10、14 周接种);第 3次后至少 6 个月需再加强 1 次,第一次最早可以在生后 6 周开始,加强针最好在11～15 个月时进行(3p+1)。或2、4、6 个月各 1 次(3p0)。或者 2 个月后开始,给2 次,间隔 2 个月,6 个月后加强 1 次(2p+1)。

2.未接种过本疫苗的大龄婴儿及儿童 7～11 月龄婴儿接种 2 次,每次接种至少间隔 1 个月。12 月龄后接种第 3 次。>12 月龄儿童:PCV10:12 月～5 岁接种 2次,每次接种至少间隔 2 个月。PCV13:1～2 岁接种 2 次,2～5 岁接种 1 次,>50岁接种 1 次。

我国 2008 年的肺炎链球菌疾病的专家共识建议如下:

(1)3～6 月龄婴儿接种 3 次,每次 0.5ml,(3、4、5 各 1 次),两次间至少间隔1 个月。12～15 月龄加强 1 次。

(2)未接种过本疫苗的大龄婴儿及儿童①7～11 月龄婴儿接种 2 次,每次0.5ml,每次接种至少间隔 1 个月。12 月龄后接种第 3 次,与第 2 次接种至少间隔

2 个月；②12～23 月龄儿童接种 2 次，每次 0.5ml，每次接种至少间隔 2 个月；③24
月龄至 5 岁儿童，接种 1 次。

完成 PCV 7 基础免疫接种后，对疫苗血清型导致的 IPD 保护时间至少是 2～
3 年。

儿童人群接种 PPV 23 的有效性研究很少。＞2 岁，并存在肺炎链球菌易感因
素的儿童在接种 PCV 7 的基础上，或在不能获得 PCV 7 时可接种 PPV 23，以增加
保护范围：

1）2 岁以上患镰状红细胞病、解剖或功能性脾切除、免疫缺陷（包括先天性免
疫缺陷、肾衰竭、肾病综合征以及长期应用免疫抑制治疗或放射性治疗）或 HIV 感
染儿童。2 岁后或最后一次 PCV 7 接种 2 个月后接种 PPV 23。如果患儿＞10 岁，
PPV 23 接种 5 年后应再次接种；患儿≤10 岁，接种 3～5 年后应再次接种。

2）2 岁以上患慢性疾病儿童，如心脏病（尤其发绀型先天性心脏病和心力衰竭
患儿）、肺疾病（除外哮喘，但包括使用大剂量皮质激素治疗的患儿）、脑脊液漏、糖
尿病等。接种方法同上，但不推荐再次接种。

PCV 应用儿童已证实安全可靠，常见不良反应为接种部位局部反应、发热
（1/100～1/10）、过敏、食欲减退、睡眠增多或减少。偶见明显过敏反应（包括皮疹、
面部水肿、呼吸困难）。

（三）金黄色葡萄球菌肺炎

金黄色葡萄球菌肺炎（简称金葡肺炎）是金黄色葡萄球菌引起的急性肺部感
染，其病情重，病死率高。多见于婴幼儿及新生儿。以冬、春两季上呼吸道感染发
病率较高的季节多见。占社区获得性肺炎的 5％ 以下；占院内获得性肺炎的
10％～30％，仅次于铜绿假单胞菌，特别是在有气管插管和机械通气及近期胸腹部
手术的患者。葡萄球菌能产生多种毒素和酶，如溶血素、葡萄球菌激酶、凝固酶等。
在儿童，尤其新生儿免疫功能不全是金黄色葡萄球菌感染的重要易感因素。国内
外研究表明，体重过小及胎龄不足是败血症的两个高危因素。

【病因】

金黄色葡萄球菌是可定植在人皮肤表面的革兰阳性菌，存在于 25％～30％ 健
康人群的鼻前庭。作为条件致病菌，金葡菌可以引起广泛的感染，从轻微的皮肤感
染到术后伤口感染、严重的肺炎和败血症等。

金葡菌经吸入或血行途径分别引起原发性支气管源性金葡肺炎和血源性金葡
肺炎。支气管源性原发性支气管肺炎，以广泛的出血性坏死、多发性小脓肿为特
点。炎症开始于支气管，向下蔓延到毛细支气管周围的腺泡形成按肺段分布的实

变,4天左右液化成脓肿,由于细支气管壁破坏引起活瓣作用,可发展而形成肺大疱。胸膜下小脓肿破裂,则形成脓胸或脓气胸。有时可侵蚀支气管形成支气管胸膜瘘。血源性金葡肺炎经常有静脉系统感染性血栓或三尖瓣感染性心内膜炎赘生物脱落引起肺部感染性栓塞以后形成多发性小脓肿而致,除肺脓肿外,其他器官如皮下组织,骨髓、心、肾、肾上腺及脑都可发生脓肿。

金葡菌致病的特点之一是引起化脓,造成组织坏死和脓肿。因此,无论是吸入或者血行性金葡肺炎均可并发肺脓肿和脓胸。

金葡菌含有血浆凝固酶,它是致病性的重要标志。该酶使血浆中纤维蛋白沉积于菌体表面,阻碍机体吞噬细胞的吞噬,即他被吞噬后细菌也不易被杀死,并有利于感染性血栓形成。金葡菌可以产生多种与感染相关的外毒素,包括超抗原毒素、溶细胞毒素以及抗吞噬的微生物表面组分等,这些毒素通过增强细菌的黏附力,干扰或逃避宿主的免疫功能,造成特定的组织损伤等机制共同发挥致病作用。

青霉素应用以前,金葡菌感染死亡率超过80%。20世纪40年代初青霉素应用不久就出现了对其耐药的金葡菌,20年后,80%以上的金葡菌对青霉素耐药,很快随着多种抗生素的面世,出现耐甲氧西林金葡菌(MRSA)和多重耐药MRSA。1997年日本首先分离到中介度耐万古霉素的金葡菌(VISA),2002年美国CDC报道了耐万古霉素的金葡菌(VRSA)。短短60年,金葡菌在强大的抗生素选择压力下迅速进化并广泛流行。自1961年Jevons首先分离到MRSA,随后的20年间MRSA逐渐成为医院感染的主要病原菌(HA-MRSA)。20世纪80年代社区相关MRSA感染病例开始增加,虽然是在社区获得的感染,但这些患者都存在长期使用医疗设备、慢性疾病多次接受医疗服务的情况,因此应该界定为医疗相关MRSA感染。而最近十年CA-MRSA在没有易感因素的健康人群出现,主要涉及儿童和年轻人,感染比例甚至超过院内感染。

金葡肺炎多数是社区获得肺炎,此时分离出的MRSA一般属于CA-MRSA。近来有研究发现,CA-MRSA具有多克隆多样性,通常携带Ⅳ型和Ⅴ型SCCmec以及编码panton-valentine杀白细胞素(PVL)的基因,CA-MRSA很可能是由社区获得性甲氧西林敏感金黄色葡萄球菌(CA-MSSA)菌株获得了SCCmec转化而来。

【临床表现】

1.症状 社区获得性金葡菌肺炎因感染途径而异,主要为吸入性和血源性。院内获得性金葡肺炎与气管插管或呼吸机辅助呼吸相关。金葡菌肺炎尤其社区获得性金葡菌肺炎多见于婴幼儿及新生儿,在出现上呼吸道感染后1~2天,突然寒战、高热、咳嗽,伴黏稠黄脓痰或脓血痰、呼吸困难、胸痛和发绀等。有时可出现猩红热样皮疹及消化道症状及呕吐、腹泻、腹胀(由于中毒性肠麻痹引起)等明显感染中毒症状。患儿可有嗜睡或烦躁不安,严重者可惊厥,中毒症状常较明显,甚至呈休克状态。

2.体征　肺部体征出现早,早期呼吸音减低,有散在湿性啰音,并发脓胸或脓气胸时,呼吸音减弱或消失。感染性栓子脱落引起肺栓塞可伴胸痛和咯血。由心内膜炎引起者体检可有三尖瓣区收缩期杂音、皮肤瘀点、脾大。

【辅助检查】

1.外周血检查

(1)血常规:周围血白细胞计数明显增高,可达(15~30)×10⁹/L,中性粒细胞增加,白细胞内可见中毒颗粒。白细胞总数减低甚至<1.0×10⁹/L提示预后严重。

(2)血沉增快,前降钙素、C反应蛋白增高。

2.病原学检查　合格痰涂片行革兰染色可见大量成堆的革兰阳性球菌和脓细胞。痰、胸腔穿刺液、支气管镜灌洗液培养,或血培养可获得金黄色葡萄球菌而确诊。

3.X线检查　X线表现与临床症状不同步,初期临床症状重,而胸片仅为肺纹理重,或一般支气管肺炎表现,症状好转时胸片却可出现肺脓肿或肺大疱。胸片另一特点是短时间内迅速变化,迅速融合成片,一叶或多叶,仅数小时就可发展成脓肿。与支气管相通后,出现气液面或呈厚壁环状阴影。病程5~10天,由于末梢支气管堵塞可形成肺大疱。早期出现胸膜病变是金葡肺炎的特点,病灶侧肺野透光均匀一致减低,迅速发展多个分房形成包裹性脓气胸。严重者可见纵隔气肿、皮下积气等。经远期随访金葡菌脓胸所致的胸廓狭窄、脊柱侧弯、胸膜增厚大多能恢复正常。血源性金葡菌肺炎胸片显示多发性肺部浸润灶,以两个肺野为著,经常有空洞形成。吸入或血行金葡肺炎均可并发脓胸。胸片上病灶阴影持续时间较一般细菌性肺炎为长,在2个月左右阴影仍不能完全消失。

【诊断】

根据临床症状、体征和X线胸片或CT扫描检查可确立肺炎诊断。当肺炎进展迅速,很快出现肺大疱、肺脓肿和脓胸,有助于诊断。积极进行各种途径的病原学检测十分重要。

【鉴别诊断】

应与其他细菌性肺炎(如肺炎链球菌、流感嗜血杆菌以及原发肺结核并空洞形成、干酪性肺炎)、气管异物继发肺脓肿等相鉴别。X线表现的特点,如肺脓肿、大泡性肺气肿及脓胸或脓气胸等存在都可以作为金葡肺炎诊断的依据,但需与其他细菌性肺炎所引起的脓胸及脓气胸鉴别，因而病原学诊断十分重要。

【治疗】

约 90％的金葡菌株产 β-内酰胺酶，对甲氧西林敏感的金葡菌（MSSA）治疗首选耐青霉素酶青霉素如苯唑西林，无并发症者疗程为 2～3 周，有肺脓肿或脓胸并发症者治疗 4～6 周，继发心内膜炎者疗程为 6 周或 6 周以上。对耐甲氧西林金葡菌（MRSA）肺炎，首选糖肽类抗生素如万古霉素或去甲万古霉素治疗：前者 10mg/kg，6 小时静脉滴注一次；或 20mg/kg，每 12 小时一次。后者剂量为 16～32mg/kg，分 2 次静脉滴注。糖肽类抗生素存在潜在性耳肾毒性，据文献报道万古霉素引起的肾毒性的发生率为 5％～25％，故疗程中应监测血药浓度，定期复查血肌酐、肌酐清除率，并注意平衡功能和听力监测。重症 MRSA 肺炎合并肾功能损害者，应根据肾功能调整糖肽类剂量。

日本、美国和中国已有对万古霉素敏感性下降的 MRSA（即 VISA）分离菌株的报道。利奈唑胺为噁唑酮类抗革兰阳性球菌的新型合成抗菌药，对耐药球菌包括 MRSA 在内有良好抗菌活性，CA-MRSA 肺炎也可选用利奈唑胺。替考拉宁对多重耐药的革兰阳性球菌具有显著的抗菌活性，严重不良反应罕见。金葡肺炎应识别其潜在病因和并发症，积极治疗并发症，有脓胸并发症者应行胸腔穿刺，多数病例需胸腔闭式引流。部分需胸腔镜行胸膜剥脱。

【预防】

除肺炎概述中所叙述的预防措施之外，必须重视幼托机构居室的卫生清洁，并应及时检查工作人员是否带菌，带菌者应及时适当处理。

【预后】

并发肺脓肿、肺气胸者预后较好，经 3～6 个月可基本治愈。社区获得性致死性坏死性肺炎病情凶险，并发脑膜炎和心包炎或婴儿张力性气胸则预后严重，病死率高达 10％～20％。

（四）流感嗜血杆菌肺炎

【概述】

流感嗜血杆菌肺炎是由流感嗜血杆菌（Hi），尤其是 b 型（Hib）感染引起的肺部炎症，易并发于流感病毒和葡萄球菌感染的患者，起病缓慢，病程呈亚急性。Hib 是国内儿童急性下呼吸道感染最主要的病原菌之一，也是目前我国儿童社区获得性呼吸道感染最主要的病原菌之一，主要通过空气飞沫或接触分泌物传染，新生儿可通过母亲产道感染。感染多呈散发，常年都有发病，但通常是秋季开始上升，冬季达到高峰。我国儿童急性下呼吸道感染 24.7％～29.0％由 Hi 引起，其中多数为 Hib 引起。小婴儿 Hi 肺炎后有时并发脓胸、脑膜炎及化脓性关节炎,可留有支气管扩张症等后遗症。

【病因】

Hi 为革兰染色阴性短小杆菌,为需氧菌,在培养物中呈多形性,有长杆状或丝状体,Hi 仅感染人类。本菌无芽孢,多数有菌毛,黏液型菌株有荚膜,干燥型是无荚膜的不定型(NTHi)。无荚膜型通常引起儿童相对较轻的疾病,严重的感染一般由荚膜型引起。在有荚膜的 6 个血清型中,临床近 95% 的重症嗜血流感杆菌感染是由 b 型引起。

Hi 存在于正常人的上呼吸道中,健康人群的自然携带率是 Hi 侵袭性疾病发生的重要影响因素。由 Hib 感染引起的疾病一般只发生在人类,尤其是婴儿或 5 岁以下儿童,此年龄分布可能与机体 Hib 多糖抗体水平较低有关。年龄越小,感染 Hib 危险性越大,其发病率越高。研究表明,发展中国家儿童 20% 的肺炎病原为 Hib,我国死于肺炎的患儿中 Hib 感染的比例为 17%,Hib 是我国儿童严重细菌性肺炎的重要病原和致死原因。

遗传因素可能是引起 Hi 肺炎的主要因素。此外,如先天性免疫缺陷病、先天性或功能性无脾症、早产、营养不良等均可导致 Hib 感染的危险性增加。近年来因为大量广谱抗生素的应用、白血病或其他恶性淋巴瘤患儿长期应用免疫抑制药,以及气管插管的增多等因素,使 Hib 感染有增加趋势。

【病理】

大多数 Hi 肺炎是由 Hib 引起,可为局限分布(节段性或大叶性肺炎)也可为弥散分布(支气管肺炎)。病理上肺部可见多形核白细胞浸润的炎性区域,支气管或细支气管上皮细胞遭到破坏,间质水肿常呈出血性。

【临床表现】

1.症状 临床起病较缓慢,病程呈亚急性,病情较重。有时有痉挛性咳嗽,类似百日咳,有时像毛细支气管炎;全身中毒症状重,可见高热、呼吸困难、发绀、鼻翼扇动、三凹征,以及烦躁、谵妄、昏迷等精神症状改变。

2.体征 查体肺部可闻及湿啰音或实变体征,婴幼儿易并发脓胸、脑膜炎、败血症、心包炎、化脓性关节炎、中耳炎等。

3.并发症 在小婴儿中较常见,可并发脓胸及侵袭性感染如心包炎、败血症、脑膜炎及化脓性关节炎;可后遗支气管扩张症。当诊断 Hib 肺炎时,有指征时应做腰穿检查脑脊液。

【辅助检查】

1.外周血白细胞增多　可达$(20\sim70)\times10^9/L$,多数在$(1.5\sim2)\times10^9/L$,伴有淋巴细胞的相对或绝对升高。胸部 X 线表现多样,可呈粟粒状阴影,常与肺底融合,常伴胸腔积液。

2.病原学检查　实验室检查中最重要的是病原学检查,可取血、咽分泌物、痰、脑脊液、胸腔积液、心包液、关节液、气管吸出物等标本进行涂片找细菌,或用含有 Levinthol 原液的特殊 Hi 培养基进行培养,可应用 Hib 抗血清、α-f 多价抗血清进行进一步分型。其中痰液检查是最常用的方法。一般需连续 2 次或 2 次以上的痰培养结果。流感嗜血杆菌肺炎的确诊,有赖于痰培养。如同时血或胸腔积液培养阳性则更有意义。婴儿不易将痰咳出,可采用消毒导管吸出支气管分泌物作培养。血培养对诊断很重要,通过血培养结果不仅可以了解有无菌血症的存在,而且还可以估计预后。据报告,流感嗜血杆菌血培养阳性率为 60％,胸腔积液检查或肺穿刺液的病原学检查也有诊断价值。另外,乳胶微量凝集(LPA)和对流免疫电泳技术(CIE)均已用于流感嗜血杆菌的抗原检测,有助于流感嗜血杆菌肺炎的快速诊断。

3.细菌培养和生化鉴定　细菌培养是诊断 Hi 感染性疾病最重要的手段。肺穿刺细菌学检查是诊断"金标准",但由于其有创伤性,故临床难以实现;咽培养结果一般不能反映下呼吸道病情。细菌性肺炎菌血症在临床上常为一过性。

4.抗原检测　可检测脑脊液、血、尿和胸腔积液等标本。血和尿抗原阳性虽然不能肯定病原来自肺部,但可表示体内有相应细菌感染。应用免疫学方法检测临床标本中荚膜多糖抗原,适用于已经给予抗生素治疗的患者。由于我国抗生素滥用现象严重,取尿做抗原检测,可避免抗生素影响,具有诊断参考价值,但必须有高效价的抗血清。

5.血清学检测　可应用 ELISA 等方法测定 b 型多糖荚膜抗体。可用放射免疫方法测定抗 Hib 多糖(Hib-PRP)抗体。也可用间接 ELISA 方法测定 Hib 的特异性抗 OMP 的 IgG、IgM。在感染急性期,抗 OMP-IgM 水平高于同年龄平均值 2 个标准差,或双份血清抗体升高 3～4 倍以上可诊断为 Hib 感染。

6.特异性基因鉴定　用编码荚膜多糖的基因 bexA 做引物,用 PCR 方法检测肺炎患者临床标本中的 Hib,具有较高的敏感性、特异性和准确性。应用 PCR 技术可以鉴别 Hib 和非 b 型 Hi。

【诊断】

根据临床症状、体征及相关实验室检查可明确诊断,临床标本的采集及培养对诊断具有重要作用。血培养或胸腔积液培养阳性、感染期和恢复期双份血清抗体3倍以上升高、抗原检测阳性对诊断 Hi 肺炎具有重要意义。

【鉴别诊断】

1.肺炎链球菌性肺炎　可见突然寒战、高热、咳嗽、胸痛、呼吸窘迫。胸部 X 线可见大叶性肺炎或多叶实变。婴幼儿往往为咽部的改变和支气管肺炎。细菌培养:血、痰、胸腔积液等标本中可见肺炎链球菌生长。

2.金黄色葡萄球菌肺炎　起病急、病情严重、进展快、全身中毒症状明显,可发生休克,可引起败血症和其他器官的迁徙性化脓灶,或在皮肤可找到原发化脓性感染病灶。胸部 X 线往往发展迅速,可见肺脓肿、脓胸、脓气胸等。血培养或呼吸道深部痰细菌培养阳性具有诊断意义。

3.百日咳　以长期阵发性痉挛性咳嗽为显著特点。一般体温正常,肺部无阳性体征,或有不固定的啰音。支气管肺炎是常见的并发症,多发生在痉挛性咳嗽期。根据接触史及症状可做出临床诊断,特异性血清学检查也有助于确诊。

【治疗】

1.一般治疗　室内空气流通,避免交叉感染,保持室内温度 18～20℃,湿度60%左右,提供足够的营养和水分,保持呼吸道畅通。

2.对症治疗　如有高热可给予物理降温或使用退热药;咳嗽给予止咳化痰药物;缺氧时给氧及雾化吸入;患儿若出现烦躁不安可予镇静处理。

3.并发症治疗　包括心力衰竭、呼吸衰竭、中毒性脑病、脓胸、脓气胸、中毒性肠麻痹等并发症的治疗。

4.支持治疗　目的是增加机体抵抗力和免疫力,可选择转移因子、胸腺素、免疫球蛋白、血浆、维生素等。

5.抗生素治疗　有效的抗生素治疗的前提是查明病原菌与正确的药敏试验。因流感嗜血杆菌属革兰阴性杆菌,故对青霉素不敏感,首选氨苄西林(氨苄青霉素)与庆大霉素或与氯霉素合用,剂量为氨苄西林 $100\sim200mg/(kg\cdot d)$,氯霉素新生儿 $15mg/(kg\cdot d)$,年长儿 $30\sim50mg/(kg\cdot d)$,庆大霉素首次剂量为 $2.5mg/(kg\cdot d)$,以后为 $5mg/(kg\cdot d)$,疗程为 $10\sim14$ 天。肌内注射或静脉给药,以静脉给药为佳。当细菌对氨苄西林耐药时,可改用头孢菌素类,如头孢噻肟钠,$50\sim150mg/(kg\cdot d)$,静脉滴注。尚可选用头孢克洛、头孢呋辛、环丙沙星、多西环素、克拉霉素、氨苄西林等。近年国内研究报道,各地流感嗜血杆菌的耐药情况有一定差异,多数对环丙沙星、复方磺胺甲噁唑、氨苄西林及氯霉素有较高的耐药率,但对第三代头孢菌素、头孢呋辛、阿莫西林/克拉维酸敏感性仍较高。

【预防】

秋冬季节要注意预防流感嗜血杆菌的侵袭,特别是儿童和年老体弱者。在感冒流行期间,要少去人群密集的地方,注意防寒保暖,保持室内空气流通。

预防 Hib 感染的最重要方法是对儿童进行免疫接种,患 Hib 疾病的危险在 5 岁以后急剧降低,因此 5 岁以上的健康儿童一般不再接种 Hib 疫苗,但此疫苗对于 1 岁以内患儿作用不大。世界卫生组织已确认这一疫苗的预防效果及安全性,并主张在全球范围内的婴儿群体中广泛应用。Hib 荚膜多糖疫苗(PRP)已在美国批准使用,并证实对 2 岁以上小儿安全有效。应注意的是幼婴体内合成抗 PRP 抗体的能力很不完善,初次感染嗜血流感杆菌痊愈后还可能第 2 次、第 3 次发生再感染。

目前应用的 Hib 结合疫苗主要有三种:① Hib 寡糖-CRMl97 结合疫苗(HbOC);② Hib 荚膜多糖-奈瑟脑膜炎双球菌表面蛋白结合疫苗(PRP-OMP);③ Hib荚膜多糖-破伤风类毒素结合疫苗(PRP-T)。目前我国及国际上主要使用的是以破伤风类毒素为蛋白载体的 Hib 结合疫苗,全球有 80 多个国家在使用 Hib 结合疫苗,我国于 1996 年引进 Hib 疫苗,但仍未纳入免疫规划(EPI)中。

Hib 肺炎、脑膜炎在低龄组发病率更高,症状及并发症更严重,故应及早接种疫苗。接种 Hib 疫苗后,极少数儿童的接种部位会出现轻微红肿、疼痛或低热,一般 2~3 日内消失,只需休息或对症处理即可。婴幼儿在患急性发热性疾病或严重慢性疾病发病时,均应暂缓接种。对破伤风类毒素过敏者或曾对 Hib 疫苗过敏者、有神经系统疾病的患儿应避免接种,不应给 6 周内的婴儿接种 Hib 结合疫苗,因为存在潜在的免疫耐受性。

一般得到及时诊治,预后良好,但 Hib 可以引起儿童严重的感染,如脑膜炎、败血症、重症肺炎,是导致小儿死亡的主要原因。Hib 脑膜炎即使得到适当的治疗,仍会有 3%~25% 的患儿死亡,而幸存者中有 30%~50% 会留下终身残疾后遗症,如耳聋、学习障碍和运动障碍等。

四、病毒性肺炎

【概述】

病毒性肺炎是指各种病毒感染引起的肺部炎症,通常累及肺间质,X 线表现为间质性肺炎。引起肺炎的常见病毒包括呼吸道合胞病毒(RSV)、副流感病毒、流感病毒、腺病毒等,其中最常见和临床表现最具特征性的病毒性肺炎是 RSV 肺炎和腺病毒肺炎。

（一）呼吸道合胞病毒肺炎

【概述】

呼吸道合胞病毒（RSV）肺炎是最常见的病毒性肺炎。RSV只有一个血清型，但有A、B两个亚型，我国不同地区呈现A、B亚型交替流行趋势。本病多见于婴幼儿，尤其多见于1岁以内的小儿。一般认为其发病机制是RSV对肺的直接侵害，引起间质性炎症，而非变态反应所致，与RSV毛细支气管炎不同。

【病因】

RSV为副黏病毒科肺炎病毒属、单负链RNA病毒，大小约150nm，为球形或丝状，病毒表面有脂蛋白组成的包膜，包膜上有由糖蛋白组成的长12～16nm突出物。包膜表面的G和F蛋白介导病毒入侵气道上皮细胞，具有免疫原性，能使机体产生中和抗体。

在婴儿体内，RSV首先繁殖于咽部，以后延及支气管、细支气管，引起支气管和细支气管的上皮细胞坏死，最后侵犯肺泡。纤毛功能和保护黏液膜受到破坏，最后侵犯肺泡。在气管黏膜层充满着空泡样环状细胞，上皮层内有淋巴细胞和浆细胞的渗出，支气管周围单核细胞浸润，细支气管被黏液、纤维素及坏死的细胞碎屑堵塞；小支气管、肺泡间质及肺泡内亦有炎症细胞浸润。由于支气管梗塞，可继发肺气肿、肺不张。

【临床表现】

RSV感染临床表现与年龄关系密切。新生儿常呈不典型上呼吸道症状，伴嗜睡、烦躁；2～6个月婴儿常表现为毛细支气管炎、喘憋性肺炎；儿童、成人则多见上呼吸道症状；大部分感染RSV的患儿可以在家里观察治疗，当出现呼吸频率增加（尤其是>60次/分），吸气性三凹征、发绀或鼻翼扇动，尿量减少，则提示病情加重或全身恶化，需要及时就诊。

本病在临床上可分为潜伏期、前驱期、喘憋期、肺炎期及恢复期，病程3～7天。潜伏期3～5天，可出现上呼吸道的症状如鼻炎、咽炎。发热一般不高，很少超过39℃，甚至可不发热。经1～2天出现呼吸困难，表现为阵发性喘息，以呼气性呼吸困难为主，唇周发绀和烦躁不安，严重时呼吸可达60～80次/分，有鼻翼扇动和吸气时三凹现象，两肺可闻及喘鸣音和中细湿啰音。甚至出现阻塞性肺气肿，表现为胸廓膨隆，肋间隙增宽；叩诊呈过清音，阻塞严重时呼吸音降低。由于肺部膨胀，膈肌下移，肝、脾被推向下方，而被误诊为心力衰竭引起的瘀血性肝大。由于过度换气加上喘息，呼吸困难，不能吮乳，常伴有脱水。较大年龄儿患RSV肺炎时，以非喘息型为主，其临床表现与其他病毒性肺炎相似。

【辅助检查】

1.血常规　一般在正常范围内,50%以上的患儿白细胞总数低于 $10×10^9/L$。70%以上患儿中性粒细胞少于50%。

2.血气分析　主要表现为 PaO_2 减低。

3.肺部 X 线检查　胸片多数有小点片状阴影或条絮影,部分患儿有不同程度的肺气肿。

4.病原学检查

(1)免疫荧光法:目前已有免疫荧光试剂盒早期、快速检测患儿鼻咽抽吸物中脱落上皮细胞的 RSV 抗原。

(2)反转录聚合酶链反应(RT-PCR):RT-PCR 是目前诊断 RSV 的方法之一。

(3)病毒分离及鉴定:鼻咽部抽吸采样法(NPA)和床边接种比鼻咽拭子(NPS)和非床边接种的分离阳性率高。组织培养常用 HeLa、Hep2、KB、人胚肾或羊膜细胞、猴肾细胞等,细胞病变的特点是出现融合区和融合细胞,HE 染色可见数十个核聚集在一起或围绕在多核巨细胞周围,胞质内可见嗜酸性包涵体,抗 RSV 血清可抑制细胞病变的出现,可用 CF、IFA 等鉴定病毒。

【诊断】

根据临床表现和患儿的年龄以及发病季节、流行病史,胸片表现为支气管肺炎和间质性肺炎的改变,尤其是实验室检查获得 RSV 感染的证据,不难作出诊断。

【鉴别诊断】

RSV 肺炎症状与其他呼吸道病毒肺炎如副流感病毒肺炎、轻症流感病毒肺炎在临床上无法区别,诊断主要依据病毒学检测结果。

【治疗】

1.RSV 肺炎的基本处理原则:监测病情变化保持病情稳定,供氧以及保持水电解质内环境稳定。

2.至今尚无抗 RSV 的特效药物,可酌情采用利巴韦林(三氮唑核苷)雾化吸入抗病毒治疗。

【预防】

目前尚无预防 RSV 感染的有效疫苗。帕利珠,一种单克隆抗体,作为被动免疫方式逐渐发展并取代 RSV 免疫球蛋白,可降低 RSV 感染导致的住院率,同时能明显降低重症发生率。预防感染的方法包括:洗手;尽量避免暴露于被动吸烟环境与环境污染;避免接触感染者及感染物品;提倡母乳喂养;针对高危患儿预防性使用帕利珠单抗。

空气和尘埃并非院内感染的主要途径,在呼吸道疾病高发季节,有效预防院内感染依靠对该问题的高度重视以及积极遵守综合防止交叉感染策略。

RSV 肺炎一般较轻,单纯病例 6～10 天临床恢复,极少死亡。

(二)腺病毒肺炎

【概述】

腺病毒肺炎为腺病毒感染所致,目前腺病毒共有 64 个血清型,引起婴幼儿肺炎最常见的为 3、7 型,7 型有 15 个基因型,其中 7b 所致的肺炎临床表现典型而严重,可引起闭塞性细支气管炎。从 20 世纪 80 年代后期至今 7b 已渐被 7d 取代,而 7d 引起的肺炎相对较轻。腺病毒肺炎曾是我国小儿患病率和死亡率最高的病毒性肺炎,占 20 世纪 70 年代前病毒性肺炎的第一位,现被 RSV 肺炎取代。

【病因】

由腺病毒,主要是 3、7 型腺病毒引起,11 型及 21 型也可引起。冬春两季多发。病理改变重,范围广,病变处支气管壁各层均有破坏,肺泡亦有炎性细胞浸润,致使通换气功能障碍,终而导致低氧血症及二氧化碳潴留。病情迁延者,可引起严重的肺功能损害。

【临床表现】

本病多见于 6 个月～2 岁婴幼儿。

1.潜伏期　3～8 天。一般急骤发热,往往自第 1～2 天起即发生 39℃ 以上的高热,至第 3～4 天多呈稽留或不规则的高热;3/5 以上的病例最高体温超过 40℃。

2.呼吸系统症状　大多数患儿自起病时即有咳嗽,往往表现为频咳或轻度阵咳。呼吸困难及发绀多数开始于第 3～6 天,逐渐加重;重症病例出现鼻翼扇动、三凹征、喘憋(具有喘息和憋气的梗阻性呼吸困难)及口唇指甲青紫。初期听诊大都先有呼吸音粗或干啰音,湿啰音于发病第 3～4 天后出现。重症患儿可有胸膜反应或胸腔积液(多见于第 2 周)。

3.神经系统症状　一般于发病 3～4 天以后出现嗜睡、萎靡等,有时烦躁与萎靡相交替。在严重病例中晚期出现半昏迷及惊厥。部分患儿头向后仰,颈部强直。

4.循环系统症状　面色苍白较为常见,重者面色发灰。心律增快。重症病例的 35.8% 于发病第 6～14 天出现心力衰竭。肝脏逐渐肿大,可达肋下 3～6cm,质较硬,少数也有脾大。

5.消化系统症状　半数以上有轻度腹泻、呕吐,严重者常有腹胀。

6.其他症状　可有卡他性结膜炎、红色丘疹、斑丘疹、猩红热样皮疹,扁桃体上石灰样小白点的出现率虽不高,但是也是本病早期比较特殊的体征。

【辅助检查】

1.血常规:白细胞总数在早期均减少或正常,小部分病例可超过 $10×10^9/L$,以淋巴细胞为主。有继发细菌感染时,白细胞可升高,且中性粒细胞也增加。

2.血液气体分析:主要表现为 PaO_2 减低,$PaCO_2$ 有增高的现象,在缺氧程度较明显的病例中表现显著。

3.在肺部体征不明显时,X 线胸片已有改变。轻症仅表现为支气管周围炎。一般病例以大病灶改变为主,右侧多于左侧;小病灶改变分布于两肺的内中带及两侧下部。随着病情发展,病灶密度增高,病变也增多,分布较广,有的互相融合成大病灶状。部分病例在病的极期可有胸膜反应或胸膜积液,量不多。个别可见到肺气肿、肺不张。部分轻症病例肺部阴影在 1～2 周吸收。严重者病变大都在 2 周后开始消退,3～6 周后才完全吸收。腺病毒肺炎的轻症病例,肺部 X 线表现与一般支气管肺炎相似。病程为 10 天左右。

4.病原学检查

(1)分离培养:标本应尽早从感染部位采集。采集患者咽喉、眼分泌物,粪便和尿液等,加抗生素处理过夜,离心取上清接种敏感细胞(293、Hep-2 或 HeLa 细胞等),37℃孵育后可观察到典型 CPE,即细胞变圆、团聚、有拉丝现象,最突出的表现是许多病变细胞聚在一起呈葡萄串状。

(2)病毒鉴定:用荧光标记的抗六邻体抗体与分离培养细胞作用来鉴定腺病毒,也可用血凝抑制(HI)试验或中和试验(NT)检测属和组特异性抗原并鉴定病毒的血清型。

(3)PCR 可用于腺病毒感染的诊断,引物设计主要根据腺病毒六邻体、VAI 和VAII 编码区序列,能检测所有血清型。

(4)血清学检查:常用血清学方法包括 IF、CF、EIA、HI 及 NT 等试验,采取患者急性期和恢复期双份血清进行检测,若恢复期血清抗体效价比急性期增长 4 倍或以上,即有诊断意义。快速检测血清可用 ELISA 法或乳胶凝集试验。

【诊断】

根据临床症状:①持续高热、咽峡炎、结膜炎和麻疹样的皮疹;②肺部体征往往在高热 4～5 天后出现,可听到中细湿啰音;③在肺部体征不明显时,X 线改变即可出现;④用抗生素治疗不见好转,病情逐渐加重。出现以上临床表现时可疑为腺病毒肺炎。

诊断困难的病例,实验室检查可能有帮助。常用的实验室诊断方法有:①从患儿咽拭子或鼻洗液标本培养腺病毒,后者的阳性率较咽拭子培养的阳性率要高,方法可靠,但需 7～14 天方有结果;②早期快速诊断,常用的有效方法是免疫荧光法和 PCR 法。

【鉴别诊断】

本病需与麻疹肺炎、肺结核病等鉴别。早期临床症状为发热、咽峡炎、结膜炎和麻疹样皮疹,需与麻疹鉴别。如有麻疹的接触史、发热 3～4 天后口腔黏膜出现 Koplik 斑。咽部脱落细胞直接、间接免疫荧光抗体检查和免疫酶标抗体法检测患儿的咽部脱落细胞中腺病毒抗原,均为阴性时,则应考虑为麻疹感染。

此外肺结核原发综合征、粟粒型肺结核、干酪样肺炎需与腺病毒肺炎鉴别。在以上结核感染时,临床表现如高热持续不退,有时也可出现呼吸困难、发绀,用抗生素治疗无效等,需与腺病毒肺炎鉴别。在肺结核时,肺部物理检查体征不如腺病毒肺炎明显,并可结合结核接触史及结核菌素试验等来鉴别。

【治疗】

至今尚无抗腺病毒的药物。综合治疗是治疗腺病毒肺炎的主要治疗措施,包括对症治疗以及治疗在病情发展中不断出现并发的危重症状。减轻呼吸道阻塞、缓解呼吸困难及缺氧等都很重要。

【预后】

病情的严重程度与病毒型的毒力有关,如 7 型较 3 型为重,有免疫功能缺陷的患儿,感染腺病毒时,病情较重。有许多报道关于腺病毒和流感病毒、麻疹病毒和其他病毒之间有交相感应,相互影响的作用。在流感流行时,常可见腺病毒感染的病例出现。麻疹感染时易合并腺病毒感染,实际上一部分麻疹肺炎由腺病毒感染所致,此时病情较严重,预后不良。年龄与严重程度也有关系,一般情况下年幼儿腺病毒感染往往较年长儿为重。

腺病毒肺炎后的肺组织受到严重破坏,病变的恢复、吸收过程需要数周至数个月。少数可延长至数年尚留有肺部后遗症,如闭塞性毛细支气管炎、支气管扩张、肺气肿、肺心病、肺不张、肺纤维化等。集体机构有腺病毒感染时,需采取隔离措施。对咽部病毒阳性持续时间进行观察,患儿的隔离期应为 2 周或延至热退。

五、肺炎支原体肺炎

【概述】

肺炎支原体肺炎是由肺炎支原体(MP)感染所致的肺部炎症,以咳嗽、发热为主要临床表现。MP 感染可表现出一系列的症状和体征,范围从无症状的感染到严重的潜在致命性肺炎或肺外表现。本病可在世界范围内发生,全年发病,以秋冬季多发,也可在人口密集区暴发流行。儿童及青少年是 MP 的易感人群,有国外资料研究表明,MP 感染与年龄和患者的免疫状态有一定关系,3 岁以下发病率较低,学龄期儿童发病率最高;MP 肺炎分别占 5～9 岁和 9～15 岁全部肺炎患儿的 33%和 70%,在流行期尚可出现更高的发病率。然而,随着人群经历过更长周期的流行,易感组的年龄分布可能会有变化,比如,近年来呈现出越来越低龄化的趋势,年龄＜5 岁的儿童也有患 MP 感染的易感因素。由于 MPP 在治疗上的特殊性,延误治疗时机有可能造成多系统(器官)的受累,使病情迁延,严重者危及生命。近年来 MP 肺炎肺外并发症的增多已引起人们的高度重视,因此全面了解本病的特点,对早期诊断、及时治疗至关重要。

【病因】

MP 为本病的病原。支原体是一群介于细菌与病毒之间,目前所知能独立生活的最小微生物。无细胞壁,能通过滤菌器。支原体在自然界分布广泛,种类很多。人类、家畜、家禽中皆可分离出,其中有些对特定宿主有致病性。迄今从人呼吸道中有 5 种支原体被分离出,肺炎支原体(MP)便是其中之一(其他 4 种无致病性)。MP 对热和干燥非常敏感。4℃可活 1 天,56℃很快灭活。冻干时能长期保存。对脂溶剂、去垢剂、石炭酸、甲醛等常用消毒剂敏感。病理改变主要是支气管、毛细支气管和肺间质炎症。光镜下可见管壁间质水肿,充血,有淋巴细胞、单核细胞、浆细胞在细支气管周围的浸润和细支气管腔内以中性粒细胞为主的渗出(细胞性细支气管炎)。管腔内充满白细胞及脱落上皮细胞。电镜下可见纤毛上皮细胞的纤毛脱落,微纤毛缩短。肺泡腔内也可见渗出和水肿,肺泡壁增厚。胸膜可有点状纤维素性渗出,可伴胸腔积液。有报道尸检可见弥漫性肺泡坏死和透明膜变,DIC 或多发性血管内血栓形成和栓塞。虽然通过肺外损伤的组织和经胸肺部排出物可得出阳性的 PCR 结果,但肺炎支原体感染在病理组织中的直接证据是有限的。在被感染的动物模型中,肺炎支原体在气道上皮细胞内和细胞下均不能被发现。

【临床表现】

MP 肺炎一般起病缓慢,潜伏期为 2～3 周,亦可见急性起病者。首发症状多为发热和咳嗽,较大儿童常伴有头痛、咽痛、肌痛、倦怠、食欲缺乏、全身不适等。热型不定,多数患儿起病时体温＞38℃,常持续 1～3 周;病后未得到正确治疗、有肺外并发症存在、合并混合感染时,发热持续时间明显延长。

早期为刺激性干咳,有时呈百日咳样咳嗽。其机制可能与 MP 释放的一种 ADP 核酸分解和形成空泡的毒素(社区获得性呼吸窘迫综合征毒素)有关;该毒素与百日咳毒素等其他细菌的毒素享有同源性,可使细胞发生变性,引起儿童百日咳样的慢性咳嗽等症状。

MP 感染后的临床症状与宿主对入侵 MP 的免疫反应有关;拥有更成熟免疫系统的较大年龄组儿童其临床症状常比 5 岁以下儿童严重。近年来,MP 所致的肺外并发症日益引起重视,涉及多个系统。如:皮肤受累(各型皮疹);心血管受累(心肌炎、心包炎等);血液系统受累(血管内凝血、溶血性贫血、血小板减少性紫癜等);神经系统受累(脑炎、脑膜炎、脑神经损害、瑞氏综合征、脑栓塞、Gullai-Barre综合征等);肌肉关节损害(肌肉痛、关节炎等);泌尿系统受累(一过性血尿、蛋白尿、尿少、水肿等);胃肠系统受累(恶心、腹痛、呕吐等)。肺外表现常发生在起病后2 天至数周,也有一些患者肺外并发症较明显而呼吸道症状却较轻微。肺外表现主要是由于获得性免疫反应的紊乱引起。MP 肺炎可合并混合感染,如其腺病毒、细菌、真菌、结核等,此时将病情加重,病程延长;严重者可危及生命。

【辅助检查】

1.实验室常规检查

(1)外周白细胞计数多为正常或偏高,以中性粒细胞为主;极个别者也有减少或呈类白血病反应。重症病例中可出现淋巴细胞减少。

(2)CRP 增高,ESR 明显增快,PCT 多正常。C 反应蛋白可能与检查时肺损伤的严重程度相关。

(3)血气分析与临床表现及胸片改变不平行,即使有大片实变,血气分析也可正常。

2.MP 特异性检查

(1)MP-IgM 检测:是目前临床最常用的特异诊断方法,一般认为 MP-IgM＞1:160有较高的诊断价值。但是,MP 感染早期、6 个月以下的婴儿、重复感染、抗菌药物早期应用及体液免疫缺陷或受抑制可影响 IgM 的检测阳性率。

(2)MP-IgG 检测:需要检测急性期和恢复期双份血清,如有 4 倍以上的升高或下降到原来的 1/4 可作为 MP 感染的确诊依据。但是,检测 MP-IgG 无早期诊断价值,可供回顾性诊断,是病原学追踪的较好手段。

由于双份血清检查可行性差且不能早期诊断,因而单份血清特异性 IgM 抗体的明显升高是目前临床诊断 MP 感染的主要实验室依据。近年来临床上较多采用颗粒凝集法测定 IgM 抗体。

(3)MP-PCR 检测:PCR 的快速检测技术已经在临床开展,为早期诊断提供了新的手段。采用 PCR 技术可对鼻咽标本、痰、肺泡灌洗液、胸腔积液中的 MP 进行检测,敏感性和特异性均佳,尤其是荧光定量实时 PCR,可对 MP 感染做出早期诊断。

不过,由于 MP 可在健康携带者中存在,样本采集的部位和检测条件、技术等都会对 PCR 结果有一定的影响,因此该方法也有一定的局限性。PCR 及 MP-IgM 检测同时阳性时,诊断最为可靠。

3.影像学检查　MP 肺炎的早期肺部体征往往和肺部 X 线征象不相平行,常常表现为肺部闻不到啰音而胸片改变已很明显。因此临床上如怀疑 MP 肺炎,应及早行胸部 X 线检查。MP 肺炎的影像学改变呈多样性。可表现为常见的支气管肺炎性改变、与病毒性肺炎类似的间质性改变及与细菌性肺炎相似的节段性或大叶性肺炎类型。支气管肺炎性改变:常见于右肺中、下野;间质性肺炎改变:两肺呈弥漫性网状结节样阴影;大叶性肺炎改变:呈大片密度增高影,以右下肺多见;合并胸膜炎时可见胸腔积液改变。此外,还有单纯的肺门淋巴结肿大型;少数还可见支气管壁增厚和马赛克征改变。近年来,坏死性肺炎也可在少部分 MP 肺炎患儿发生,肺 CT 可见坏死空洞形成。胸部 X 线异常持续的时间与病变性质有关,肺叶实变较间质病变吸收慢,合并混合感染时吸收慢。

4.支气管镜检查　病变支气管黏膜充血、肿胀,严重者可见糜烂甚至坏死;有的患者可见大量黏液分泌物阻塞气道;病变时间长者可出现气道腔变窄。

【诊断】

1.抓住本病临床特点

(1)好发年龄及症状:学龄期儿童发病率最高,首发症状多为发热和咳嗽;早期为刺激性干咳,有时呈百日咳样咳嗽。一般无明显中毒症状,呼吸困难少见。

(2)注意临床症状和体征的不平衡:①"症状重,体征轻":表现为高热持续不退,咳嗽剧烈,精神不振等,但胸片示肺内炎变不重,听诊啰音不明显;②"症状轻,体征重":表现为高热消退较快,咳嗽不剧烈或仅轻咳,精神状况良好,无呼吸困难,但胸片示肺内炎变重,可见大片实变影,听诊可闻及管状呼吸音或明显啰音。该特点可与细菌性肺炎相鉴别,细菌性肺炎的症状与体征通常是平行的。

(3)胸腔积液特点:MP 肺炎合并胸腔积液者较多见,一般右侧明显多于左侧,积液外观淡黄,非脓性;胸腔积液气体分析显示,pH、PaO_2、$PaCO_2$、HCO_2 基本正常;而细菌感染则呈脓性外观,气体分析呈明显的代谢性酸中毒改变,pH、PaO_2、HCO_2 均明显降低,$PaCO_2$ 明显升高。

2.注意分析特异性检查　MP-IgM 的阳性率在病初 1~2 周内很低,有报道,病程在 1~6 天 IgM 的阳性率为 7%~25%,病程在 7~15 天时,其阳性率为 31%~

69％,超过 16 天时阳性率为 33％～87％。此外还受机体免疫状态、病情、应用激素等影响而呈假阴性,因此临床上应该进行动态监测。不少经临床及实时定量 PCR 确诊的 MP 肺炎患儿,仅在出院前的最后 1 次 MP-IgM 检测才出现阳性,推测可能与机体免疫状态的影响有关。有资料显示,大约 30％的 MP 肺炎患儿出现由 IgM 阴性转为 IgM 阳性的血清转换,他们与入院后两份血清的抗体滴度逐渐升高的患儿相比,肺部损伤更严重;在一些患者中血清转换的时间常发生在 1 周以后。如果研究者只选择 IgM 阳性的患者,那么他们可能漏掉了即将进展为重症临床表现的患者。因此,对疑有 MP 感染的肺炎儿童,尤其是对于重症病例,必须对 MP-IgM 进行动态检测。

3.高度关注 MP 与哮喘的关系　MP 感染可诱发哮喘、使哮喘恶化或使哮喘难以控制。在 MP 急性感染期间,可引起哮喘和非哮喘患者的肺功能减低;21％的哮喘患者在哮喘恶化期间有 MP 感染的证据。现认为,MP 的慢性感染对哮喘患者的恶化可能起着重要的作用。MP 感染后,可通过对气道纤毛上皮细胞的黏附,引起上皮细胞破坏和纤毛功能损伤;此外,MP 在破坏的呼吸道黏膜上皮吸附,也能作为一种特异性抗原,造成气道的变态反应炎症;MP 感染还可增加哮喘气道的炎症反应,激发气道变态反应的敏感性。因此,对有哮喘病史的 MP 肺炎患儿,要注意联合抗哮喘治疗,以免诱发哮喘发作。对无哮喘病史患儿,如果 MP 肺炎期间出现了首次喘息,要日后密切随访;因为 MP 可作为诱发因素诱发具有哮喘潜质的患儿喘息发作。

【鉴别诊断】

需与其他病原微生物所致肺炎相鉴别。

【治疗策略】

1.治疗原则　采取综合治疗措施。保持气道通畅、积极控制感染、加强支持疗法、及时对症处理、预防和治疗并发症。

2.一般治疗　经常通风换气,保持室内空气流通。充分休息,给予热量丰富,富含维生素并易于消化吸收的食物,保证营养及水分摄入。保持呼吸道通畅。防止交叉感染,注意隔离。

3.抗生素治疗　MP 对大环内酯类、四环素类及喹诺酮类抗生素高度敏感。由于应用四环素类药物可引起四环素牙,喹诺酮类药物可损伤软骨生长等,因此在 MP 感染的儿童中只推荐应用大环内酯类药物,包括红霉素、克拉霉素、罗红霉素和阿奇霉素等。感染 MP 的儿童,体外 MP 菌株对大环内酯类药物耐药者,其发热持续时间较对大环内酯类药物敏感者显著延长。

红霉素静脉输入为首选,剂量 30mg/(kg·d);疗程为 2～3 周(包括后期口服),如临床症状未消失还需继续用药。对怀疑细菌和肺炎支原体等不典型微生物混合感染者,需青霉素类/头孢菌素类抗生素和大环内酯类抗生素联合应用。

4.对症治疗

(1)吸氧:有缺氧症状或 $SaO_2 \leqslant 92\%$ 时需吸氧。轻者鼻导管低流量吸氧,0.5～1L/min;重者需面罩给氧,2～4L/min,吸入氧浓度不要过高,以 50%～60% 为宜。

(2)退热与镇静:高热时予以药物或物理降温,以防惊厥发生并能减慢心率及呼吸频率。

(3)保持气道通畅:口腔分泌物或痰液应随时吸出,尤其是小婴儿;痰液黏稠者可予以盐酸氨溴索药物治疗,静脉或雾化吸入均可。对有喘憋或有明显支气管痉挛者,治疗上同支气管哮喘急性发作的处理。

(4)合并 MP 脑炎时需积极控制惊厥、降低颅内压,防治脑水肿,保护脑细胞。合并心力衰竭、呼吸衰竭、休克、DIC 的治疗详见该章节。及时纠正水、电解质及酸碱平衡紊乱。

(5)并发症治疗:胸腔积液明显者,需予以胸腔穿刺排液,既有利于减轻呼吸困难,更有助于明确积液性质,以便正确指导治疗。少量胸腔积液时,如不影响呼吸可不必常规穿刺排液,除非病情需要明确积液性质。如果合并细菌感染,积液为脓性、脓汁量多、增长快或黏稠患儿,应采用胸腔闭式引流方法治疗。

(6)支气管镜治疗:对肺部实变重或合并肺不张,常规抗炎对症治疗无效且病情已经超过 10 天或 2 周以上时,可采用支气管镜直视下吸痰及灌洗治疗。气道狭窄者可据病情及条件酌情试用球囊扩张术治疗(操作者需具备该方面的成熟经验)。

5.肾上腺糖皮质激素的应用　目前对于激素在重症 MP 感染时的应用,多数学者持肯定意见;MP 感染引起的重症肺炎及肺外临床表现的致病机制均为免疫介导的,应用激素治疗有免疫调节和抗炎的作用;因此对于某些 MP 感染的患者应用免疫抑制剂进行治疗可能会有一定的疗效。不少研究显示,激素治疗儿童重症 MP 肺炎可以迅速改善其临床症状及肺部损伤,治疗反应良好。

(1)应用指征:重症肺炎的基础上,出现以下临床表现时可考虑使用全身性糖皮质激素:①高热或超高热;②合并严重脓毒症(脓毒症伴有器官功能障碍,如脓毒性脑病、心肌炎、呼吸衰竭等);③脓毒性休克;④伴有气道痉挛、严重喘憋;⑤合并大量胸腔积液;⑥肺部病变持续恶化。

（2）考虑应用前要注意的问题：鉴于全身性糖皮质激素在小儿重症肺炎应用的有效性目前尚缺乏大样本的循证医学依据以及全身性糖皮质激素可能给患儿带来的风险，因此，在考虑应用前一定要注意下列问题：①严格把握适应证，不能应用扩大化；②要对有效性和安全性进行系统评估，权衡利弊；③患儿当时的病情有无应用全身性激素的禁忌证；④应在有效的抗生素应用基础上使用。

（3）应用药物、剂量及疗程选择：目前临床上常用的全身性糖皮质激素的种类包括：氢化可的松、甲泼尼龙、泼尼松龙及地塞米松等。以上药物在抗炎活性及其副作用等方面各有不同，因此在选择具体药物前要充分考虑到药效学、药代学特点、患儿病情、基础疾病的影响及对药物的耐受性。剂量及疗程由患儿的基础情况及病情进展而定。

1）甲泼尼龙：常规剂量 $1\sim2mg/(kg\cdot d)$，静脉输注，3～5 天；Tamura 等在重症 MP 肺炎儿童中使用的冲击剂量为 30mg/kg，每天 1 次，静脉注射，连用 3 天。

2）地塞米松：$0.1\sim0.3mg/(kg\cdot d)$，静脉输注，疗程 3～5 天。

3）琥珀酸氢化可的松：$5\sim10mg/(kg\cdot d)$，静脉输注，疗程 3～5 天。

4）泼尼松龙：$1mg/(kg\cdot d)$，口服，连用 3～7 天，然后逐渐减量 1 周停药。

（4）药物的风险及预防：理论上糖皮质激素的应用会存在胃肠道出血倾向、增加多重感染机会、导致糖代谢紊乱等风险。糖皮质激素应在有效抗生素使用的同时应用，较长时间使用易继发真菌感染及其他激素并发症。不主张大量及长期使用；如病情特殊需要，则必须在认真评估利弊的基础上考虑是否应用，同时要对可能发生的相关并发症进行动态监测。

6. 支持疗法　免疫力弱、营养不良及病情较重的患儿，可酌情给予人丙种球蛋白注射治疗，亦可输血浆；贫血患儿可据病情少量输血。给予热量丰富，富含维生素并易于消化吸收的食物；进食差者补充维生素 B、C 等多种维生素；有佝偻病或营养性贫血者及时补充维生素 D_2 及铁剂。

7. 物理疗法　病情迁延，肺部啰音不易吸收者，可辅以超短波、红外线等肺部理疗，但疗效尚缺乏足够的循证医学证据。理论上，肺部理疗可使胸背皮肤受到刺激后充血，从而消减肺部淤血，并能促进肺部渗出物的吸收和啰音的消失。

【预防】

轻症患者预后良好。重症、早期未及时恰当治疗、有肺外并发症发生、对 MP 耐药、合并混合感染时的 MP 肺炎患儿，肺部炎症吸收慢。一般患者在 4 周时大部分吸收，8 周时完全吸收。也有报道症状消失 1 年后胸片才完全恢复。合并坏死性肺炎时，肺部预后差。少数 MP 肺炎患儿日后可发展成闭塞性细支气管炎，预后不良。

六、衣原体肺炎

【概述】

衣原体肺炎是指由衣原体引起的急性肺部炎症。引起人类肺炎的衣原体有沙眼衣原体(CT)、肺炎衣原体(CP)和鹦鹉热衣原体(CPs)3 种,其中沙眼衣原体感染可导致沙眼、关节炎和泌尿生殖系统感染等多种疾病,其引起的肺炎多由受感染的母亲在分娩时传染,约 20%受感染的婴儿发生肺炎,为 6 个月以内婴儿肺炎的主要病原之一。鹦鹉热是由鹦鹉热衣原体引起的人畜共患性疾病,受感染主要是吸入含有鹦鹉热衣原体的鸟粪、粉尘或与病鸟接触而致病,一般可导致肺炎,少数病例可导致全身感染。肺炎衣原体是近 10 余年得到证实的一种新的病原体,是 5 岁以上儿童及成人支气管炎和肺炎的常见病原之一,占 5 岁以上社区肺炎的 5%~20%,是仅次于肺炎支原体的非典型病原体。近年的流行病学和病原学研究显示,肺炎衣原体感染与心血管疾病相关,已引起各国学者的高度重视。

血清流行病学调查显示,肺炎衣原体在人群中的感染非常普遍,在世界范围内有 40%~90%的人群肺炎衣原体抗体阳性。研究发现,肺炎衣原体感染率随着年龄的增加迅速上升,且没有性别差异,儿童感染率在 20%左右,青壮年可达 50%~60%,老年人则高达 70%~80%,考虑到人群中肺炎衣原体阳性率很高,感染后抗体逐渐下降,估计所有的人一生某个时期都有可能感染肺炎衣原体,且再感染也很常见。肺炎衣原体感染具有散发和流行交替出现的周期性,散发通常持续 3~4 年,有 2~3 年的流行期,在流行期间可有数月的短暂暴发。患者之间传播间隔期平均为 30 天,在密集人群中流行可持续 6 个月。无症状的感染者在本病的传播上比患者更为重要。

【病因】

沙眼衣原体有 9 个血清型,其中 12 个血清型与沙眼和生殖道的感染有关;肺炎衣原体只有一个血清型,即 TWAR。肺炎衣原体与沙眼衣原体和鹦鹉热衣原体的 DNA 同源性在 95%以上,具有相同的生活周期。

衣原体是一种介于病毒和细菌之间的微生物,既具有细菌又具有病毒的特点,与细菌相同的是其具有细胞壁,以二次分裂方式繁殖,有 DNA、RNA 和核糖体;与病毒相同的是其只在细胞内生长。衣原体属于严格细胞内寄生菌,因其不能合成三磷酸腺苷(ATP)或三磷酸鸟苷(GTP),必须依赖宿主细胞的 ATP,与其他细菌不同的是衣原体具有独特的两阶段生活周期,即具有感染性的原体(EB)和具有代谢活性的网状体(RB)两种形式。EB是一种直径为200～400nm的圆形成小体，具高度传染性，与宿主细胞黏附以后，以内吞的方式进入宿主细胞，8～18小时以后，EB经过分化形成直径为700～1000nm的RB，EB和RB能够利用宿主细胞的能量，合成自己的DNA、RNA和蛋白质，以二分裂方式进行繁殖，36～72小时以后，RB经过第2次分化，形成EB。RB和EB在宿主细胞囊泡内聚集形成胞质内包涵体，新增殖的EB以下面3种方式排出宿主细胞外：①受感染细胞裂解，释放新的EB；②宿主细胞胞吐EB；③宿主细胞外排完整包涵体，其中后两种排出方式可以保留受感染细胞的完整，这是衣原体形成无症状感染和亚临床感染的主要原因。新排出的EB具有强的感染性，可以再次感染其他细胞，进入下一个感染周期。在经过抗菌药物、干扰素-γ的治疗或营养物质缺乏的情况下，衣原体的代谢降低，可以长期在细胞内存在。以上衣原体的特殊的二阶段、较长时间的生活周期有利于病原体的生存，同时也是衣原体感染容易长期持续、亚临床感染多的基础，这也是针对衣原体治疗需要长疗程的原因。

由于衣原体肺炎很少引起死亡，其病理学变化所知甚少。活检显示衣原体肺炎主要为小叶性和间质性肺炎，肺泡和细支气管有单核细胞、嗜酸细胞浸润，局部可有中性粒细胞聚集，可以伴有胸膜炎反应。严重的鹦鹉热肺炎可以出现细支气管及支气管上皮脱屑和坏死，肺组织坏死和肺门淋巴结肿大。

沙眼衣原体感染是发达国家最常见的性病之一，亦可引起非淋菌尿道炎或宫颈炎、盆腔炎，婴儿可以通过母亲产道时直接感染或眼部感染衣原体后通过鼻泪管侵入呼吸道引起肺炎。宫颈沙眼衣原体感染者其阴道产儿中，60％～70％新生儿可以受累，其中20％～50％发生包涵体结膜炎，10％～20％发生沙眼衣原体肺炎。国外报道6个月以下因下呼吸道感染住院婴儿1/4为沙眼衣原体感染，国内研究证实沙眼衣原体肺炎占婴儿肺炎的18.4％，成为婴儿肺炎的重要病原。

肺炎衣原体是1986年发现的病原体，主要感染人类，通过呼吸道分泌物人与人之间传播，可以引起上、下呼吸道感染，包括咽炎、喉炎、鼻窦炎、支气管炎和肺炎等。在人群聚集场所如学校、军营和家庭可以引起暴发流行，但3岁以下儿童患病较少，年老体弱、营养不良和免疫抑制人群易被感染，且感染后免疫力较弱，易于复发。

鹦鹉热衣原体主要寄生于鹦鹉及禽类等动物体内，病原体自分泌物及排泄物排出，可带菌很久。人通过与禽类接触或吸入鸟粪或被分泌物污染的羽毛而得病，罕见人与人之间传播。鹦鹉热衣原体侵入呼吸道后经血液侵入肝脾等网状内皮细胞。在单核-吞噬细胞内繁殖并释放毒素后，由血行播散到肺及其他组织器官，在肺内引起间质肺炎及肺门淋巴结肿大,在肝脏可引起局部坏死,脾常肿大,心、肾、神经系统和消化系统等均可受累。

【临床表现】

1.沙眼衣原体肺炎   多见于 3 个月内婴儿,通常在出生后 8 周内发病,也可以引起新生儿期肺炎。起病隐匿,病初只有轻度的呼吸道症状,如流涕、鼻塞、口吐白沫和咳嗽,咳嗽可持续且逐渐加重,出现断续性阵咳,类似百日咳,但无吸气回声。呼吸增快为典型症状,重症患儿可有呼吸暂停。一般无发热或仅有低热,如有明显的发热提示非衣原体或合并其他感染,一般情况较好,无明显感染中毒症状。有资料显示 3 个月内婴儿无热肺炎中 3/4 由沙眼衣原体引起。查体双肺听诊呼吸音粗,或可闻及湿啰音或捻发音,很少有呼气性喘鸣音。外周血白细胞计数一般正常或轻度升高,约 75% 的患儿出现嗜酸细胞增多。血液 IgM、IgC 和 IgA 均增高,以 IgM 增高显著。PaO_2 轻度降低但 $PaCO_2$ 正常。沙眼衣原体肺炎一般病情不严重,经过合理治疗,预后多良好。但可以合并心肌炎、胸膜炎、胸腔积液、脑炎、贫血、DIC 等,还可出现肝大、黄疸、肝功能损害等,出现并发症者病程迁延,常达数周,多可自愈。早产儿和支气管肺发育不良患儿如果同时感染沙眼衣原体肺炎病情较严重。

伴随或有结膜炎病史有助于诊断,约 50% 的沙眼衣原体感染者在出生 5~14 天出现结膜炎症状,2/3 的患儿单侧发病,大多再波及另一眼,主要侵犯下眼睑,急性期有滤泡和黏液性分泌物,很快发展成脓性,常见眼睑水肿,结膜明显充血,偶见角膜血管翳及瘢痕形成。此外分泌性中耳炎也较常见,但比较轻。

2.肺炎衣原体肺炎   多见于 5 岁以上年长儿,起病多隐袭,潜伏期为 15~23 天。初期有上呼吸道感染症状,表现为流涕、咽痛、声音嘶哑、发热,发热以低热为主,偶有中等度发热。继之咳嗽加重,以干咳为主,且持续时间长,多可持续 3 周以上,少数可伴有肌痛、胸痛等。肺部体征常不明显,可闻及干、湿性啰音。常伴淋巴结肿大,还可合并中耳炎和鼻窦炎。外周血白细胞计数和 C 反应蛋白一般正常或轻度升高。肺炎衣原体肺炎的临床表现与其他非典型病原体如支原体、呼吸道病毒肺炎相比无明显特异性,一般病情较轻,有自限性。但在肺功能欠佳、粒细胞缺乏、急性白血病、镰状细胞病和囊性纤维化患儿,肺炎衣原体感染可能会引起重症肺炎,甚至威胁生命。

少数患儿可合并心肌炎、川崎病、脑炎、脑膜炎、吉兰-巴雷综合征、反应性关节炎、甲状腺炎等肺外疾病。最近发现肺炎衣原体感染与支气管哮喘的急性发作、加重、较难控制有关。

3.鹦鹉热衣原体肺炎　常见于成年人,儿童以年长儿多见。通常有鸟类密切接触史,人与人之间感染少见。潜伏期1～2周,起病多隐袭,病情轻时表现为一过性流感样症状。亦可急性起病,常有高热,体温高达40℃,寒战、头痛、咽痛、肌痛、乏力、咳嗽明显、咳少量黏痰或血痰,呼吸困难或轻或重,可伴有食欲缺乏、恶心、呕吐、腹痛等消化道症状。肺部常无明显体征,可闻及少许湿啰音,严重者可有肺实变体征。肺部体征较少而影像学表现较重是其特点。外周血白细胞计数正常或降低,C反应蛋白一般正常或轻度升高,血沉早期稍增快。可以并发贫血、反应性肝炎、肝脾大、蛋白尿、结节性红斑、心肌炎、心内膜炎、DIC等肺外表现。轻症患儿3～7天发热渐退,中症8～14天,重症者发热可持续20～25天。病后免疫力减弱,可复发,有报道复发率达21%,再感染率在10%左右。

【辅助检查】

1.衣原体分离培养及抗原检测　分离培养是公认的诊断衣原体感染的金标准,其敏感性为80%～90%,特异性为100%,此外培养法能检出患儿是否存在活的病原体,可作为疗效判定的标准,为所有非培养方法所不及。检测的标本包括鼻咽拭子、鼻咽抽吸液、痰、支气管肺泡灌洗液和胸腔积液等,其中鼻咽拭子最不敏感。对沙眼衣原体肺炎合并结膜炎或直肠炎的患儿,还可采用眼部分泌物或眼拭子和直肠拭子检测。由于衣原体是严格的胞内菌,需要使用细胞培养法作病原体分离培养,一般实验室难以常规进行,并且采取的标本应该含有上皮细胞,对标本的转运、储存和处理有较高的要求,培养需要48～72小时,因此依赖于非培养技术的检测方法如血清学检测及PCR检测越来越受到重视。

采用酶免疫试验(EIA)或直接荧光抗体试验(DFA)检测呼吸道各种标本中的衣原体抗原是一种快速的检测技术,但采取的标本中一定要有受感染的上皮细胞,这些方法的敏感性较低,为60%～70%。

2.血清学检查　血清学检测衣原体特异性抗体是目前诊断衣原体肺炎应用最广泛的快速诊断方法,包括应用补体结合试验、微量免疫荧光试验(MIF)和酶联免疫吸附试验(ELISA)检测衣原体特异性IgM、IgG和IgA抗体,其中IgA抗体对诊断的价值尚没有确定。补体结合试验只能检测种衣原体属特异性抗体,不能区分3种衣原体,并且敏感性不高,对诊断帮助不大;MIF能够检测3种衣原体特异性IgM和IgG抗体,有较高的敏感性和特异性,是目前美国CDC推荐的诊断方法。MIF法检测单份血清沙眼衣原体(CT)或肺炎衣原体(CP)特异性抗体,如果CT-IgM≥1∶64或CP-IgM≥1∶16或CP-IgG≥1∶512,或检测双份IgM和IgG抗体滴度上升≥4倍,提示急性期感染;如果IgC≥1∶16但<1∶512,仅提示既往感

染。对于鹦鹉热衣原体感染,MIF 法单份血清 IgM≥1∶16,或双份血清抗体滴度有 4 倍增加,结合接触史和临床过程即可诊断。

3.核酸扩增实验 核酸扩增实验(NAATs)是近年发展最快的检测衣原体感染的方法,包括聚合酶链反应(PCR)、转录介导的扩增方法和链置换扩增。核酸扩增实验无须培养,有很高的敏感性和特异性,对早期快速诊断有重要意义,其中 PCR 方法简便快速,应用最多,但目前此方法尚未标准化,各个实验室的技术方法不同导致实验室之间结果存在一定的差异,有待进一步确定。

4.影像学检查

(1)沙眼衣原体肺炎:以双肺过度充气和弥漫性结节状或网织颗粒影为主要表现。结节影分布广泛、不均匀、大小不等,可呈粟粒肺样弥漫分布,也可呈多发或散在分布,很少有胸膜渗出,无纵隔淋巴结肿大。

(2)肺炎衣原体肺炎:表现多样化,无特异性,多为单侧节段性或肺叶浸润、实变,以下叶及周边多见;少数严重者为广泛双侧肺炎表现,可呈网状、云雾状、粟粒状或间质浸润;胸膜渗出可有少到中量积液。影像学所见往往经过 1 个多月才消失。

(3)鹦鹉热衣原体肺炎:表现为由肺门向外放射的浸润病灶,常侵及两肺下叶,可见毛玻璃样阴影中间有点状影,呈弥漫性间质性肺炎或支气管肺炎改变,偶见粟粒样结节或实变灶,或有胸腔积液征象。

【诊断】

沙眼衣原体、鹦鹉热衣原体和肺炎衣原体引起的肺炎尽管在发病年龄、高发人群、临床表现和影像学改变方面有一定的特点,但是与其他病原体引起的肺炎相比较,缺乏特异性,确切诊断依赖于病原学检查,关键是在进行肺炎的诊断和治疗过程中,始终把衣原体纳入肺炎的病原学鉴别中考虑。

对于 3 个月以内的小婴儿无热肺炎,应该首先考虑沙眼衣原体感染,如果同时伴有结膜炎或有结膜炎病史,则高度考虑,其他有意义的临床特点包括患儿一般情况好而影像学表现比较重和外周血嗜酸细胞增加。对于 5 岁以上年长儿肺炎,如果外周血白细胞没有明显增高,使用 β-内酰胺类抗生素治疗无效,需要考虑肺炎衣原体、肺炎支原体、嗜肺军团菌、流感病毒、腺病毒等非典型病原体肺炎,与流感病毒和腺病毒肺炎相比较,肺炎衣原体肺炎中毒症状轻,一般情况比较好,但无法与肺炎支原体肺炎区别。近年的资料显示,肺炎衣原体在 5 岁以下儿童中也并不少见。病史中有鸟类、禽类密切接触史者,要考虑鹦鹉热衣原体感染。此外观察对大环内酯类抗菌药物的治疗反应有助于衣原体肺炎的诊断,由于这一治疗比较安全有效,如果受制于条件无法进行病原学检查,可以进行经验性治疗。

病原学检测是确诊衣原体肺炎的唯一手段,方法有分离培养、特异性抗体检测和 PCR 检测。作为临床医师,在诊断衣原体感染时,应该熟悉这些检测方法本身的优点和局限性,特别是各种方法对诊断的敏感性、特异性和适用性,以便更好地选择恰当的检测方法和对检查结果进行合理的解释。虽然分离培养到衣原体是诊断的金标准,但由于衣原体属严格细胞内寄生菌,其培养需要细胞培养和荧光抗体鉴定,其敏感性受采集标本的影响,对技术要求高,并且费时,应用于临床常规诊断受到限制。特异性抗体检测对取材和检测技术要求不高,简便易行,是目前应用最广泛的方法,但最常用的 ELISA 技术敏感性和特异性并不理想,MIF 技术是目前公认和推荐的诊断方法。在选择特异性抗体进行诊断时应该理解原发性和再次感染中各种抗体的产生时间及其变化,衣原体原发性感染以后,特异性 IgM 抗体在2~3 周出现,特异性 IgG 抗体在 6~8 周出现,再次感染时 IgG 出现早(1~2 周),不出现 IgM。此外还要考虑到母亲感染以后衣原体特异性 IgG 抗体可以通过胎盘传给婴儿,母传抗体一般在 6 个月时消失。因此在选择特异性抗体进行诊断评价时,需要考虑采血时机(病程)和年龄的影响,必要性应该重复检测。双份血清检测,恢复期抗体滴度上升≥4 倍可以明确为急性感染,但属于回顾性诊断,对早期治疗意义不大。PCR 检测具有简便、敏感、特异性高的优势,是值得推广和常规应用的诊断方法。

【鉴别诊断】

衣原体肺炎主要需要与其他病原体引起的肺炎鉴别,由于沙眼衣原体和肺炎衣原体引起的肺炎临床特点不同,鉴别诊断的侧重点有一定的不同,同时应该注意衣原体肺炎也可能合并其他病原体感染,如肺炎链球菌、肺炎支原体和呼吸道合胞病毒。

1.*沙眼衣原体肺炎*

(1)巨细胞病毒肺炎:影像学表现为间质性肺炎,病变分布和特征与衣原体肺炎相似,有时单纯依靠影像表现鉴别较为困难,但巨细胞病毒肺炎通常伴其他器官受累的症状和体征,而衣原体肺炎肺部体征轻,影像表现相对重。

(2)腺病毒和副流感病毒肺炎:也可为间质性肺炎,但没有特征性断续咳嗽和嗜酸细胞增多。

(3)呼吸道合胞病毒肺炎:病初有发热,表现以呼气性喘息为主。

(4)细菌性肺炎:患儿病情通常比较重,多有发热和全身中毒症状,影像学以肺实变为主。

（5）百日咳：特征为阵发性痉挛性咳嗽伴有深长的"鸡鸣"样吸气性吼声，外周血象以淋巴细胞增多为特点，影像学一般无明显异常。

（6）急性血行播散性肺结核（粟粒性肺结核）：一般发病时间在新生儿期后，多有密切接触史，常有结核感染中毒症状，临床结核菌素试验为阳性。影像特征为弥漫粟粒样结节影，其大小、密度及分布均匀，纵隔淋巴结肿大常见。

（7）新生儿吸入性肺炎：大量吸入时双肺可见广泛分布的粗结节和小斑片影，以中内带为主，伴广泛性或局灶性过度充气，可与衣原体肺炎表现类似。但吸入性肺炎有较明确的吸入病史，且主要为胎粪吸入，发病多在出生后，而衣原体肺炎发病时间为出生后 2～4 周，根据发病时间和临床特征可鉴别。

其他尚需要鉴别的疾病还有真菌性肺炎、卡氏肺孢子菌肺炎。

（8）肺炎衣原体肺炎：肺炎衣原体肺炎与肺炎支原体肺炎、军团菌肺炎及某些病毒性肺炎均属非典型性肺炎，临床表现及影像学相似，鉴别诊断基本上依赖病原学检查及对治疗的反应。

2.鹦鹉热衣原体肺炎   如为单纯肺炎，需与其他病原体引起的肺炎鉴别。如为全身感染，可有中枢神经系统感染症状或心肌炎表现，多有肝、脾大，需与伤寒、败血症、结核等鉴别。

【治疗】

病情轻的患儿可以在门诊治疗，有明显呼吸困难、咳嗽严重或咳嗽后呼吸暂停者应住院治疗。

1.一般治疗   注意加强护理和休息，保持室内空气新鲜并保持适当室温及湿度，保持呼吸道通畅；经常翻身更换体位；烦躁不安可加重缺氧故可以给适量的镇静药物。有缺氧表现者，酌情给予吸氧及其他对症治疗。

2.抗菌药物治疗   β-内酰胺类抗生素对衣原体无效，有效的抗菌药物主要包括大环内酯类、四环素类和氟喹诺酮类。由于四环素类和氟喹诺酮类不推荐在儿童中使用，治疗衣原体感染主要为阿奇霉素、红霉素或克拉霉素。根据其药动学特征，临床使用方法为：红霉素 20～30mg/（kg·d），分 3～4 次口服连用 2 周，重症或不能口服者，可静脉给药；阿奇霉素 10mg/（kg·d），每天口服 1 次，首剂可以加倍，疗程 3～5 天；克拉霉素 15mg/（kg·d），分 2 次口服，疗程 10～14 天（12 岁以下儿童不推荐）。有研究显示阿奇霉素、克拉霉素对衣原体肺炎的效果与红霉素相当或甚至更好，但它们在细胞内及组织浓度较高，且胃肠道反应较红霉素轻，所以常常作为首选治疗。临床上衣原体耐药并不多见，但考虑到在常规疗程治疗后衣原体肺炎的症状容易复发，建议延长疗程至少 2 周。

肺炎衣原体感染可以合并肺炎链球菌感染,此种情况下,应该联合使用β-内酰胺类抗菌药物。此外在社区获得性肺炎的治疗过程中,对于病情相对较轻且有提示为非典型病原体感染病史者,如果不能排除肺炎衣原体感染的可能性,经验治疗的方案中应包括大环内酯类抗生素。

【预防】

对新生儿和婴儿沙眼衣原体感染的预防,关键在于对母亲妊娠后 3 个月进行衣原体感染的筛查和治疗,推荐对沙眼衣原体感染的母亲,在产前使用阿奇霉素治疗 1 周,也可使用红霉素治疗 14 天。对鹦鹉热衣原体感染的预防,一方面要提高饲养和从事鸟类或禽类加工和运输的人员的意识,加强个人防护措施,避免与病鸟或死鸟接触;另一方面加强对观赏和食用鸟类或禽类的管理,特别是其粪便或排泄物、分泌物、羽毛等的处理,定期对鸟笼等设施进行清洁和消毒,衣原体对常用的消毒剂和加热敏感,但耐酸碱。人是肺炎衣原体的自然宿主,其传播方式主要是人-人通过飞沫传播,也可从环境中接触后通过手自体接种,其预防措施与其他呼吸道传染性疾病相同,如流行期不要在人群密集的地方停留时间过长,经常洗手等。

沙眼衣原体肺炎和肺炎衣原体肺炎预后比较好,但病程迁延,咳嗽可能长达数周。鹦鹉热衣原体肺炎重症病例死率高,未经治疗者可达 15%～20%,合理治疗以后死亡率降低至 1%以下。衣原体感染后,机体虽然能产生特异性细胞免疫和体液免疫,但通常免疫力不强,且为时短暂,因此容易造成持续性感染、隐性感染和反复感染。

七、肺真菌病

【概述】

肺真菌病是由真菌引起的肺部疾病,主要指肺和支气管的真菌性炎症或相关病变,广义可包括胸膜甚至纵隔。真菌性肺炎指真菌感染引起的以肺部炎症为主的疾病,是肺部真菌病的一种类型。临床上通常按照病原体、感染部位及使用习惯沿用肺真菌病或真菌性肺炎。

随着广谱抗生素、糖皮质激素和免疫抑制剂的广泛应用,静脉导管留置等介入性操作的增多,小儿肺真菌病发病率在全球范围内呈明显上升趋势,严重威胁儿童的健康,已引起医学界高度重视。目前致病真菌分为两大类:①致病性真菌或称传染性真菌:如组织胞浆菌、球孢子菌、新型隐球菌、芽生菌等;②条件致病性真菌或称机会性真菌,如念珠菌、曲霉菌、毛霉菌及肺孢子菌等,这些真菌多为腐生菌或植物致病菌。在我国,小儿念珠菌病多见,隐球菌病及曲霉菌病次之,组织胞浆菌病较少见。本文重点介绍念珠菌、隐球菌、曲霉菌、组织胞浆菌、毛霉菌及肺孢子菌所致的肺部炎症。

【病因】

真菌感染按来源分为外源性和内源性，前者由外源性真菌经呼吸道、消化道和伤口等侵入而感染，后者来源于寄生于人体皮肤和腔道内的真菌。其中侵袭性肺真菌病是儿童侵袭性真菌病中最为常见的表现类型，主要由机会致病性真菌引起，最常见的病原为假丝酵母菌和曲霉菌，少见隐球菌和毛霉菌。卡氏肺孢子菌过去被认为是一种原虫，近年来有学者根据其超微结构和核糖体RNA种系发育与真菌非常接近，目前已将其列为真菌。其他还包括组织胞浆菌、放线菌、奴卡菌等。

真菌从生长形态上主要可分为酵母菌和丝状真菌。酵母菌中与人类疾病相关的常见致病菌有念珠菌属和隐球菌，丝状真菌中主要有曲霉菌、根霉属及皮肤真菌。但也有部分真菌在组织内和在培养基内分别呈现一种以上形态，则称为双相真菌；由这类真菌引起的疾病主要有组织胞浆菌病、芽生菌病、孢子丝菌病、球孢子菌病、类球孢子菌病等。真菌可寄生于正常人的皮肤、呼吸道和消化道，一般不产生毒素，其致病作用主要与真菌在人体内感染部位繁殖所引起的理化损伤及其所产生的酶类、酸性代谢产物有关；一些真菌还可引起轻重不一的变态反应。真菌病常见的病理变化有：①轻度非特异性炎症；②化脓性炎症，由大量中性粒细胞浸润所形成的小脓肿，如念珠菌病、曲霉病、毛霉病等；③坏死性炎症，可出现大小不等的坏死灶，常伴有明显的出血，而炎症细胞相对较少，可见于毛霉病、曲霉病等；④结核样肉芽肿形成；⑤真菌败血症，即真菌入血，引起全身播散性感染，累及多脏器。

肺真菌病发病的高危因素有：①新生儿、早产儿、营养不良及久病虚弱的患儿；②慢性消耗性疾病如恶性肿瘤；③影响免疫功能的网状内皮系统单核，吞噬细胞系统疾病及血液病如淋巴瘤、白血病、粒细胞缺乏症等；④代谢紊乱性疾病如糖尿病及肾衰竭；⑤长期使用肾上腺皮质激素及其他免疫抑制剂，引起机体免疫功能低下；⑥先天性免疫功能缺陷；⑦长期使用广谱抗生素，抑制了肠道内微生物，使肠道菌群失调；⑧医院内各种侵入性治疗（如较长时间留置各种导管）而感染；⑨获得性免疫缺陷病。

【临床表现】

1.体温与症状分离现象，即患者感觉良好，无发热等特殊不适，但测体温可在38℃以上，有此现象要特别注意肺部真菌感染可能；出现剧烈阵发性呛咳，甚至有窒息感，直至咳出块状物才感舒适。

2.肺部真菌感染可引起一系列非特异性症状和体征,常见如发热、咳嗽、咳痰、胸痛、血痰或咯血等,肺部查体可闻及干湿啰音,有时有肺实变征或胸腔积液征。

【辅助检查】

确诊主要靠组织学检查见到典型的菌丝及真菌培养阳性。

1.采取标本　　合格的痰标本、支气管肺泡灌洗液、脑脊液等,通过形态学观察来诊断。如有的可观察到菌丝;通过墨汁负染可观察隐球菌;过碘酸希夫染色和银染色等特殊染色可以更清楚地显示真菌细胞。

2.组织病理学检查　　气管插管、支气管肺泡灌洗、肺穿刺或胸腔镜采取标本的组织学和细胞学检查发现菌丝和孢子等。在组织中证实真菌成分的存在是诊断的"金标准"。

3.分离培养　　常用于直接镜检不能确定的真菌感染,或需要确定感染真菌的种类。

4.血清学检测　　可用对流免疫电泳法(CIE)监测内脏真菌的沉淀素,ELISA法检测血清中或脑脊液(CSF)中的特异性抗体或抗原。

(1)甘露聚糖检测:甘露聚糖是组成酵母菌细胞壁的成分之一,可检测血中的甘露聚糖和 β-甘露聚糖,血浆中甘露聚糖抗原阳性与侵袭性假丝酵母菌感染有高度相关性,可用于早期诊断。

(2)G 试验(血清 1,3-B-D 葡聚糖抗原检测):检测标本中的 1,3-B-D 葡聚糖,其存在于真菌细胞壁中,占真菌细胞壁的 50% 以上,它可特异性激活来自鲎类的变形细胞溶解产物提取的 G 因子,从而旁路激活鲎试验,此过程称 G 试验。可用于念珠菌和曲霉感染的诊断,具有较高的敏感性和特异性,如检测肺曲霉的敏感性可达 1ng/L,缺点是可有假阳性。

(3)GM 试验(血清半乳甘露聚糖实验):半乳甘露聚糖(GM)是曲霉细胞壁上的一种多糖抗原,当曲霉在组织中侵袭、生长时 GM 可释放入血。可通过双夹心 ELISA 监测血中 GM 抗原。GM 实验能区分侵袭性肺曲霉感染与白假丝酵母菌、毛霉菌等。抗真菌治疗后 GM 实验仍然持续升高提示预后不良。有文献前瞻性评价了 GM 实验与早期胸部 CT 检查对侵袭性曲霉病的诊断价值,74 例中 GM 实验的敏感性为 100%,特异性为 93%,其中 4 例胸部 CT 异常表现滞后于 GM 实验,而另 5 例在 GM 实验出现阳性前即有胸部 CT 的改变。因此,联合 GM 实验与胸部 CT 检查有助于早期诊断。

(4)烯醇化酶检测:烯醇化酶又称 2-磷酸-D 甘油盐水解酶,它广泛存在于真菌细胞中,含量丰富且高度保守,也是白色念珠菌含量最丰富的蛋白质之一,不同真菌所含烯醇化酶抗原有差异,可做诊断指标。

5.分子生物学技术　近年发展起来的聚合酶链反应(PCR)技术,在真菌检测方面虽费用高、操作复杂,存在假阳性等问题,但其具有特异性强、快速、准确的优点。

6.影像学　不同的真菌感染所致的肺部改变并不完全相同,因此,在影像学上也不完全相同。

【诊断】

肺部真菌感染的诊断目前主要依据临床、真菌学检查和组织病理三者的结合。中华医学会儿科学分会呼吸学组和《中华儿科杂志》编委会于2009年制定的《儿童侵袭性肺部真菌感染诊治指南(2009年版)》,将诊断标准划分为三个层次,包括确诊、临床诊断和似诊。确诊标准:具备宿主因素＋临床证据＋肺组织病理学和(或)有确诊意义的微生物学证据;临床诊断标准:具备宿主因素＋临床证据＋有临床诊断意义的微生物学证据;拟诊标准:宿主因素＋临床证据。

三个层次诊断标准的主要区别在于微生物学证据水平和有无肺组织病理学证据,而在临床实际工作中,要获得这两个方面的证据非常困难。一方面受到实验室诊断技术包括是否开展、样本采集和送检是否合乎要求和适时、方法敏感性和特异性水平及其干扰因素影响等的限制,例如,还没有血清学和抗原学检测手段可用于检测毛霉菌,而最有价值的PCR方法只有少数实验室能够进行且没有标准化;另一方面,患儿往往病情严重而进展迅速,难以进行肺组织学检查,或者已经给予抗真菌预防性用药或早期经验性治疗者难以获取有确诊意义的微生物学证据,这一点在免疫缺陷患儿特别突出,往往只能达到拟诊水平。实际上,真菌性肺炎的诊断是需要将患者的高危因素、临床表现、影像学资料、微生物学检查包括真菌培养、血清抗体及抗原诊断和真菌特异性基因诊断以及组织病理学证据相结合的临床综合分析过程。当无法获取组织病理学证据时,应该尽可能积极寻找微生物学证据;在考虑高危因素的同时,理顺临床思路,充分利用临床线索和影像学资料,必要时采用诊断性治疗手段,是临床诊断真菌性肺炎的可行途径。

【鉴别诊断】

由于缺乏特异性症状和体征,并且免疫缺陷患儿可同时合并其他病原(如巨细胞病毒、细菌等)感染,临床上真菌性肺炎的诊断比较困难。需与细菌性肺炎、病毒性肺炎、ARDS、肺结核、肺肿瘤、肺部寄生虫病等相鉴别。确诊需要在肺实质或下呼吸道分泌物中证实菌丝的存在。

【治疗】

1.一般治疗

(1)积极治疗原发病,去除病因。

(2)严格掌握抗生素、糖皮质激素和免疫抑制剂的用药指征,尽可能少用或不用这些药物。

(3)加强护理和支持疗法,补充营养、适量多种维生素和微量元素,输血或血浆免疫球蛋白等根据病情应用。

(4)手术切除:肺空洞型曲菌球病且有反复咯血者可行外科手术切除。

2.抗真菌治疗　针对病原菌选择抗真菌药物,如两性霉素 B、5-氟胞嘧啶、氟康唑、伊曲康唑及制霉菌素等。

(1)两性霉素 B:为多烯类抗生素,与真菌胞膜上的固醇类结合,改变膜的通透性,使菌体破坏,起杀菌作用。适应证为曲霉属、念珠菌属、隐球菌属和组织胞浆菌感染。静脉滴注:开始宜用小量,每天 0.1mg/kg,如无不良反应,渐增至每天 $1\sim1.5$mg/kg,疗程 $1\sim3$ 个月。静脉注射时用 5% 葡萄糖液稀释,浓度不超过 $0.05\sim0.1$mg/ml,缓慢静脉滴注,每次不少于 6 小时滴完。浓度过高易引起静脉炎,滴速过快可发生抽搐、心律失常、血压骤降,甚至心跳停搏。两性霉素 B 对肝、肾、造血系统有一定毒性,可能出现恶心、呕吐、腹痛、发热、寒战、头痛、头晕、贫血、血小板减少、血栓性静脉炎等副作用。为减轻副作用,可于治疗前半小时及治疗后 3 小时给予阿司匹林,严重者可静脉滴注氢化可的松或地塞米松。用药期间,应每隔 $3\sim7$ 天检查血、尿常规及肝、肾功能,血清肌酐$>221\mu$mol/L(2.5mg/dl)时用药应减量。尿素氮>14.28mmol/L(40mg/dl)时应停药,停药 $2\sim5$ 周恢复正常,再从小剂量开始给药。注射部位易发生血栓性静脉炎,最初输液部位宜先从四肢远端小静脉开始。两性霉素 B 脂质复合物 $3\sim5$mg/(kg·d),静脉滴注。

(2)5-氟胞嘧啶:为人工合成的抗真菌药,作用机制为阻断真菌核酸合成。对白念珠菌和隐球菌有良好的抑制作用。与两性霉素 B 合用时可减少耐药性,药量可稍减,毒性反应可减轻,可缩短疗程。剂量为每天 $50\sim150$mg/kg,分 4 次口服,疗程 $4\sim6$ 周。婴儿剂量酌减。副作用有恶心、呕吐、皮疹、中性粒细胞和血小板减少、肝肾损伤。

(3)酮康唑:合成的口服咪唑类抗真菌药,系咪唑类衍生物。通过抑制麦角甾醇的合成,改变真菌细胞的通透性,导致真菌死亡。抗菌谱广,口服体内吸收良好,毒性反应低,对念珠菌病疗效均显著。开始剂量:体重 30kg 以下者每天口服 100mg;30kg 以上者每天口服 $200\sim400$mg;$1\sim4$ 岁者每天口服 50mg;$5\sim12$ 岁者每天口服100mg。如小儿每天口服达400mg高剂量时,可有恶心、呕吐、一过性低胆固醇血症和肝功能异常。

(4)氟康唑:双三唑类抗真菌药,作用机制和抗菌谱与酮康唑相似,体内抗真菌活性比酮康唑强,生物利用度高,口服吸收好。适应证为隐球菌属和念珠菌属感染,对曲霉属感染无效。本品在16岁以下儿童体内的血浆半衰期与成人不同,其他药动学参数(如生物利用度、表观分布容积等)与成人相似,对不同年龄儿童推荐剂量如下:①＞4周龄的患儿:深部真菌感染,6mg/(kg·d),每天给药1次;严重威胁生命的感染,12mg/(kg·d),每天给药1次。②2～4周龄的患儿:剂量同上,每2日给药1次。③＜2周龄的患儿:剂量同上,每3天给药1次。不良反应有胃肠反应、皮疹,偶致肝功能异常。

(5)伊曲康唑(ICZ):一种三唑类抗真菌剂,它抑制细胞膜色素P450氧化酶介导的麦角甾醇的合成。适应证为曲霉属、念珠菌属、隐球菌属和组织胞浆菌属的感染,对镰刀霉菌属活性低,对毛霉菌无效。用法:每次6mg/kg,前2天,每天2次,以后改为每天1次,静脉滴注。口服制剂6～8mg/(kg·d),分2次服用。

(6)伏立康唑:一种新型三唑类广谱抗真菌药物,其化学结构与氟康唑类似,以氟嘧啶基取代氟康唑的三唑环部分,并增加了一个甲基。其作用机制为通过竞争性抑制真菌羊毛甾醇142-去甲基化酶(P45014DM),使细胞膜重要组成成分麦角甾醇的生物合成受阻,同时使羊毛甾醇累积而发挥抗真菌作用。适应证为曲霉属、念珠菌属以及镰刀霉菌属、足放线菌属的感染,对接合菌属无活性。2～12岁:7mg/(kg·d),每12小时一次,静脉滴注;或第1天每次6mg/kg,每12小时一次,随后每次4mg/kg,每12小时一次,静脉滴注。口服剂量:体重＜40kg,每次100mg,每12小时一次;体重≥40kg,每次200mg,每12小时一次。

(7)卡泊芬净:一种新型的真菌细胞壁中的葡聚糖合成酶抑制剂类抗真菌药。适应证为念珠菌属和曲霉属的感染,对隐球菌属、镰刀霉菌属以及接合菌属无活性。儿童第1天3mg/(kg·d),之后1mg/(kg·d),必要时,可增加剂量至2mg/(kg·d),静脉滴注。

(8)制霉菌素雾化吸入:制霉菌素为广谱抗真菌药,对多种深部真菌有较强的抑制作用。其作用机制可能是与真菌细胞膜中的甾醇结合,使胞浆膜受损,引起菌内容物外渗而发挥抗真菌作用,只限于局部用药。对念珠菌的作用较好。制霉菌素5万U溶于2ml 0.9％氯化钠溶液中雾化吸入。

抗真菌治疗的时间长短,因病情而异,患侵袭性肺部真菌病的患儿一般均在免疫功能低下的情况下发病,给药时间不宜过短,一般要6～12周,甚至更长,一般治疗至临床症候消失,影像学示病变基本吸收。总之,要对病情进行综合分析,要追踪观察,治疗应个体化。

【预防】

1.一般预防　包括医院感染控制技术措施和抗真菌药物预防。目前儿科患者的抗真菌药物预防适应证为:粒细胞减少的血液系统患儿、造血干细胞移植以及慢性肉芽肿患儿。抗真菌药物的耐药问题已引起国内外重视,应避免滥用抗真菌药物预防真菌感染。

2.靶向预防　在高危患者预防某种特定的真菌感染,如在血液肿瘤和艾滋病患者应用甲氧苄啶-磺胺甲噁唑(TMP-SMZ)预防肺孢子菌肺炎。

(一)念珠菌性肺炎

【概述】

念珠菌性肺炎是念珠菌属引起的急性、亚急性或慢性肺部感染。在肺部真菌中较为常见,多为院内感染。

【病因】

引起人类感染的主要菌种有白念珠菌、热带念珠菌、克柔念珠菌、光滑念珠菌等,最常引起人类疾病的念珠菌是白念珠菌。白念珠菌是一种假丝酵母菌,菌体呈圆形或椭圆形,直径 $2\sim4\mu m$,主要以出芽方式繁殖,产生芽生孢子和假菌丝,易在酸性环境中繁殖,革兰染色阳性。病理改变多种多样。根据念珠菌侵犯不同器官和不同的发病阶段,可呈炎症、化脓和肉芽肿等改变。基本病理变化是以单核细胞为主的肉芽肿性炎症。早期以渗出为主,有巨细胞、上皮样细胞等浸润;晚期则为肉芽肿形成及若干灰白色的微小脓肿。病灶内可找到孢子和假菌丝,外围有中性粒细胞及组织细胞浸润。血管受侵呈急、慢性血管炎改变,易破裂出血,可见微血管内血栓形成。严重免疫抑制者炎症反应较轻,仅见念珠菌及坏死组织形成的脓肿。

白色念珠菌属于条件致病菌,可寄生于正常人皮肤、口腔、上呼吸道、消化道及阴道等处,健康小儿带菌率达 $5\%\sim30\%$。若患儿长期大量使用广谱抗生素、肾上腺素皮质激素、免疫抑制剂,或放疗、化疗、置入导管、中性粒细胞减少等易患因素时,可出现念珠菌病。念珠菌入侵组织后转为菌丝型,大量繁殖,菌丝念珠菌有抗吞噬能力,引起白细胞浸润为主的急性炎症反应,形成溃疡、多发性微小脓肿和组织坏死。慢性感染则以肉芽肿病变和纤维组织增生为主。血源播散型则是菌丝和酵母向血管内侵入,引起双肺弥漫性损害,典型表现为坏死的肺组织和大量繁殖的念珠菌组成的出血性结节。

【临床表现】

由于呼吸道柱状上皮细胞具有对真菌侵袭的自然抵抗力,原发念珠菌性肺炎罕见,大多继发于婴幼儿细菌性肺炎、肺结核及血液病,可从口腔直接蔓延或经血行播散。起病缓慢,临床表现轻重不一,主要表现为低热、咳嗽、气促、发绀、精神萎靡或烦躁不安等支气管肺炎的症状,常咳出无色胶冻样痰,有时带血丝。肺部体征包括叩诊浊音和听诊呼吸音增强,可闻及中小湿啰音,当病灶融合时可出现相应肺实变体征。X线表现与支气管肺炎相似,主要表现为双肺中下野小斑片状或不规则片状影,并有大片实变灶,少数有胸腔积液及心包积液。同时可有口腔鹅口疮、皮肤或消化道的感染。抗生素治疗无效,病程迁延。

【诊断】

本病临床表现无特异性,结合上述辅助检查有助于诊断。根据有诱发念珠菌感染的条件、临床表现、痰培养念珠菌多次阳性,排除其他原因,可以诊断。血培养阳性或支气管黏膜、肺组织活检有念珠菌侵入和特征性病损可确诊。

1.真菌检查 因念珠菌是常驻菌,从皮肤、黏膜、痰、粪等标本中查到孢子不能确定其为致病菌,必须在显微镜下见到出芽的酵母菌与假菌丝,结合临床表现才能确定念珠菌病的诊断。①病灶组织或假膜、渗液等标本显微镜检查,可见厚膜孢子及假菌丝,多次显微镜检查阳性有诊断意义;②标本真菌培养1周内出现乳白色光滑菌落,且菌落数>50%,即有诊断意义。

2.病理诊断 病理组织中发现真菌和相应病理改变即可确诊。

3.眼底检查 念珠菌菌血症患者视网膜和脉络膜上可见白色云雾状或棉球样病灶,应常规行眼底检查。

【鉴别诊断】

本病需与急、慢性支气管炎,细菌性、病毒性肺炎及肺结核等相鉴别。

【治疗】

两性霉素B是目前治疗全身念珠菌病的首选药物。5-氟胞嘧啶对白念珠菌有良好的抑制作用,与两性霉素B合用可减少耐药性,药量可稍减,可缩短疗程。酮康唑对念珠菌病疗效显著。氟康唑对念珠菌有效。其他,可酌情予制霉菌素雾化吸入。

(二)肺隐球菌病

【概述】

隐球菌病是一种侵袭性真菌疾病,由隐球菌属中某些种或变种引起的深部真菌感染。致病菌主要是新型隐球菌,新型隐球菌有新型、格特.和上海3个变种,A、

B、C、D 及 AD 型 5 个血清型,呈急性或慢性病程。肺隐球菌病是由新型隐球菌引起的全身性疾病的一部分,常与中枢神经系统隐球菌病并存,或继发于肺结核、支气管扩张、慢性支气管炎等,很少单独发病。肺为原发感染,有自行消散的倾向,抵抗力低下者可播散至全身,主要侵袭中枢神经系统,亦可播散至皮肤、黏膜、骨骼、关节和其他内脏,各年龄均可发病。血清流行病学调查显示,儿童隐球菌感染在小婴儿很少见,>5 岁的儿童感染率<5%。

【病因】

新型隐球菌属酵母菌,在脑脊液、痰液或病灶组织中呈圆形或半圆形,直径5～20μm,四周包围肥厚的胶质样夹膜。该菌以芽生方式繁殖,不生成假菌丝,芽生孢子成熟后脱落成独立个体。新型隐球菌广泛分布于自然界,存在于土壤、干鸽粪、水果、蔬菜、正常人皮肤和粪便中。在干燥鸽粪中可以生存达数年之久,是人的主要传染源。基本病理变化有两种:早期为弥漫性浸润渗出性改变,晚期为肉芽肿形成。在早期病灶组织中有大量的新型隐球菌集聚,因菌体周围包绕胶质样荚膜,使菌体与组织没有直接接触,故脂质炎症反应不明显。肉芽肿的形成常在感染数月后,可见多核巨细胞、巨噬细胞及成纤维细胞增生、淋巴细胞和浆细胞的浸润,偶见坏死灶及小空洞形成。

肺隐球菌感染以吸入空气中的新型隐球菌孢子为主要途径,亦可通过病原菌污染的食物、破损皮肤感染后进入血液循至肺。有 80% 病例中枢神经系统受损,可能为隐球菌从鼻腔沿嗅神经及淋巴管传至脑膜所致。病原菌感染的疾病过程很大程度上取决于宿主的细胞免疫功能。正常人血清中存在可溶性抗隐球菌因子,不易受感染,或呈亚临床型隐性感染,而脑脊液中缺乏,故有利于隐球菌生长繁殖。当机体抵抗力低时,血清中抗隐球菌因子减少,或病原数多而导致发病。隐球菌的荚膜多糖是毒力的主要因素,可诱导免疫耐受。

【临床表现】

1.隐球菌性脑膜炎　隐球菌性脑膜炎是真菌性脑膜炎中最常见的类型。起病缓慢,有不同程度发热、阵发性头痛并逐渐加重、恶心、呕吐、眩晕。数周或数月后可出现颅内压增高的症状及脑神经受累的表现,常伴有眼底渗出物和视网膜渗出性改变。临床表现颇似结核性脑膜炎,但有间歇性自然缓解。如隐球菌肉芽肿局限于脑内某一部位,临床表现与脑脓肿或脑肿瘤相似。

2.肺隐球菌病　肺隐球菌病起病缓慢,常无明显症状而被忽略。呼吸道症状及体征与胸片不相符为本病的特点。如出现症状,则与肺结核不易区分,表现为低热、乏力、轻咳、黏液痰、胸痛、胸闷、盗汗、体重减轻等,多趋自愈。少数患儿呈急性肺炎的表现,如病灶延及胸膜,可有胸痛和胸膜渗出。胸部 X 线可显示单侧或双侧块状病变,以结节和肿块为主,表现为肺下野有单个或多个结节,周围无显著炎症浸润,孤立的大圆形阴影易误诊为结核球或肿瘤,有时可有空洞形成。亦可为广泛性浸润、支气管周围浸润或粟粒状病变,但不侵犯肺门或纵隔淋巴结。肺部感染一般预后良好。

【辅助检查】

对疑似者可做以下检查:

1.病原体检查　①墨汁染色法:是迅速、简单、可靠的方去,根据受损部位的不同,取所需检查的新鲜标本,如脑脊液、痰液、病灶组织或渗液等,置于玻片上,加墨汁 1 滴,覆以盖玻片,在显微镜暗视野下找隐球菌,可见圆形菌体,外周有一圈透明的肥厚荚膜,内有反光孢子,但无菌丝,反复多次查找阳性率高,脑脊液应离心后取沉渣涂片;②真菌培养:取标本少许置于沙氏培养基中,在室温或 37℃培养 3～4 天可见菌落长出。

2.血清学检查　由于患者血清中可测到的抗体不多,因此检测抗体阳性率不高,特异性不强,仅作为辅助检查。通常检测新型隐球菌抗原,乳胶凝集试验(LA)用于检测血清、胸腔积液、脑脊液和支气管肺泡灌洗液标本中的隐球菌荚膜抗原,灵敏而特异,是早期诊断的主要方法,且有估计预后和疗效的作用。

3.组织病理学检查　通过 B 超或 CT 引导经皮肺穿刺,隐球菌感染阳性率可达 90％以上。肺隐球菌病病灶一般位于肺野外带,支气管镜肺活检阳性率相对较小,不到 10％。

【诊断】

1.确诊依据　除了病史、呼吸道症状和胸部影像学证据外,手术切除标本、各种有创性穿刺活检获取的组织、血液、胸腔积液和脑脊液的直接镜检或培养隐球菌阳性。

2.临床诊断依据　结合病史、呼吸道症状和胸部影像学证据,同时合格痰液或支气管肺泡灌洗液直接镜检或培养隐球菌阳性;或血液、胸腔积液标本隐球菌荚膜多糖体抗原阳性;或符合下述拟诊依据,且临床抗隐球菌治疗效果确切者。

3.拟诊依据　有宿主危险因素和影像学表现,同时伴临床症状或不伴临床症状而无病原学支持者。

【鉴别诊断】

肺隐球菌病的临床表现复杂多样,缺乏特异性表现,常并发于中枢神经系统隐球菌病,亦可单独存在,或血行播散导致全身性隐球菌病。在临床极易与肺结核病、结核性脑膜炎相混淆,需认真鉴别。

【治疗】

1.两性霉素B 是目前治疗隐球菌病的首选药物,静脉滴注方法与药物副作用同前。椎管内注射或脑室内注射:限于治疗隐球菌性脑膜炎的病情严重或静脉滴注失败的病例。儿童鞘内注射,首次 0.01mg,用蒸馏水(不用 0.9%氯化钠溶液)解释,浓度不超过 0.25mg/ml(偏稀为宜)或将药物与腰穿时引流出的脑脊液 3~5ml 混合后一并缓慢注入。以后每天 1 次,剂量渐增,约 1 周内增至每次 0.1mg,以后每隔 1~3 天增加 0.1mg,直至每次 0.5mg 为止,不超过 0.7mg。疗程一般约 30 次,如有副作用可减量或暂停用药。脑脊液内药物过多可引起蛛肉膜炎而致脑脊液细胞增多、暂时性神经根炎、感觉消失、尿潴留,甚至瘫痪、抽搐。如及早停药,大多能缓解。

2.其他药物 5-氟胞嘧啶对隐球菌有良好的抑制作用。可与两性霉素 B 合用,治疗全身性隐球菌病,剂量同前。氟康唑可在脑脊液中达到有效的治疗浓度。方法同前,其他唑类药物,如伏立康唑、伊曲康唑等也可用于新型隐球菌的治疗。

(三)肺曲霉病

【概述】

曲霉病是由致病曲霉所致的疾病。包括肺曲霉病、变态反应性曲霉病、全身性曲霉病。其中肺曲霉病最为常见,多发生在慢性肺部疾病基础上,如肺结核、支气管扩张等。

【病因】

曲霉属丝状真菌,是一种常见的条件致病性真菌。曲霉广布自然界,存在于土壤、空气、植物、野生动物或家禽及飞鸟的皮毛中,也常见于农田、马棚、牛栏、谷仓等处。可寄生于正常人的皮肤和上呼吸道,为条件致病菌。过敏体质者吸入曲霉孢子可触发 IgE 介导的变态反应而引起支气管痉挛。引起人类疾病常见的有烟曲霉和黄曲霉。最常侵犯支气管和肺,亦可侵犯鼻窦、外耳道、眼和皮肤,或经血行播散至全身各器官。其基本病理特征是化脓和梗死。病变早期为弥漫性渗出性改变,晚期为坏死、化脓和肉芽肿形成。病灶内可找到大量菌丝,菌丝穿透血管可引起血管炎、血管周围炎及血栓形成等,血栓形成可致组织缺血、坏死。慢性肺部病变空洞者,曲霉菌可寄生于囊腔和空洞内,菌丝、纤维蛋白及细胞残渣等形成球体,即曲霉球。

曲霉菌是继念珠菌后第二位的人类机会性真菌感染。肺曲霉菌主要经呼吸道吸入侵犯肺部,少数可直接侵犯皮肤、黏膜而感染。严重者可侵入血液循环播散,使其他组织和系统受累。曲菌孢子小,可进入小气道,正常人吸入可为一过性寄生或引起急性支气管炎,一般可自愈。在免疫低下患儿中,曲霉菌侵入呼吸道,形成具有侵袭力的菌丝,侵袭血管,形成血栓,引起急性化脓性肺炎,造成组织破坏。也可以作为抗原触发过敏体质者 IgE 介导的变态反应,从而引起支气管痉挛和嗜酸性细胞聚集,免疫复合物与补体结合,进一步导致炎症介质释放,使支气管破坏,大量炎性细胞浸润,支气管内充满坏死物质,形成肉芽肿病变、支气管黏液堵塞。近年来证明一些曲霉可致癌。

【临床表现】

1.**肺曲霉病**　肺曲霉病最常见,多发生在慢性肺部疾病基础上。临床表现分两型:①曲霉性支气管肺炎:大量曲霉孢子被吸入后引起急性支气管炎,若菌丝侵袭肺组织,则引起广泛的浸润性肺炎或局限性肉芽肿,也可引起坏死、化脓,形成多发性小脓肿。急性起病者高热或不规则发热、咳嗽、气促、咳绿色脓痰;慢性者见反复咳嗽、咯血等类似肺结核症状。肺部体征不明显或闻及粗湿啰音。X 线检查见肺纹理增多,肺部呈现弥漫性斑片状模糊阴影,如病情进展,融合成大片阴影,可有空洞形成。②球型。肺曲霉菌病:常在支气管扩张、肺结核等慢性肺疾患基础上发生,菌丝体在空腔中繁殖、聚集并与纤维蛋白和黏膜细胞形成球形肿物,不侵犯其他肺组织。多数患者无症状或表现原发病症状,或出现发热、咳嗽、气急、咳黏液、脓痰,其中含绿色颗粒。由于菌球周围有丰富的血管网,可反复咯血。肺部 X 线检查可见圆形曲霉球悬在空洞内,形成一个新月体透亮区,有重要诊断价值。

2.**变态反应性曲霉病**　过敏体质者吸入大量含有曲霉孢子的尘埃,引起过敏性鼻炎、支气管哮喘、支气管炎或变应性肺曲霉病等。吸入 5～6 小时后出现咳嗽、咳痰、喘息,可伴发热,大多数患者 3～4 天缓解,如再吸入又复发上述症状。痰中可检出大量嗜酸性粒细胞和菌丝,培养见烟熏色曲霉菌生长。血嗜酸性粒细胞增多($>1.0 \times 10^9$/L),血清总 IgE$>$1000ng/ml。

【诊断】

根据临床表现,结合以下辅助检查做出诊断。

1.**病原体检查**　取自患处的标本进行直接涂片或培养,涂片可见菌丝或曲霉孢子,培养见曲霉生长。曲霉是实验室常见的污染菌,必须反复涂片或培养,多次阳性且为同一菌种才有诊断价值。

2.**病理组织检查**　取受损组织或淋巴结活体组织检查,可根据真菌形态确诊。尤其对播散性曲霉病,可及时做出诊断。

3.**血清学检测**　G 实验可用于念珠菌和曲霉感染的诊断,具有较高的敏感性和特异性。GM 实验能区分侵袭性肺曲霉感染与白假丝酵母菌、毛霉菌等。

4.影像学检查　在侵袭性肺曲霉病的早期（1～2 周），CT 表现为较有特征性的"晕轮征"，即表现为围绕肿块周围的略低于肿块密度而又高于肺实质密度的带状区，常出现在胸膜下呈结节样实变影，其病理基础为曲霉侵犯血管所造成的病灶周围的出血和梗死。中晚期由于梗死肺组织收缩形成空洲，CT 出现空腔阴影或"新月形空气征"。

【鉴别诊断】

本病需与细菌性、结核菌、肺炎念珠菌或毛霉菌性肺部感染、肺脓肿、空洞型肺部肿瘤鉴别，有时临床与 X 线影像很难鉴别，需反复进行病原学鉴定。

【治疗】

曲霉菌的抗真菌治疗可首选两性霉素 B，也可并用 5-氟胞嘧啶、伊曲康唑等。有报道单用两性霉素 B 对曲霉病效果较差，可以应用两性霉素 B 脂质体进行治疗。药物应用与副作用同前。氟康唑对肺曲霉菌感染无效。可参考病情的轻重、原发病、免疫功能状态以及药物的安全性和价格等选择药物。两性霉素 B 是治疗侵袭性肺曲霉病的传统药物。目前认为病情较重者，可首选伏立康唑。卡泊芬净适用于患者不能耐受其他药物或其他药物无效时的治疗。

（四）肺组织胞浆菌病

【概述】

肺组织胞浆菌病是由莫膜组织胞浆菌引起的一种传染性很强的肺真菌病。该病主要流行于美洲、非洲及亚洲等地区，欧洲少见，我国大陆非本病流行地区，但相关报道近期呈上升趋势。本病半数患者为儿童，以 6 个月～2 岁发病率最高，且多为播散型。其临床表现无特异性，多无症状或呈自限性呼吸道感染。严重者可引起全身播散，主要累及单核-巨噬细胞系统。

【病因】

荚膜组织胞浆菌是一种双相型真菌，在自然界中以菌丝形态存在，在人体组织中则以酵母菌形态出现，以出芽方式繁殖。本菌存在于被蝙蝠、鸡粪等污染的土壤中，在污染严重的地区可见组织胞浆菌病的区域性暴发和流行。本病可由呼吸道、皮肤黏膜、胃肠道等传入，侵入人体后视患者抵抗力而呈局限原发或播散感染。本菌所侵犯的各器官，病理改变基本一致。开始为中央部分增生，巨噬细胞内含有真菌，随后发生组织坏死，周围呈肉芽肿样变化，最后则愈合或纤维化。原发性接触性组织胞浆菌病呈非特异性炎性浸润，间或可见有巨细胞及坏死区。

人类感染的主要途径是经呼吸道吸入小分生孢子，分生孢子芽增殖成酵母菌，引起肺部感染,经血源播散到单核-巨噬细胞系统,可累及全身各脏器。孢子吸入2～3周后,细胞介导的免疫能使病变局限,形成肉芽肿,不治自愈,临床上无症状。而免疫功能低下或感染菌量过大者荚膜组织胞浆菌可自肺部病灶经淋巴和血液播散到全身各脏器,引起广泛病变,愈合方式为钙化或纤维化。目前认为,Ⅰ型和Ⅳ型变态反应参与了肺组织胞浆菌病的发病。

【临床表现】

一般分为 3 型,潜伏期 9～14 天。

1.急性肺组织胞浆菌病　起病急,发热、寒战、咳嗽、胸痛、呼吸困难,肺部可闻及湿啰音,肝脾大,胸部 X 线检查可见弥漫性与多个浸润区,愈后再检查可见多个大小分布一致的钙化点,为本病特征。

2.慢性肺组织胞浆菌病　可由肺部原发病灶蔓延而致,亦可为二重感染。病程长,肺部呈进行性、退化性病变。任何年龄均可发病,2 岁以下婴幼儿最多见,病死率高。临床表现与肺结核极为相似,发热、咳嗽、盗汗、乏力、体重下降。胸部 X线检查可见肺实变,以单或双侧上肺多见,部分患儿肺尖形成空洞。病情进行性加重,最终导致肺纤维化和肺功能减退。

3.播散性组织胞浆菌病　此型相对少见,多数患者免疫功能低下,1/3 发生于婴幼儿。起病急缓不一,全身症状明显,发热、寒战、咳嗽、呼吸困难、头痛、胸痛、腹痛、便血、肝脾及淋巴结肿大、低色素性贫血、白细胞减少、血小板减少等。

【诊断】

结合临床表现和以下辅助检查做出诊断,儿童患者临床表现、影像学等颇似结核病及血液病等,注意鉴别。

1.病原体检查　痰、尿、血、骨髓和分泌物涂片或培养分离出组织胞浆菌,或病理切片发现酵母菌即可确诊。播散型患者外周血涂片瑞氏染色在中性粒细胞和单核细胞内见典型芽状的酵母型组织胞浆菌。

2.组织胞浆菌素皮试试验　皮试后 48～72 小时看结果,以红肿硬结≥5mm为阳性。皮试阳性提示过去或现在有感染。

3.组织胞浆菌抗体检测　①补体结合试验:是临床诊断的主要依据,检测抗体敏感性高、特异性强,抗体滴度≥1∶8 或近期升高 4 倍以上为阳性;②酶联免疫吸附试验:简便易行,滴度≥1∶16 为阳性,免疫功能低下者可呈假阴性。

4.组织胞浆菌抗原(HAP)检测　从血清、尿液、脑脊液中可检出抗原,阳性提示活动性感染,可提供早期诊断依据。对免疫缺陷的患者更有诊断意义。

【鉴别诊断】

儿童患者临床表现、影像学等颇似结核病及血液病等，注意鉴别。

【治疗】

病情较轻者，一般不需要治疗，可选用氟康唑、伊曲康唑等。慢性型、播散型患者均需治疗，首选两性霉素 B，有效后改用伊曲康唑维持治疗。也可用两性霉素 B 全程治疗。氟康唑的作用机制和抗菌谱与酮康唑相似，体内抗真菌活性比酮康唑强，生物利用度高，口服吸收好，酮康唑对念珠菌病、曲霉病、组织胞浆菌病等疗效均显著，药物用法与副作用同前。

（五）肺毛霉菌病

【概述】

肺毛霉菌病是由毛霉菌目致病菌引起的肺感染性疾病。虽然少见，但发展迅速，死亡率高。临床上常见致病菌为根霉菌、毛霉菌。其中毛霉菌主要侵犯肺，根霉菌多累及鼻窦、眼、脑及消化道，并可血行播散至全身。肺毛霉菌病可为原发感染，也可继发于鼻窦病变或毛霉菌败血症。

【病因】

毛霉菌广泛存在于自然界，多寄生于腐朽的草、木、含糖成分高的食物、水果和食草动物的粪便中。任何年龄均可患病，早产儿、免疫功能低下的新生儿易患此病。本病主要是真菌孢子经呼吸道进入人的肺和鼻窦而发病，亦可因吞入引起胃肠道感染。

其次是经皮途径，各种原因导致的皮肤创伤都会使其侵入皮肤而发病。其在培养基中大多生长快，在感染组织内一旦生长则十分迅速。浸润、血栓形成和坏死是其病理特征。镜下显示病变呈急性炎症过程，组织严重坏死、化脓，其中可见大量巨噬细胞及中性粒细胞和嗜酸性粒细胞浸润，间质纤维组织增生，毛细血管壁增厚。病变区域内包括坏死区、血管壁、血管腔和血栓内均可见大量菌丝，但是极少见到肉芽肿，是本病的特征性改变。

正常人体中，血浆能抑制根霉菌属的生长，中性粒细胞有杀伤霉菌菌丝的作用。当机体防御机制被破坏或削弱，病原菌可侵入体内。呼吸道是主要感染途径，也可通过皮肤和肠道感染。毛霉菌菌丝好侵犯血管形成栓塞而引起组织坏死，因此损伤穿透血管内皮细胞是毛霉菌致病的重要环节。而免疫力低下和糖尿病患者的巨噬细胞往往因功能降低而无法抑制被吞噬的孢子发芽。因此，白细胞严重减少和糖尿病是肺毛霉菌病很重要的诱因。研究发现当 pH 控制到 7.4 时，毛霉菌的生长被抑制。病原菌从鼻黏膜及黏膜下组织处生长繁殖，很快破坏组织引起鼻窦炎,眼球周围组织炎,也可直接侵入脑、脑膜、肺。侵入肺脏的孢子可穿过支气管壁进入肺组织和血管,在组织内迅速生长。小动脉血管栓塞和肺实质的急性化脓性炎症,大量白细胞浸润,组织坏死。当毛霉菌侵犯血管时,可引起血栓。血栓形成原因可能为毛霉菌直接侵入血管壁,破坏了血管内膜的完整性,有利于血小板的黏附、聚集,霉菌丝和霉菌毒素又可增强对凝血系统的激活作用,促进了血栓的形成。或由于快速生长的霉菌本身堵塞小动脉,引起组织循环障碍。

【临床表现】

临床表现为非特异性肺炎,常侵犯肺上叶。按病程长短分为急性、慢性两种类型。急性指症状在 30 天内出现,慢性指症状出现超过 30 天。临床上慢性肺毛霉菌病较少见(约为 18%)。基本临床表现多为发热(使用广谱抗生素无效)、咳嗽、咯血、伴或不伴胸痛。肺部可及啰音和胸膜摩擦音。起自鼻窦病变的患儿有鼻窦隐痛、鼻腔充血或血性分泌物。

【诊断】

根据临床表现结合以下辅助检查做出诊断。

1.病原体检查　①直接镜检:患儿的痰、脓液、活检肺组织等做 KOH 涂片,镜下可见粗短不分隔的菌丝,菌丝的分支呈直角。HE 染色可清楚着色,而 PSA 染色不能。②真菌培养:需要大量葡萄糖和酸性培养基才能生长。痰培养是一种简易的初步诊断方法,但敏感性不高,相较之下,支气管肺泡灌洗液(BALF)敏感性稍高。

2.组织病理检查　支气管或病灶分泌物、支气管肺泡灌洗液培养、肺组织活检找到毛霉菌可作诊断。组织切片发现血管壁内有粗短、分支而不分隔的毛霉菌丝存在最具诊断意义。

3.分子生物学技术　PCR 技术也被用于毛霉菌的诊断,但临床使用率不高。

4.影像学检查　在胸片及胸部 CT 上可表现为渗出、楔形的实变、单侧或双侧结节样病变、孤立或多发肿块、空洞,形成"晕轮征(halo 征)"和注射造影剂后边缘增强征,或病灶与正常组织间形成新月征,胸腔积液较少见。若毛霉菌侵犯支气管,可出现声音嘶哑,胸片上可表现为纵隔增宽,肺叶不张。

【鉴别诊断】

本病需与细菌性、病毒性、肺炎念珠菌或曲霉菌性肺部感染、肺脓肿、空洞型肺部肿瘤鉴别,有时临床与 X 线影像很难鉴别,需反复进行病原学鉴定。

【治疗】

目前唯一有效的治疗是两性霉素 B,或联合 5-FC 使用。对于病变局限的病灶,可以采用手术切除加药物治疗。

（六）肺孢子菌肺炎

【病因】

肺孢子菌过去被认为是一种原虫,分子水平研究发现其 RNA 与真菌非常接近,目前已将其列为真菌。肉眼可见肺广泛受侵,质地及颜色如肝脏。肺泡内及细支气管内充满泡沫样坏死孢子菌体与免疫球蛋白的混合物。肺泡间隔有浆细胞及淋巴细胞浸润,致肺泡间隔增厚,达正常的 5～20 倍,占据整个肺容积的 3/4。包囊开始位于肺泡间隔的巨噬细胞质内,其后含有包囊的肺泡细胞脱落,进入肺泡腔;或包囊内的子孢子增殖与成熟,包囊壁破裂后子孢子排出成为游离的滋养体进入肺泡腔。肺泡渗出物中有浆细胞、淋巴细胞及组织细胞。

肺孢子菌的不同株型具有宿主特异性,如主要寄生于人体内的是伊氏肺孢子菌,而以大鼠为中间宿主的则是卡氏肺孢子菌。肺孢子菌环境宿主尚不明确,在人类的传播途径也不十分明了,一般认为通过呼吸道飞沫感染。肺孢子菌肺炎的发生与免疫抑制程度有关,尤其与细胞介导的免疫受损有关。根据动物模型及临床观察证明,肺孢子菌肺炎发生与 T 淋巴细胞免疫功能低下关系密切,目前国外认为凡辅助性 T 细胞 CD4 计数≤200/μl 时发生肺孢子菌肺炎危险甚大,但此标准不适用于小儿尤其 1 岁内婴儿。

【临床表现】

肺孢子菌肺炎的症状和体征与病原体所导致的炎症反应轻重有关。临床类型有两种:

1. 婴儿型 主要发生在 1～6 个月小婴儿,属间质性浆细胞肺炎,起病缓慢,主要症状为食欲缺乏、烦躁不安、咳嗽、呼吸促及发绀,而发热不显著。听诊时啰音不明显,1～2 周内呼吸困难逐渐加重,可出现鼻翼扇动和青紫。肺部体征少与呼吸窘迫症状的严重程度不成比例为本病特点之一。若不治疗,病程可持续多日甚至数周,25％～50％患儿死亡。

2. 儿童型 主要发生于各种原因致免疫功能低下的小儿,起病急骤,与婴儿型不同处为几乎所有患儿均有发热。此外,常见症状为呼吸急促、咳嗽、发绀、三凹征、鼻翼扇动及腹泻。病程发展快,多数未经治疗即死亡。

【诊断】

由于缺乏特异性症状和体征,并且免疫缺陷患儿可同时合并其他病原(如巨细胞病毒、细菌等)感染,临床上肺孢子菌肺炎的诊断比较困难。确诊需要在肺实质或下呼吸道分泌物中证实肺孢子菌的存在。

1.病原体检查　痰液、支气管肺泡灌洗液和各种肺活检标本中借助特殊染色（姬姆萨、哥氏银染、甲苯胺蓝等）镜检寻找病原体。雾化吸入3％盐水诱导排痰是侵入性最小的获取标本方法，因需患儿合作，常用于5岁以上患儿，其阳性率为20％～40％。经纤维支气管镜行支气管肺泡灌洗和肺活检查找病原体为多数患者的首选方法，阳性率可达75％～95％。对气管插管机械通气患者，可经气管插管注入无菌生理盐水灌洗。

2.组织病理检查　开胸肺活检可提供足够标本用于组织病理学检查，敏感性最高，但因有创伤而临床应用受限。

3.影像学检查　胸部X线检查可见双侧弥漫性颗粒状阴影，自肺门向周围伸展，呈毛玻璃样，伴支气管充气征，之后变成致密索条状，索条间有不规则片块状影。后期有持续的肺气肿，肺野外周更为明显。可伴纵隔气肿及气胸。肺部高分辨CT可见广泛毛玻璃状改变和囊泡状损害。

【鉴别诊断】

本病需与细菌性肺炎、病毒性肺炎、真菌性肺炎、ARDS及淋巴细胞性间质性肺炎（LIP）等相鉴别。其中LIP与本病因均易发生于艾滋病患儿很难鉴别，但LIP多呈慢性过程，以咳嗽及肺内干啰音为主要表现。有全身淋巴结及唾液腺增大，可在肺活检标本中查出有关EB病毒感染的证据（EBV-DI、IAl）。

【治疗】

肺孢子菌肺炎：TMP-SMZ是首选药物，疗程2～3周。卡泊芬净对肺孢子菌肺炎有一定疗效，可用于TMP-SMZ耐药或重症患者。

【预防】

在下列情况下建议使用药物预防：①免疫抑制患者已有1次肺孢子菌肺炎发作史；②儿童发生严重细胞介导的免疫缺陷病如严重联合免疫缺陷综合征、器官移植受者和艾滋病患者；③患淋巴组织增生性恶性肿瘤和其他类型恶性肿瘤需要化疗的患儿。

预防首选药物为TMP-SMZ、TMP和SMZ。若不能耐受TMP-SMZ，对>5岁的患儿可考虑喷他脒雾化吸入，<5岁给予氨苯砜口服。但预防阶段的疗程应根据病情和临床需要而决定，并应随访和注意不良反应。预防治疗的持续时间无明确规定或到免疫缺陷消除为止。预防仅在用药期间有效，因此高危患者应坚持用药，但预防用药不能保证完全防止肺孢子菌肺炎的发生。

（万忆春）

第三节　急性呼吸衰竭

【概述】

急性呼吸衰竭指各种原因引起呼吸中枢、呼吸器官病变,使机体通气和换气障碍,导致缺氧二氧化碳潴留,从而出现的一系列临床表现。

【病因】

小儿急性呼吸衰竭常见病因可见于以下几类。上气道梗阻:感染(哮吼、会厌炎、细菌性气管炎)、喉气管软化、气管异物和过敏;下气道梗阻:哮喘、毛细支气管炎和囊性纤维化;限制性肺疾病;急性呼吸窘迫综合征、胸膜渗出、肺炎、肺水肿和腹腔间隔综合征;中枢神经系统紊乱:颅内损伤(出血、缺血)、药物(镇静药)和代谢性脑病;周围神经系统与肌肉疾患:格林-巴利综合征、肌营养不良、脊柱侧弯、脊髓损伤、肉毒杆菌中毒和中毒(如有机磷中毒)。

【临床表现】

均因低氧血症和高碳酸血症所致,可累及各个系统。此外尚有原发病的临床特征。

1.呼吸系统　呼吸困难、鼻扇、呻吟、三凹征和发绀最多见,呼吸频率或节律改变、深浅不一或浅慢呼吸亦颇常见。中枢性呼吸衰竭早期可呈潮式呼吸,晚期常有呼吸暂停、双吸气及抽泣样呼吸。听诊肺部呼吸音降低。此外,尚可有原发病相应体征。

2.循环系统　早期缺氧心动过速、血压亦可增高。重者心率减慢、心律失常、血压下降、休克和心搏骤停。高碳酸血症时周围毛细血管和静脉扩张,使皮肤潮红、四肢暖、脉大、多汗和球结膜水肿。此外,还可发生肺水肿、右心衰竭。

3.神经系统　轻者注意力不集中,定向障碍。随缺氧加重出现烦躁不安、易激惹、嗜睡、表情淡漠、神志恍惚、谵妄、昏迷和惊厥等。年长儿可诉头痛。有时瞳孔大小不等、光反应迟钝,肌张力及反射减弱或增强。

4.胃肠道　可有应激性溃疡,引起消化道出血。

5.其他　尚可有黄疸,血清转氨酶升高;少尿、无尿、尿素氮增高;水、电解质、酸碱失衡和 DIC。

6.血气分析　是诊断的重要依据之一。应在静息状态、海平面、吸入室内空气时动脉取血送检。

【诊断要点】

1.有引起呼吸衰竭的原发病。

2.发绀、呼吸频率或节律异常、烦躁不安或嗜睡等症状经湿化气道、吸痰、吸氧仍不能改善。

3.存在前述临床表现中的各系统症状。

4.血气分析。无发绀型先天性心脏病者测得血气结果参考值如下：Ⅰ型呼吸衰竭，$PaO_2 < 8.0kPa(60mmHg)$，$PaCO_2$ 正常或稍低。Ⅱ型呼吸衰竭：$PaO_2 < 8.0kPa(60mmHg)$，$PaCO_2 > 6.67kPa(50mmHg)$。

【治疗】

治疗需采取综合措施，重点在于纠正低氧血症和二氧化碳潴留，与此同时积极治疗原发病。有条件应入重症监护室。

1.治疗原发疾病病因　明确者对病因治疗，病因一时不明确者对症治疗。

2.氧疗　常用鼻导管、面罩和头罩给氧，必要时气管插管使用人工呼吸机。根据病情调节氧浓度，以提高血氧分压、氧饱和度和氧含量，纠正缺氧。

3.呼吸道护理

(1)及时清洁鼻腔，防止分泌物结痂堵塞。

(2)呼吸道湿化：可用超声雾化器雾化吸入，应用人工呼吸机的患儿可直接调节呼吸机的恒温湿化装置进行湿化。

(3)吸痰：湿化或雾化后应勤吸痰。气管插管患儿吸痰前，可先滴入湿化液2～5ml，湿化液总量 100～150ml/d。

(4)拍背：可配合湿化同时进行，湿化拍背后再吸痰。肺不张患儿按患病部位取不同体位进行。

4.人工呼吸机的使用

(1)适应证：①各种病因引起的中枢性或周围性呼吸衰竭出现严重通气或换气不良；②急性呼吸窘迫综合征（包括新生儿呼吸窘迫综合征）、肺水肿、肺出血出现严重换气不良；③窒息、心跳呼吸骤停；④心脏手术或其他手术后呼吸功能不全；⑤神经肌肉疾病致呼吸功能不全；⑥经积极正确治疗，仍有明显低氧血症和二氧化碳潴留。

(2)呼吸机参数选择：人工呼吸机种类很多，可根据病情和医疗机构条件选择呼吸机及合适通气方式。呼吸机基本参数：①潮气量 6～10ml/kg。②频率大致接近同龄儿生理呼吸频率。③气道峰压：原则上逐步调整压力以达到目标潮气量，最大不超过 $30cmH_2O$。婴幼儿或肺部病变轻者一般 10～20cmH_2O；病变中度者加

$20\sim25cmH_2O$;肺部病变严重者一般不超过 $30cmH_2O$。④吸呼比值(即吸/呼时间比):1:1.5,但在同步间歇指令通气时应注意调节吸呼比值以确保实际吸气时间不大于呼气时间,以保证不出现反比通气(有意设定为反比通气者例外)。⑤初始吸氧浓度:以肺部疾患为主者,初始吸氧浓度为 $0.6\sim1.0$;以肺外疾病为主者,初吸氧浓度为 $0.3\sim0.6$;上机后再依据血气状况调整吸氧浓度到血氧分压维持在正常范围。⑥呼气末正压:对肺部炎症疾病有肺不张、肺水肿倾向患儿,呼气末正压选择在 $5\sim16cmH_2O$,对存在肺气肿倾向的肺部或气管疾患,如哮喘、毛细支气管炎等,呼气末正压尽量偏低或不选,在 $0\sim4cmH_2O$。以上基本参数要根据患儿原发病、生命体征和血气分析结果设定和调节。呼吸机其他参数亦需根据个体情况设定。

5.维持水、电解质、酸碱平衡

(1)液体入量一般控制在 $60\sim80ml/kg$,高热、呼吸急促、吐、泻或应用脱水剂者酌情增量。监测 24 小时出入量,总原则是量出为入。

(2)一般先用生理维持液,再根据血电解质调整输液种类。

(3)呼吸性酸中毒改善通气后可好转,合并代谢性酸中毒酌情补碱。

6.脏器功能不全的治疗

(1)心力衰竭或肺水肿可用快速强心苷制剂,如地高辛、毛花苷丙(西地兰)等。因缺氧常导致回心血量不足,肾灌注量不良,使用强心苷药物应适当减少剂量和延长时间。小动脉痉挛和循环障碍,可用酚妥拉明,也可酌情应用多巴胺和多巴酚丁胺。适当加用利尿剂。

(2)脑水肿:多用甘露醇或加用甘油果糖,必要时使用镇静和止惊剂。

(3)消化道出血:应用西咪替丁和奥美拉唑,并可静脉注射或口服止血剂。

7.其他药物治疗

(1)黏液溶解剂:稀化痰液,可选择氨溴索(沐舒坦)、糜蛋白酶等。

(2)糖皮质激素:非常规应用,支气管痉挛、脑水肿及中毒症状严重者酌情选用。

(3)镇静止惊剂:用于患儿烦躁不安和惊厥,根据相关指南将患儿进行适度镇静,减少人机对抗。

(4)呼吸兴奋剂:对已应用呼吸机者不建议用。对非机械通气患儿,是否使用该类药物,亦存在争议,因为使用后将增加呼吸功、加重缺氧。目前仅用于缺乏机械通气条件的基层医院。可用于呼吸道通畅但呼吸浅表的早期呼吸衰竭患儿。

8.营养支持　尽量经口进食,必要时鼻饲或静脉营养。

(张晓春)

第四节 支气管哮喘

一、概述

支气管哮喘(简称哮喘)是儿童期最常见的非感染性慢性呼吸道疾病,发达国家学龄儿童中哮喘的患病率高达 5%～20%,是全球性儿童期主要公共健康问题之一。近几十年来我国儿童哮喘的患病率呈逐渐上升趋势,最近完成的全国儿童哮喘流行病学调查结果显示,我国城市城区 0～14 岁儿童支气管哮喘的累计患病率在 20 年间上升了约 1.5 倍,达到了 3.02%,部分地区儿童哮喘累计患病率则高达 7%以上,接近发达国家的水平。

哮喘对儿童睡眠的影响可以高达 34%,是导致儿童因病误学(23%～51%)和活动受限(47%),及家长误工的主要 45%之一。儿童因哮喘急诊治疗的费用占哮喘总治疗费用的 45%～47%。有 7%哮喘儿童至少有 1 次因哮喘而住院治疗。哮喘直接影响儿童肺功能的发育,儿童期的肺功能决定了成年以后的肺功能状态,因此儿童期哮喘的优化治疗将直接影响哮喘的远期预后。

哮喘的主要特征是可逆性气道阻塞和气道高反应性,在哮喘的发病机制中气道慢性炎症起着关键作用。哮喘是由多种细胞,包括炎性细胞(嗜酸性粒细胞、肥大细胞、T 淋巴细胞、中性粒细胞等)、气道结构细胞(气道平滑肌细胞和上皮细胞等)和细胞组分参与的气道慢性炎症性疾病。这种慢性炎症导致易感个体的气道反应性增高,当接触物理、化学、生物等刺激因素时,发生广泛多变的可逆性气流受限,从而引起反复发作的喘息、咳嗽、气促、胸闷等症状,常在夜间和(或)清晨发作或加剧,多数患儿可经治疗缓解或自行缓解。哮喘的治疗目标是用尽可能少的药物负担达到并维持疾病的临床控制和降低疾病的远期影响。

二、病因

儿童哮喘是环境暴露、固有生物学特性和遗传易感性相互作用的结果。环境暴露包括呼吸道病毒感染、吸入变应原和环境烟雾等生物学和化学因子。易感个体对这些普通暴露物刺激产生免疫反应,导致气道持续的病理性炎症变化,同时伴有受损气道组织的异常修复。具体病理变

1.支气管收缩　导致哮喘临床表现的主要病理生理学变化是气道狭窄及其伴随的气流受限。在哮喘急性发作时,不同刺激因素可以迅速导致支气管平滑肌收

缩。变应原导致的支气管收缩主要是通过 IgE 介导的肥大细胞释放组胺、类胰蛋白酶和白三烯等介质,直接收缩支气管平滑肌。

2.气道肿胀和分泌物增加　　哮喘持续气道炎症时存在明显的黏膜和黏膜下组织的肿胀,部分上皮细胞发生脱落。同时气道黏膜上的分泌细胞分泌过多的黏液,进一步加重气道腔的狭窄和气流受限。此病理变化在幼龄儿童喘息中更常见,因黏液分泌过多导致的气道阻塞对支气管舒张剂的治疗反应较差,这可部分解释为何婴幼儿喘息时单用支气管舒张剂的疗效往往不如年长儿那样明显。

3.气道高反应性　　气道对不同刺激因素的反应性增高是哮喘的主要特征之一。临床上可以通过支气管激发试验了解气道反应性的强弱,气道反应性的强度与临床哮喘严重度密切相关。气道反应性增高与多重因素有关,包括炎症、神经调节功能异常和结构改变等。其中气道炎症起着关键作用,直接针对气道炎症的治疗可以降低气道的高反应性。

4.气道重构　　在部分哮喘患者,气流受限可能仅表现为部分可逆。哮喘作为一种慢性疾病,随着病程的进展,气道可发生不可逆性组织结构变化,肺功能进行性下降。气道重构涉及众多结构细胞,这些细胞的活化和增生加剧了气流受限和气道高反应性,此时患者对常规哮喘治疗的反应性明显降低。气道重构的结构变化包括基底膜增厚、上皮下纤维化、气道平滑肌肥厚和增生、血管增生和扩张和黏液腺的增生和高分泌状态。

哮喘是涉及多种活性细胞的免疫异常性疾病,哮喘的气流受限是众多病理过程的结果。在小气道,气流通过环绕气道的平滑肌调节,当这些气道平滑肌收缩时即可导致气流受限。同时主要与嗜酸性细胞有关的气道炎性细胞浸润和渗出亦可导致气道阻塞,并引起上皮损伤及脱落至气道腔,加重气流受限。其他炎性细胞,如中性粒细胞、单核细胞、淋巴细胞、巨噬细胞和嗜碱性细胞也参与此病理过程。T 辅助细胞和其他免疫细胞产生的促炎性细胞因子(如 IL-4、IL-5、IL-13 等)和趋化因子(如 eotaxin 等)介导了此炎症过程。病理性免疫反应和炎症与机体异常免疫调节过程密切相关,其中产生 IL-10 和肿瘤坏死因子-α(TNF-α)的 T 调节细胞可能起着重要的作用。具有遗传易感特性的儿童在各种过敏性物质,如螨虫、蟑螂、动物皮毛、真菌和花粉等,以及非过敏性因素,如感染、烟草、冷空气和运动等因素的触发下产生一系列免疫介导的级联反应,导致慢性气道炎症性改变。气道炎症与气道高反应性密切相关,在众多刺激因素的促发下发生过激反应,引发气道肿胀,基底膜增厚,上皮下胶原沉积,平滑肌和黏液腺增生,黏液分泌过多,最终导致气流阻塞。

哮喘气道免疫反应包括速发相和迟发相,触发因素导致的速发相免疫反应产生的细胞因子和介质可以激发更广泛的炎症反应,即所谓的迟发相反应,进一步加重气道炎症和气道高反应性。当变应原与抗原递呈细胞(APC)表面 IgE 高亲和力受体(FceRI)结合,就会启动过敏反应,通过抗原递呈细胞将变应原递呈给 T 淋巴细胞,激活的 T 淋巴细胞合成和释放一系列细胞因子,促进炎症反应过程。IgE 的合成需有白介素(IL)如其他细胞因子的参与,如 IL-4 和 IL-13 等。过敏性炎症的特征主要由 2 型 T 辅助细胞(Th2)参与,涉及 Th2 细胞因子和其他免疫介质。目前认为在诱导原始 T 细胞向 Th1 或 Th2 细胞趋化过程中,T 调节细胞起着重要作用,其直接影响到机体对过敏性炎症抑制和对变应原发生耐受的过程。同时气道上皮的树突状细胞有利于摄取变应原并与 IgE 的 FceRI 结合。此机制与最近发现的哮喘个体上皮屏障功能缺陷有关,后者使得过敏性炎症过程得以扩展和加重。

病毒感染是导致儿童哮喘症状复发和急性发作的主要触发因素,最近的研究提示,以 c 型鼻病毒为代表的病毒感染可能参与了机体免疫系统的激发。其具体机制未明,可能涉及哮喘发展过程中的免疫循环,即初始反复的气源性刺激物(如变应原或病毒)刺激后引起气道炎症反复,并导致症状发作。随着病情进展,炎症过程不能恢复完全,出现组织修复和再生,并可能引发长期的慢性病理变化。此过程可使患者的呼吸功能恶化,进而可发生气道重构。

变应原致敏与病毒感染的因果关系是目前研究的热点,一般认为,变应原致敏早于鼻病毒诱发性喘息的发生。导致哮喘时上皮损伤的另一个问题是哮喘患者的上皮细胞对于入侵病毒的处理能力减弱,由于支气管上皮细胞产生 γ 干扰素的能力下降,感染病毒后不能有效地启动上皮细胞防御性凋亡程序,限制病毒的复制,结果导致受累上皮细胞坏死,使病毒得以复制、扩散,症状持续。

气道高反应性在儿童哮喘中很常见,但是并不是儿童哮喘所必有的特征,在儿童运动诱发性哮喘中的表现更明显。支气管高反应性的确切机制并不十分清楚,可能涉及与上皮温度和液体交换的气道屏障功能异常和副交感神经机制。

哮喘患儿因气道阻塞或气道重塑,可有肺功能可逆或不可逆性下降,但是肺功能下降在儿童哮喘发病机制中的意义尚不十分清楚。有出生队列研究显示,相对于肺功能正常的健康儿童,早期即有肺功能下降者,将来更易发生哮喘。但并非所有早期有肺功能异常的儿童,将来均会发展成为哮喘。

气道重构是成人哮喘的一个常见特征,其在儿童哮喘中的意义相对不十分明了,特别是对于究竟气道重构始于何时及重构过程如何启动等并未得出一个明确的解释。但是无论如何年长儿哮喘中肺功能的下降可能反映了气道结构的变化,如上皮下网状基底膜的增厚,上皮细胞的破坏,蛋白酶和抗蛋白酶平衡失调和新血管的形成,提示在儿童哮喘确实存在气道重构的可能。

现有证据表明遗传易感性是哮喘发生的一个重要原因,目前研究已证实至少在 15 条染色体上发现了至少数十个与哮喘易感性相关的区域,其与 IgE 产生、气道高反应性和炎症介质产生密切相关。

三、临床表现

儿童哮喘的主要临床表现是间歇性干咳和(或)呼气性喘息,年长儿常会诉说气短和胸闷,而幼龄儿童则常常诉说间歇性非局限性胸部"疼痛"感。呼吸道症状可以在夜间加重,在呼吸道感染和吸入变应原触发下也可以使症状加重。日间症状往往与剧烈运动和玩耍有关。儿童哮喘的其他症状可以表现轻微,无特异性,包括保护性自我限制运动、可能与夜间睡眠异常有关的疲倦和体育运动能力低下等。病史询问中仔细了解以往使用抗哮喘药物(支气管舒张剂)的情况有利于哮喘的诊断。如使用支气管舒张剂可使症状得以改善,提示有哮喘的可能。如果症状,尤其是喘息经支气管舒张剂和糖皮质激素治疗无效,多不支持哮喘的诊断,要考虑其他诊断的可能。

许多因素可以触发哮喘症状,如剧烈运动、过度通气、冷或干燥气体及气道刺激物等,当有呼吸道感染和吸入变应原时,可以增加刺激物暴露的气道高反应性。有些儿童因为长期暴露于环境刺激物,导致症状持续存在,因此环境评估是哮喘诊断和管理的基本要素之一。

如存在危险因素,包括有其他过敏性疾病史,如变应性鼻炎、变应性结膜炎、变应性皮炎,多种变应原致敏,食物过敏和父母有哮喘史等,对哮喘的诊断有一定提示作用,但不是诊断哮喘的必备条件。由于在日常临床就诊时哮喘患者往往无明显的异常征象,因此病史在哮喘的诊断中十分重要。有些患者仅表现为持续的干咳,胸片检查正常,但有时可以通过深呼吸在呼吸末闻及哮鸣音。临床上经过速效吸入 β_2 受体激动剂后哮喘症状和体征在短时(10～15 分钟)内有明显改善,高度提示哮喘诊断的可能。

哮喘急性发作时听诊通常可以闻及呼气相哮鸣音和呼吸相延长,偶尔在部分区域有呼吸音下降,部位通常位于前胸右下侧。由于气道阻塞,可有局限性过度通气(气肿)的征象。因气道内有过度的黏液分泌和炎症渗出,哮喘发作时可以闻及湿啰音和干啰音,容易与支气管肺炎相混淆。但是哮喘湿啰音并非广泛肺泡炎症所致,因此其变化快于支气管肺炎时的啰音,随着有效治疗后气道痉挛得到改善,分泌物排出后啰音可以在短时间内得到明显的改善。如果有固定的局限性湿啰音和呼吸音降低,提示有局部肺不张,此时难以与支气管肺炎相鉴别。在严重哮喘急性发作时,广泛的气道阻塞时患者可出现呼吸困难和呼吸窘迫,此时可能闻及双相哮鸣音,即在吸气相也可出现哮鸣音,伴有呼气延长和吸气受限。同时表现为胸骨上和肋骨间隙凹,辅助呼吸机运动。极少部分患者,由于有严重的气流受限,呼吸音明显下降,甚至不能闻及哮鸣音,即所谓的"闭锁肺",此为哮喘发作时的危重征象,需采取紧急救治措施。

四、辅助检查

1.**肺通气功能测定** 是哮喘诊治过程中最主要的检测手段,通过肺通气功能测定可以客观了解和评估可逆性气流受限的状况,也是确定哮喘诊断的主要客观指标。对于所有 5 岁以上可以行肺通气功能检查的哮喘儿童都应该定期检测。肺通气功能测定有一定技术规范要求,一般应该有专职人员操作,并经儿科呼吸专科医师评估后得出检测结论。

与儿童哮喘相关的肺通气功能测定的主要指标包括:

(1)用力肺活量(FVC):是深吸气至肺总量后以最大用力、最快速度所能呼出的全部气量,反映肺容量的大小。

(2)一秒钟用力呼气容积(FEV_1):用力呼气第一秒钟内呼出的气量,通过计算 FEV_1 占 FVC 的百分数可得出一秒率($FEV_1/FVC\%$),是评估气流受限的主要指标之一。正常情况下儿童期的呼吸频率与年龄呈反比,年龄越小呼吸频率越快,每次呼吸周期的时间越短。因此在幼龄儿童中评估气流受限时,可以选择 0.5 秒钟用力呼气容积(FEV0.5)作为评估指标,其敏感性更优于 FEV_1。

(3)呼气峰流速(PEF):用力呼气过程中达到的最高呼气流速,可直接反映气道的通气功能状况。

(4)最大呼气中段流量(MMEF):是由 FVC 曲线计算得到的用力呼出肺活量 25%~75% 的平均流量,是判断气道阻塞的主要指标之一,尤其对于小气道病变的敏感性优于 FEV_1。

如无条件进行肺通气功能检测,可以使用简易峰流速仪监测通气功能,通过连续的峰流速测定可以了解肺通气状况,有利于哮喘控制的评估和对治疗的反应性。一般要求每天早晚各测一次,正常情况下,变异率应该<20%。实际应用时建议在患者无哮喘症状时连续测定 2 周,首先建立个人最佳值,以后根据此个人最佳值评估疾病状况。

脉冲震荡(IOS)肺功能检测技术对儿童的配合要求较低,可用于3岁以上儿童哮喘的肺功能测定。国际上已有相关IOS检测和评判标准,认可其在儿童哮喘评价中的地位,并纳入了部分哮喘防治指南。但是在具体应用时应该注意到目前国内尚无统一的正常预计值标准,评估时还需慎重。

幼龄儿童也可以采用潮气通气肺功能检测,但是除了缺乏国人的正常预计值标准参数外,还由于其采用非用力呼吸方法获得检测参数,对于哮喘气流受限程度评估的价值有限,目前尚未被任何哮喘指南作为检测指标纳入其中。

2.激发试验　当临床症状提示为哮喘而肺通气功能正常时,测定气道反应性的激发试验有助于疾病的诊断。激发试验的方法包括通过吸入乙酰甲胆碱或组胺等支气管收缩剂刺激的直接激发,和吸入甘露醇或通过一定强度运动刺激的间接激发。常用的激发试验是通过逐级递增吸入刺激物的浓度或增加运动强度直至达到支气管收缩(以FEV_1下降20%为准),或者达到最大累积吸入激发物浓度或最大运动强度来评估气道的反应性。导致FEV_1下降20%时吸入激发药物的剂量或运动强度越低,表明气道反应性越高。结果以达到FEV_1下降20%时的吸入激发药物剂量(PD_{20})或浓度(PC_{20})表示。如以乙酰甲胆碱激发,一般以PC_{20}低于8mg/ml判断为激发试验阳性,表明存在气道高反应性,支持哮喘的诊断。但是激发试验阳性并非哮喘所特有,激发试验阳性也可能发生在其他疾病如变应性鼻炎等,因此激发试验的价值更可能在于排除哮喘诊断,如果未接受抗炎治疗的有症状的儿童,激发试验阴性基本可以排除哮喘诊断。

激发试验有可能导致严重哮喘急性发作,因此必须严格按操作规范进行,并需配备即刻处理急性支气管收缩所需的医疗设备和急救药物。

3.无创气道炎症标志物测定　气道炎症标志物测定是近年逐渐在临床中开展的无创检测手段,目前临床常用的方法有:

(1)诱导痰液检测:通过超声雾化吸入高渗盐水(一般选3%浓度)诱导获得痰液进行分析。对诱导痰液的细胞学分析和炎症相关因子的测定可以了解气道炎症的性质和严重度。在哮喘患者中进行高渗盐水诱导痰液时有可能导致支气管痉挛,在诱导前必须预防性使用吸入β_2受体激动剂。学龄儿童中诱导痰液的成功率约为80%,而在幼龄儿童中成功率较低,由于不能有效地将痰液咳出,幼龄儿童往往需要通过吸引管获取痰液。

由于痰液诱导过程较复杂且费时,虽然目前已有痰液诱导方法的质控标准,但是在实际操作中往往难以掌控,而且诱导痰液分析在儿童哮喘诊断和监测中的价值尚未确立,因此目前此技术尚未在儿科临床中普遍开展,主要应用于哮喘等疾病的临床研究。

(2)呼出气一氧化氮分数:呼出气一氧化氮分数(FeNO)是迄今为止非创伤性气道炎症评估中研究最深入的一种炎症标志物监测方法,也是目前临床应用较广的儿童哮喘检测手段。通过标准化的检测方法,可以在呼气相经口测得稳定的FeNO,测得的水平以十亿分之一颗粒(ppb)的单位表示。该项检测技术要求高,需要十分精准的评估,因此使用不同仪器和不同检测单位所获得的结果往往不具有可比性。

FeNO检测主要通过在线的方法进行,受试者通过口器以50ml/s的流速恒定地呼出气体,儿童检测时呼出气需持续6秒钟。要避免经鼻呼出气对检测结果的影响,因鼻和鼻窦产生的NO远高于下呼吸道。对于幼龄儿童也可以采用离线方法,即通过将呼出气体集于密闭容器后再分析测定,但是此方法可能会受到不同因素的影响,精确度不如在线检测。

在进行FeNO评估时要注意可能的影响因素,如过度用力呼吸可以导致FeNO水平下降,并维持数分钟,如果需要同时进行肺通气功能检测,一定是先检测FeNO后检测肺通气功能。吸烟可以降低FeNO,而富含硝酸盐或精氨酸的食物可以明显提高FeNO的水平。感染对FeNO的影响也是不可小觑的一个问题,检测时都应该注意。通过对不同流速时FeNO水平的评估,有可能计算出支气管或肺泡来源的FeNO,但其精确度尚待确认,目前仅限于研究所用。

根据我国最近完成的全国性研究结果显示,我国儿童的FeNO略高于国外报道的资料,平均值在12ppb(95%可信区间,5~24ppb),男女性别差别并不大。如果FeNO水平明显增高,达40~50ppb以上或高于正常上限20%,高度提示气道存在嗜酸性细胞性炎症。

FeNO检测有助于变应性哮喘的诊断,尤其当哮喘的症状不明显时。与儿童哮喘时肺功能检测多显示正常不同,在无症状的哮喘儿童中FeNO水平往往可以持续升高。FeNO检测反映的是嗜酸细胞性炎症,在中性细胞性炎症其水平并不升高,因此必须强调不能仅依据FeNO水平做出哮喘的诊断或排除哮喘诊断。吸入糖皮质激素(ICS)可有效降低FeNO水平,此效应可以发生在ICS治疗后的数天内。在实践中对于已接受ICS治疗个体,FeNO对于疾病诊断的临床价值有限,临床上也不推荐仅依据FeNO水平调整ICS的剂量。但是在另一方面,可以通过检测FeNO了解患者对ICS治疗的依从性和疾病状态。经过ICS治疗后FeNO下降的个体中,如FeNO再度上升预示着可能由于停用或减量ICS而使得哮喘控制不良。如果FeNO持续升高提示发生急性发作的危险可能性增高。FeNO反复检测的临床价值高于单次检测,有利于动态评估。

4.过敏状态检测 虽然不能根据变应原检测结果诊断哮喘,但是变应原检测有助于了解哮喘儿童的过敏状态和预测疾病的远期转归,同时可以识别与哮喘相关的可能触发因素,为环境控制提供客观依据,并有利于特异性免疫治疗方案的制订。

常用变应原检测方法有皮肤点刺试验和血清特异性 IgE 测定,前者为体内试验,后者为体外试验,两者临床意义相近,可以互补。而目前部分单位采用的所谓变应原特异性 IgG 测定,检测的阳性结果仅表明机体对某一种物质的接触,并非评价过敏状态的标准检测手段,对哮喘儿童过敏状态的评估不具有实际临床意义。

5.血气分析 血气分析有助于判断哮喘急性发作时的严重程度,建议对于中、重度哮喘急性发作者都应该进行血气分析。哮喘急性发作时存在不同程度的低氧血症,病初作为代偿,机体试图通过增加每分通气量来改善低氧血症,用力深呼吸。因此哮喘急性发作初期由于代偿性过度通气,可出现一过性低碳酸血症,pH 可以维持接近正常,甚至高于正常水平。当疾病进一步恶化,低氧血症加重,酸性代谢产物增加,呼吸肌疲劳,有效通气量下降,逐渐出现 CO_2 潴留甚至出现严重的高碳酸血症,血气分析显示混合性酸中毒。因此当血气分析结果显示 CO_2 水平由低向正常水平过渡时,表明疾病正在进行性恶化,应该采取紧急医疗措施。

6.放射学检查 哮喘是可逆性气流受限性疾病,大多情况下无须进行放射学检查。但是对于诊断不明,或临床治疗效果不佳的年幼喘息儿童,胸部放射学检查有助于排除其他原因所致喘息病变。当哮喘急性发作时病情难以控制,或发生急剧恶化时,需考虑发生并发症的可能,如气胸和纵隔气肿,或右肺中叶综合征等,此时可能需通过放射学检查得以确诊。

7.支气管镜检查 近年国内儿科临床支气管镜的应用逐渐普及,部分儿童喘息诊断不明或临床控制不佳的喘息儿童可能需要进行此项检查,但需严格掌握指征。

气道内镜检查可以直接了解气道的解剖结构,除外异物吸入,有助于了解黏膜炎症和黏膜下组织增生的程度,并可通过支气管肺泡灌洗液分析,获取气道炎症相关信息。具体操作时要根据病情特点考虑分别进行硬质喉气管镜和纤维支气管镜检查。硬质喉气管镜视野大,有利于更好地观察喉后方的部位及气管上端,并可以较方便地直接移除异物。而纤维支气管镜在评估气道的动力学方面更佳,通过观察呼吸和咳嗽时气道的稳定性可以发现气管/支气管软化等病变。检查时应该对整个气道进行观察,即使在喉部发现了可以解释喘鸣的原因,仍有 15% 的患者可以同时存在下气道病变。对于迁延性喘息患者,早期进行支气管镜评估可以提供快速准确的诊断,并预防不必要的检查和过度治疗。

五、诊断

1.儿童哮喘诊断标准

(1)反复发作喘息、咳嗽、气促、胸闷,多与接触变应原、冷空气、物理、化学性刺激、呼吸道感染以及运动等有关,常在夜间和(或)清晨发作或加剧。

(2)发作时在双肺可闻及散在或弥漫性、以呼气相为主的哮鸣音,呼气相延长。

(3)上述症状和体征经抗哮喘治疗有效或自行缓解。

(4)除外其他疾病所引起的喘息、咳嗽、气促和胸闷。

(5)临床表现不典型者(如无明显喘息或哮鸣音),应至少具备以下1项:

1)支气管激发试验或运动激发试验阳性。

2)证实存在可逆性气流受限:①支气管舒张试验阳性:吸入速效 β_2 受体激动剂(如沙丁胺醇)后15分钟第一秒用力呼气量(FEV$_1$)增加≥12%,和绝对值≥预计值的10%;②抗哮喘治疗有效:使用支气管舒张剂和口服(或吸入)糖皮质激素治疗1～2周后,FEV$_1$增加≥12%。

3)最大呼气流量(PEF)每天变异率(连续监测1～2周)≥20%。

符合(1)～(4)条或(4)、(5)条者,可以诊断为哮喘。

此诊断标准体现了哮喘是一种临床综合征的现代观念,强调了哮喘症状的反复性和可逆性,但不再限定以发作次数作为诊断依据,这更有利于临床实际操作。当临床出现复发性喘息,经抗哮喘治疗有效,或可自然缓解,在可能的条件下排除其他疾病即可做出哮喘的临床诊断,有利于疾病的早期干预。当然年龄合适者,作为诊断和疾病严重度评估的客观指标,所有患者都应该定期进行肺功能检测。

2.咳嗽变异性哮喘的诊断　部分儿童临床以咳嗽为唯一或主要表现,不伴有明显喘息,需考虑咳嗽变异性哮喘(CVA)的可能。CVA诊断依据:

(1)咳嗽持续＞4周,常在夜间和(或)清晨发作或加重,以干咳为主。

(2)临床上无感染征象,或经较长时间抗生素治疗无效。

(3)抗哮喘药物诊断性治疗有效。

(4)排除其他原因引起的慢性咳嗽。

(5)支气管激发试验阳性和(或)PEF每天变异率(连续监测1～2周)≥20%。

(6)个人或一、二级亲属特应性疾病史,或变应原检测阳性。

符合以上(1)～(4)项为诊断基本条件。如不进行适当的干预约有30% CVA

患者将发展为典型哮喘。

我国研究显示,CVA 是儿童慢性咳嗽的首位病因。由于缺乏客观指标,目前临床上存在 CVA 诊断不足和诊断过度两方面的问题,应引起临床医师的重视。CVA 诊断标准中强调了诊断性治疗的重要性,如果经规范抗哮喘治疗临床症状改善不明显,不应一味提高治疗强度,而是应该重新审核 CVA 诊断的准确性,以避免临床误诊。

3.幼龄儿童哮喘的诊断 有 40%～50%的儿童在 3 岁前出现过至少 1 次喘息和呼吸困难等哮喘样症状,但是仅有约 30%反复喘息的学龄前儿童到 6 岁时仍有哮喘症状。事实上发生喘息的幼龄儿童中大约半数仅发生过 1 次喘息。另一方面,80%儿童持续哮喘患者的喘息症状出现在 6 岁以前,半数以上的喘息症状发生在 3 岁以前。而且幼龄儿童喘息的疾病负担远高于年长儿,与学龄儿童相比,<3 岁儿童的哮喘控制情况逊于学龄期儿童,临床上有更多的睡眠障碍和活动受限,以及更高的门急诊就诊率和住院率。

由于年龄特点和疾病特征,幼龄儿童的哮喘诊断缺乏明确的客观指标,基本上是依据临床特征和对药物的治疗反应而定。虽然临床上可以根据导致喘息发生的触发因素和临床表现,将婴幼儿喘息进行临床分型,如根据喘息发生和持续的时间分成早期一过性喘息、早期持续性喘息和迟发性喘息/哮喘;或者根据触发喘息的原因分成发作(病毒)性喘息和多因性喘息等不同表型。但是这些分型都有一定的局限性,如根据症状出现和持续的时间分型,前两种表型的确定只能是回顾性分析。而根据触发原因的分型虽然对现症喘息有一定帮助,但是两种表型间常有交叉,也可能随时间迁延而发生相互转变。

如我们将哮喘视为一种临床综合征,在幼龄儿童中诊断哮喘就不会感到困难。只要临床上符合反复喘息的特点,抗哮喘治疗有效,排除其他疾病临床上即可诊断为哮喘。我国儿童哮喘诊治指南中提出了幼龄儿童喘息患者中可能提示哮喘诊断的临床特征:①多于每月 1 次的频繁发作性喘息;②活动诱发的咳嗽或喘息;③非病毒感染导致的间歇性夜间咳嗽;④喘息症状持续至 3 岁以后。在临床实践中更重要的是如何能在幼龄儿童中早期识别发生持续哮喘危险因素,以利制订合理的治疗方案。

目前临床常用的儿童哮喘预测指数(API),对于预测幼龄儿童喘息的远期预后有一定帮助。经过多年实践,目前推出了修订版 API(mAPI),具体内容包括 3 项主要指标(父母有哮喘史、医师诊断的湿疹和吸入变应原致敏)和 3 项次要指标(食物变应原致敏、外周血中嗜酸性粒细胞≥4%和非感冒性喘息)。如果儿童在生后 3 年内发生反复喘息(≥4 次),同时有 3 项主要指标中的 1 项,或 3 项次要指标中的 2 项,即为 mAPI 阳性。mAPI 预测学龄期儿童持续哮喘的特异性较高但是灵敏度较低,阴性预测值的实际临床意义强于阳性预测值。即如果 mAPI 阴性,虽然在 3 岁内有频繁喘息,但是其学龄期发生持续哮喘的机会仅为 5%,与我国部分大城市普通人群中学龄儿童的哮喘患病率相似。必须指出 mAPI 是预测幼龄喘息儿童发生持续性哮喘的指标,并非幼龄儿童哮喘的诊断标准,不能据此诊断哮喘。近年又陆续推出一些类似的儿童哮喘预测参数,分析这些参数可以得出,生命早期过敏状态、喘息严重度、触发因素和性别等与儿童持续喘息的关联度较大。如幼龄儿童早期发生特应症,特别是对气源性吸入变应原致敏是儿童发生持续性喘息的一个重要危险因素,因此建议对所有年幼喘息儿童进行过敏状态检测,但是不能将变应原检测结果作为哮喘诊断的必备条件。就性别而言,虽然发生早期喘息的儿童中,男童占优,但是女童发生持续喘息的可能性远高于男童,危险度是男童的 1 倍。

4.疾病分期与分级

(1)分期:根据临床表现哮喘可分为急性发作期、慢性持续期和临床缓解期。急性发作期是指突然发生喘息、咳嗽、气促、胸闷等症状,或原有症状急剧加重;慢性持续期是指近 3 个月内不同频度和(或)不同程度地出现过喘息、咳嗽、气促、胸闷等症状;临床缓解期系指经过治疗或未经治疗症状、体征消失,肺功能恢复到急性发作前水平,并维持 3 个月以上。

(2)分级:包括病情严重程度分级、哮喘控制水平分级和急性发作严重度分级。

1)严重程度分级:主要用于初次诊断和尚未按哮喘规范治疗的患儿,作为制订起始治疗方案级别的依据。

2)控制水平的分级:用于评估哮喘患儿是否达到哮喘治疗目标及指导治疗方案的调整以达到并维持哮喘控制,是儿童哮喘的主要评估指标。

3)哮喘急性发作严重度分级:儿童哮喘急性发作时起病缓急和病情轻重不一,可在数小时或数天内出现,偶尔可在数分钟内即危及生命,故应即刻对病情做出正确评估,以便给予及时有效的紧急治疗。

六、鉴别诊断

哮喘的症状并非疾病特异性,也可由许多其他疾病所致,并非所有喘息都是哮喘,因此鉴别诊断十分重要。尤其对于幼龄儿童,由于缺乏客观诊断依据,常会出现误诊和诊断不足,对抗哮喘治疗后的临床疗效判断是诊断儿童哮喘的主要手段。

喘息是哮喘的主要体征,是一种连续性、通常为高音调的笛音性呼吸音,伴有呼气相延长,是气流通过部分受阻的胸腔内气道导致的湍流状气流震动气道壁所产生的异常呼吸音。但是在儿科临床实际工作中往往会将不同异常呼吸音相混淆,最常见的是将喘息与喘鸣相混淆,后者是一种具有音乐声性质的单音调尖锐声音,通常不用听诊器就可以闻及,主要是胸腔外大气道阻塞所致,多见于吸气相。出现喘鸣多提示喉和近端气管的气道阻塞和气流受限。一般通过仔细的病史询问和体格检查可以明确区分两者的不同原因。

哮喘时由于存在广泛的气道阻塞,因此可闻及汇集了因不同大小气道内气流受限导致的复音调喘息,此特点是有别于具有单音调性质喘鸣音的主要不同之处。儿童期常见的间歇性复音调喘息可见于哮喘等广泛气道狭窄性疾病,如果使用支气管舒张剂试验性治疗可以快速缓解喘息,高度提示哮喘的诊断。急性的单音调喘息提示有异物吸入的可能,至少有约 15% 异物吸入的儿童可无明显的呛入史。进行性局限性喘息则提示局限性损伤,包括支气管内损伤,如支气管内膜结核和腺瘤;以及中央气道的管腔外压迫,如肿大的淋巴结或其他肿块,对于后者需及时做进一步的检查。总之,临床上如果遇见单音调喘息的儿童都应该进行相关的辅助检查,包括胸片、纤维支气管镜和(或)CT 检查等。

婴儿中最常见的慢性喘鸣原因是喉软化,喘鸣症状可以出现在出生后数天至数月,一般在生后 12~18 个月症状可以自然缓解。喉软化的喘鸣可以因患儿体位的变化而有所不同。

学龄期或青少年期发生的间歇性突发日间喘鸣可能提示声带功能异常(VCD),因声带处于反常的内收状态,患者在吸气时觉得气短、咳嗽、喉发紧,表现为明显的吸气性喘鸣和呼吸窘迫,常可听到喉部喘鸣,部分患者可伴有喘息。症状通常出现在运动时,尤其多见于高强度竞争的年轻运动员。部分患者并无明显的诱因。偶尔也可见同时患有 VCD 与哮喘的病例。如在肺功能检查中发现流速容量环中出现吸气相切迹,要考虑此病的可能,可以进行喉镜检查,直视下见到声带异常运动可确定诊断。VCD 与哮喘另一个不同点是呼出气一氧化氮水平正常。此病对传统的抗哮喘治疗无效,部分患者可以通过语言训练改善症状。

儿童期少见的慢性喘鸣原因还包括:声带麻痹(先天性或获得性)、喉裂、声门下狭窄(先天性或获得性)、血管瘤、喉囊肿和喉蹼等。因此对于反复或持续性喘鸣患者应该考虑进行气道内镜检查。

儿童持续喘息而对 ICS 治疗效应不明显者往往与病毒或细菌感染有关。主要病原体涉及肺炎支原体、肺炎衣原体、流感嗜血杆菌、卡他莫拉菌和肺炎球菌等。

持续喘息可能与感染引致的慢性炎症反应有关,对于这些患者需使用抗生素治疗。

在幼龄儿童,迁延性细菌性支气管炎(PBB)是另一种尚未被充分认识的迁延性呼吸道疾病,因喘息也是 PBB 的主要临床表现之一,常被误诊为哮喘而久治不愈。PBB 的主要症状是湿性咳嗽,伴或不伴有痰,而且持续存在(＞4 周)。通常湿性咳嗽声音提示支气管内有过多的分泌物,由于夜间痰液的积聚,常常在清晨咳嗽明显,运动可以加重咳嗽。因过多的黏液阻塞,近半数 PBB 患者可以出现喘息症状。其特点是一过性多样性喘息,咳嗽后喘息症状可有明显变化是其特征之一。支气管镜检查是诊断本病的重要手段,不但可以直观地了解气道腔内的变化,并可以直接获取黏膜标本。通过支气管肺泡灌洗方法,获取灌洗液进行病原学和细胞学检查,同时还可以通过祛除黏液栓和分泌物改善气道的通畅性。与 PBB 相关的病原菌以不定型流感嗜血杆菌为主,经适当疗程的敏感抗生素治疗 PBB 可以完全恢复。

有基础疾病儿童的临床喘息表现多不典型,大多数情况下通过仔细询问病史和详尽的体格检查可以排除不典型喘息。在幼龄儿童中慢性咳嗽和喘息提示反复吸入、气管/支气管软化、先天性气道畸形、异物吸入或支气管肺发育不良的可能性较大。

如果病史和体格检查提示为不典型喘息的可能,应立即进行相关进一步检查。通过 X 线胸片和(或)CT 检查,可以大致了解胸腔和肺部病变的范围和性质。年龄合适者都应该进行肺通气功能检查。

七、治疗

1.治疗目标　哮喘是一种慢性炎症性疾病,迄今为止尚无任何一种药物可以治愈或改善儿童哮喘的进程,目前的治疗目标是达到和维持哮喘控制,减少疾病的远期风险。具体目标为:①达到并维持症状的控制;②维持正常活动,包括运动能力;③维持肺功能水平尽量接近正常;④预防哮喘急性发作;⑤避免因哮喘药物治疗导致的不良反应;⑥预防哮喘导致的死亡。

2.防治原则　儿童哮喘控制治疗应越早越好。要坚持长期、持续、规范、个体化治疗原则。具体治疗包括:①急性发作期:快速缓解症状,如平喘、抗炎治疗;②慢性持续期和临床缓解期:防止症状加重和预防复发,如避免触发因素、抗炎、降低气道高反应性、防止气道重塑,并做好自我管理。注重药物治疗和非药物治疗相结合,不可忽视非药物治疗如哮喘防治教育、变应原回避、患儿心理问题的处理、生命质量的提高、药物经济学等诸方面在哮喘长期管理中的作用。

3.长期治疗方案 对于儿童持续哮喘不论年龄都应考虑进行一定时间的控制治疗,具体根据年龄分为 5 岁及以上和 5 岁以下哮喘的长期治疗方案。ICS 是儿童哮喘首选长期控制药物,对于无法使用 ICS 或对使用 ICS 有顾虑者可以使用白三烯受体拮抗剂。ICS 治疗的量效关系相对比较平坦,使用低中剂量 ICS 时即可达到显著的临床疗效,对于大多数患儿而言,加大 ICS 剂量并不能进一步获益。而且长期规律使用 ICS 可能会对儿童的生长发育造成一定的不良影响,目前趋向于使用小剂量 ICS 作为儿童哮喘控制治疗的起始推荐剂量,如无效可考虑联合治疗或 ICS 剂量加倍。

初始控制治疗方案根据哮喘病情严重程度分级而定,可以选择第 2 级、第 3 级或第 4 级治疗方案,体现了在初始治疗时"强化"治疗的概念。在开始控制后的 2～4 周必须随访评估疗效,如果病情控制不佳,及时调整控制治疗方案。以后每 1～3 个月审核一次治疗方案,如哮喘控制良好,并维持至少 3 个月,可考虑治疗方案降级,直至确定维持哮喘控制的最小剂量。如部分控制,可考虑升级治疗以达到控制。但考虑升级治疗之前首先要检查患儿吸药技术、遵循用药方案的情况、变应原和其他触发因素回避等情况。如未控制,升级或越级治疗直至达到控制。

在儿童哮喘的长期治疗方案中,除每天规则地使用控制治疗药物外,根据病情按需使用缓解药物。吸入型速效 β_2 受体激动剂是目前最有效的缓解药物,是所有年龄儿童哮喘急性发作的首选治疗药物,通常情况下 1 天内不应超过 3～4 次。亦可以选择联合吸入抗胆碱能药物作为缓解治疗药物。

我国地域广,社会经济发展很不平衡,因此联合治疗方法的选择除了考虑疗效外,还需要同时考虑地区、经济的差异。

(1)控制治疗的剂量调整和疗程:对于单用中高剂量 ICS 者,尝试在达到并维持哮喘控制 3 个月后剂量减少 25%～50%。单用低剂量 ICS 能达到控制时,可改用每天 1 次给药。联合使用 ICS 和 LABA 者,先减少 ICS 约 50%,直至达到低剂量 ICS 才考虑停用 LABA。如使用最低剂量 ICS 患者的哮喘能维持控制,并且 1 年内无症状反复,可考虑停药观察。

有相当比例的 5 岁以下幼龄儿童哮喘患者的症状会随年龄增长而自然缓解,而且从某种意义上讲,因缺乏客观指标,可以认为此年龄儿童的任何哮喘治疗都是"试验"性的,因此控制治疗方案的调整有别于年长儿。指南建议每 3～6 个月进行疗效评估,以决定是否需要继续控制治疗。换言之,部分患者仅需要数月控制治疗就可以考虑停药观察,无须长达数年的控制治疗。最近研究显示,对于明确为急性呼吸道病毒感染相关的轻症反复喘息儿童可以考虑早期停用持续控制治疗,改为依据症状驱动的间歇性高剂量 ICS/β₂ 受体激动剂治疗方案，高剂量 ICS 的单次疗程一般不超过 2 周。此方案可以明显减少 ICS 的负担，而维持同样的临床疗效。

（2）变应原特异性免疫治疗（SIT）：从理论上讲，SIT 是目前唯一可能改变过敏性疾病进程的治疗方法，是通过逐渐增加提纯的变应原剂量使机体对致敏原产生耐受性而产生临床疗效。SIT 是变应原特异性的治疗，因此在开始 SIT 前必须识别和确定触发哮喘的变应原。对于已证明对变应原致敏的哮喘患者，在无法避免接触变应原和药物治疗症状控制不理想时，可以考虑采用针对变应原的特异性免疫治疗，如应用尘螨变应原提取物治疗尘螨过敏性哮喘。如果患者对多种变应原致敏，用单一变应原制剂进行 SIT 的疗效多不理想。

目前可以通过皮下注射免疫治疗（SCIT）或舌下含服免疫治疗（SLIT）两种方法进行治疗。SCIT 在临床已应用数十年，疗效确切，适用于 5 岁以上儿童。近年开始应用于临床的 SLIT 使用方便，相对安全性好，适用年龄更广，但是对于 5 岁以下儿童的有效性和安全性尚未完全确立。

进行 SIT 治疗时应遵循指南行事。哮喘症状必须得到控制，治疗前要查验近期变应原接触情况，检测肺功能。如果患者有过敏性症状或近期感染，或肺功能指标不达标，不能进行 SCIT。如出现明显的局部反应，应该考虑调整剂量。注射 SCIT 后要留院观察至少 30 分钟，如出现任何全身反应，如咳嗽、打喷嚏、瘙痒和急性全身过敏反应的征象，立即注射肾上腺素。局部不良反应一般可以用抗组胺药物治疗或预防。任何实施 SCIT 治疗的单位都必须有经过急救训练的专业人员当班，以便及时实施救急治疗。虽然 SLIT 可以在家庭中实施，首次治疗时必须在医院内进行，同样需要留院观察 30 分钟以上。

4.急性发作期治疗　主要根据急性发作的严重程度及对初始治疗措施的反应，在原有药物基础上进行个体化治疗。

哮喘急性发作经合理应用支气管舒张剂和糖皮质激素等哮喘缓解药物治疗后，仍有严重或进行性呼吸困难者，称为哮喘危重状态（哮喘持续状态）。如此时支气管阻塞未能及时得到缓解，可迅速发展为呼吸衰竭，直接威胁生命。应将哮喘急性发作的患者置于良好医疗环境中，以相对高流量的方法供氧以维持血氧饱和度 92%～95% 以上，同时进行心肺监护，监测血气分析和通气功能，对未作气管插管者，禁用镇静剂。

儿童哮喘急性发作时的治疗目标是：避免病情在短时间内进行性加重，尽可能减少并发症，避免哮喘死亡，并通过治疗教育患者掌握进行自我管理方法。一般需用联合治疗的方法，通过多途径控制哮喘的发病环节，最大限度地缓解气道痉挛，提高疗效,减少不良反应。

(1)吸入速效 β_2 受体激动剂:使用氧驱动(氧流量 6～8L/min)或空气压缩泵雾化吸入,第 1 小时可每 20 分钟 1 次,以后根据病情可每 1～4 小时重复吸入。药物剂量:每次吸入沙丁胺醇 2.5～5mg 或特布他林 5～10mg。如无雾化吸入器,可使用压力定量气雾剂(pMDI)经储雾罐吸药,每次单剂喷药,连用 4～10 喷,用药间隔与雾化吸入方法相同。

肾上腺素皮下注射仅限用于无条件使用速效 β_2 受体激动剂吸入治疗者,应在严密观察下使用。药物剂量:每次皮下注射 1:1000 肾上腺素 0.01ml/kg($\leqslant$0.3ml/次)。必要时可每 20 分钟 1 次,但不可超过 3 次。

经吸入速效 β_2 受体激动剂治疗无效者,可能需要静脉应用 β_2 受体激动剂。药物剂量:沙丁胺醇 15μg/kg 缓慢静脉注射,持续 10 分钟以上;病情严重需静脉维持滴注时剂量为 1～2μg/(kg·min)[$\leqslant$5μg/(kg·min)]。静脉用药容易出现心律失常和低钾血症等严重不良反应,要严格掌握指征及剂量,并作必要的心电图、血气及电解质等监护。

(2)糖皮质激素:全身应用糖皮质激素是治疗儿童重症哮喘发作的一线药物,早期使用可以减轻疾病的严重度,给药后 3～4 小时即可显示明显的疗效。药物剂量:口服泼尼松 1～2mg/kg。也可静脉给药,琥珀酸氢化考的松 5～10mg/kg,或甲泼尼龙 1～2mg/kg,根据病情可间隔 4～8 小时重复使用。

大剂量 ICS 对儿童哮喘发作的治疗有一定帮助,选用雾化吸入布地奈德悬液 1mg/次,每 6～8 小时一次。但病情严重时不能以吸入治疗替代全身糖皮质激素治疗,以免延误病情。

(3)抗胆碱药:是儿童危重哮喘联合治疗的组成部分,其临床安全性和有效性已确立,对 β_2 受体激动剂治疗反应不佳的重症者应尽早联合使用。药物剂量:异丙托溴铵每次 125～500μg,间隔时间同吸入 β_2 受体激动剂。

(4)氨茶碱:静脉滴注氨茶碱可作为儿童危重哮喘附加治疗的选择。药物剂量:负荷量 4～6mg/kg($\leqslant$250mg),缓慢静脉滴注 20～30 分钟,继之根据年龄持续滴注维持剂量 0.7～1mg/(kg·h),已用口服氨茶碱者,直接使用维持剂量持续静脉滴注。亦可采用间歇给药方法,每 6～8 小时缓慢静脉滴注 4～6mg/kg。

(5)硫酸镁:有助于危重哮喘症状的缓解,安全性良好。药物剂量:25～40mg/(kg·d)($\leqslant$2g/d),分 1～2 次,加入 10% 葡萄糖溶液 20ml 缓慢静脉滴注(20 分钟以上),酌情使用 1～3 天。不良反应包括一过性面色潮红、恶心等,通常在药物输注时发生。如过量可静脉注射 10% 葡萄糖酸钙拮抗。

　　儿童哮喘危重状态经氧疗、全身应用糖皮质激素、β_2 受体激动剂等联合治疗后病情继续恶化者,应及时给予辅助机械通气治疗。

　　5.给药方法的选择　　儿童哮喘治疗给药方法的选择,直接影响到临床疗效。目前哮喘治疗的主要给药方法是吸入治疗,具有作用直接迅速、药物剂量小、安全性好、使用方便等特点。

　　(1)吸入治疗:吸入治疗时药物是通过不同的装置以气溶胶的形式输出并随呼吸进入体内,气溶胶具有巨大的接触面,有利于药物与气道表面接触而发挥治疗作用,但气溶胶同时也具有凝聚倾向,其流动性取决于外界赋予它的初始速度,而沉降作用基本遵循 Stoke 定律,即沉降速度与颗粒的质量成正比。吸入药物由于输送装置的特点、药物颗粒的大小、形态、分子量、电荷、吸潮性等的不同,可产生不同的临床效果。就颗粒大小而言,直径在 $1\sim5\mu m$ 的药物颗粒最为适宜,$>6\mu m$ 的颗粒绝大多数被截留在上呼吸道,而 $<0.5\mu m$ 的颗粒虽能达到下呼吸道但在潮气呼吸时有 90% 的药雾微粒被呼出体外。

　　药物吸入后可通过呼吸道和消化道两条途径进入全身血液循环。目前所用的绝大多数药物吸入肺部后以原型进入血液循环,其中仅有 25% 左右的药物通过肝脏首过代谢灭活,其余大部分药物分布在全身组织。而另有相当大一部分留存在口咽部的药物通过吞咽经消化道吸收进入体内,其中大部分药物可通过肝脏首过代谢迅速失活。因此所有的吸入药物都有一定的全身生物利用度,是经肺和消化道吸收进入血液循环药物的总和。不同的药物和装置组合,药物的全身生物利用度可有明显差异。

　　1)不同吸入装置的特点:①压力定量气雾吸入剂(pMDI):是目前临床应用最广的一种吸入装置,典型的 pMDI 由药物、推进剂和表面活性物质或润滑剂 3 种成分所组成,呈悬液状。因 3 种成分的密度相差大,静置后可分层,放置一段时间后的首剂药物剂量差异极大应弃用。要做到定量准确,每次使用前必须充分摇匀,否则将影响下一次使用时喷出的药量。pMDI 便于携带,作用快捷,临床疗效与吸入方法密切相关,如正确操作,吸入肺部的药量可达 10% 以上。但是应用 pMDI 有较高的吸入技术要求,在幼龄儿童较难掌握复杂的吸入技术而限制了其在该年龄组人群中的应用。以往 pMDI 大多以氟利昂(CFC)作为推进剂,不利于环境保护,目前已被氢氟化合物(HFA)替代。由于理化性质的不同,使用 HFA 的 pMDI 的微颗粒制剂可产生更小的药雾颗粒,增加吸入肺内的药量,特别是周边气道的药量有明显增加,可望取得更好的临床效果。pMDI 的高速气流和大颗粒输出对于其短而小的口器而言,极易造成药物留存在口咽部,增加经胃肠道药物吸收量。因此,应用 pMDI 时要对患者进行详细的指导,具体的吸药要求是:先深呼气,然后作与喷药同步的缓慢深吸气,随之屏气 10 秒钟,这样才能使药物充分地分布到下气道,达到良好的治疗效果。②pMDI＋储雾罐(pMDIs):针对 pMDI 的不足,加用储雾罐作为辅助装置吸药,可以减少使用 pMDIs 吸药的协同性要求,适用年龄范围更大,减少了推进剂等产生的气道内应激反应。同时提供了药物储存空间,以便于药雾流速减缓和药雾微颗粒变小,患者可以任何吸气流速持续吸药数次,可以提高吸入肺内的药量。根据储雾罐的不同最终有 30％～70％的药物留存在储雾罐内,减少了口咽部药物存积量,提高了安全度。哮喘急性发作时通过 pMDIs 用大剂量 β_2 激动剂吸入可达到用喷射雾化器治疗似的效果。儿童使用应根据年龄选用合适的储雾罐,使用多剂量药物时,应单剂量重复吸药,不能一次多剂量吸药。需使用去静电处理的塑料储雾罐或金属储雾罐。③干粉吸入剂(DPI):DPI 与 pMDI 吸入的根本不同点在于,通过使用者主动吸气的动能分散药雾微粒,干粉雾颗粒的流速与使用者的吸气流速相吻合,而且颗粒以干粉形式输出,因此药雾在离开吸入装置后,微颗粒的大小不会因时间和距离的变化而发生迅速变化,从气雾动力学上来说,干粉剂的药雾颗粒较 pMDI 更稳定。由于气流速和气流方式的不同,药雾在口咽部留存量也较少。DPI 具有携带方便、使用快捷、操作容易、不含 CFC、可使用纯药、无须维修等特点。不同装置的吸气阻力不同,一般而言,结构简单的单剂量型干粉吸入器吸气阻力较小,多剂量型干粉吸入器结构复杂,吸气阻力相对略高。使用者的吸气流速直接决定吸入药量的多少。使用 DPI 时要采用快速的深吸气方式吸药,以期达到最大的吸入药量。在哮喘极重发作及婴幼儿可能达不到足够的吸气流速而不宜应用 DPI。④雾化器:雾化器为所有吸入装置中对患者配合要求最低的一种吸入装置,治疗时患者作平静呼吸即可,药液不含刺激物。由于输出药雾颗粒较小,药雾沉积时间长,药物在肺内的分布较均衡,有较好的临床治疗效应。近年各种改进型雾化吸入装置和新颖药物制剂的出现,使其应用范围也日益广泛。但雾化吸入治疗费用相对较贵,有动力要求而携带不方便,主要用于医院和家庭雾化。

治疗哮喘需选用射流雾化器,普通超声雾化器因输出雾粒不稳定,气雾的水密度高,可能增加气道阻力,不推荐用于儿童哮喘治疗。使用时射流雾化器时药池内的液量要充足,一般用量为 3～4ml。药雾微颗粒的大小与动力气流速相关,如用氧气驱动,每分钟流速应达到 6～8L,增加气流速可使雾化量增加,减小药物颗粒,缩短雾化时间,使患者的依从性更好。每次雾化吸入的时间以 5～10 分钟为妥。尽可能用经口吸药,如用面罩,要注意其密闭性,否则将降低吸入药量。应在安静状态下通过潮气呼吸的方式吸药,可作间歇深吸气。为了避免雾化吸入 ICS 时不良反应的发生,要防止药物进入眼睛,在吸药前不能抹油性面膏,吸药后立即清洗脸部,以减少可能经皮肤吸收的药量。

2)吸入治疗时不良反应的防治:吸入治疗时的某些不良反应如口咽部霉菌感染,声音嘶哑,吸药时的咳嗽反射等可以通过吸入装置的改变而减轻,用 pMDI 吸药者最好加用储雾罐,特别当长期使用较大剂量的 ICS 时,必须使用储雾罐。由于吸药方式不同使用干粉吸入器时前述不良反应的发生也较少。更重要的是无论使用何种吸入装置,每次吸入 ICS 后一定要及时漱口,祛除口咽部沉积的药量,尽可能减少经胃肠道的药物吸收量。

使用不同的制剂吸入体内的药量不尽相同,对疗效有明显的影响。使用吸入治疗时,应将药物和吸入装置作为一个整体加以考虑,选用适合于具体患者的吸入装置。也要考虑到不同药物的体内代谢情况的不同点,尽可能选用肝脏首过代谢率高的药物以减少全身生物利用度,提高用药的安全性。

3)各年龄适用的吸入装置:临床医师应熟悉各种药物、吸入装置和给药方法的特点,根据患者的年龄和病情制订治疗方案,使用合适的吸入装置和药物,指导正确的吸药方法,用尽可能少的药物达到最佳临床治疗效果。

(2)经皮给药:针对儿童用药的特点,目前临床有新型的透皮吸收剂型,如妥洛特罗贴剂。该药采用结晶储存系统控制药物持续释放,药物分子经过皮肤吸收,可以减轻全身性副作用。每天只需贴敷 1 次,用药后 4~6 小时可以达到药物的峰浓度,药效约维持 24 小时,使用方法简单。根据药物体内特点,一般推荐晚上用药,药物达峰时间正好与儿童哮喘午夜后症状好发时间相吻合,有利于夜间症状的控制。该药有 0.5mg、1mg、2mg 三种剂型,分别用于不同年龄的儿童哮喘。

6.临床缓解期的处理　为了巩固疗效,维持患儿病情长期稳定,提高其生命质量,应加强临床缓解期的处理。重点是提高患者自我管理的能力,包括病情监测、触发危险因素的回避、共患疾病的诊治、发作先兆征象的识别和家庭处理方法的掌握。

在哮喘长期管理治疗过程中,要尽可能采用客观的评估哮喘控制的方法,连续监测,提供可重复的评估指标,从而调整治疗方案,确定维持哮喘控制所需的最低治疗级别,维持哮喘控制,降低医疗成本。

八、预防

哮喘大多数始发于儿童期,约有 25% 的儿童持续哮喘在 6 月龄前开始喘息,我国的流行病学调查资料显示儿童哮喘的喘息症状70%发生在3岁前。但是部分幼年期发生的哮喘可能自然缓解。在2岁前因急性喘息而住院的儿童中,半数患者至5岁时已无喘息症状,至10岁时70%无喘息症状。但是至17~20岁时仅57%无喘息症状,提示青少年期存在哮喘复发倾向。7~10岁时哮喘的严重度可以预测哮喘持续至成人的可能性。儿童中-重度哮喘伴有肺功能下降者,其哮喘更可能持续至成人期。轻度哮喘且肺功能正常的儿童,随着时间的推移病情趋于缓解,部分患儿的病情转变为发作性。

目前尚无有效预防儿童哮喘发生的治疗方法,但是在一些研究中发现以下的措施有利于降低儿童哮喘发生的危险性:避免环境烟草烟雾、提倡母乳喂养至少4个月、健康饮食习惯和生活方式。在我国儿童哮喘的免疫接种问题一直存在争议,现有证据已明确表明免疫接种不但不会加重儿童哮喘的病情,可能有益于疾病的预防,国际上几乎所有儿童哮喘指南中都明文指出哮喘儿童应该按序全程接种疫苗。

(张晓春)

第五节　急性呼吸窘迫综合征

一、概述

急性呼吸窘迫综合征(ARDS)是由多种肺内外致病因子(非心源性)所引发的急性进行性呼吸衰竭。1967年由Ashbaugh首先报道,2012年柏林诊断标准专家组认为ARDS是一种急性、弥漫性、炎症性肺损伤,肺血管通透性增加,肺质量增加,通气肺组织减少,出现低氧血症,两肺斑片状致密影,混合静脉血增加,生理性死腔增大和肺顺应性降低。ARDS多发生于已有严重疾病的患者,在儿童重症监护室(PICU)中患病率为1%~3%,病死率为40%~60%,近年来随着ICU危重患者综合诊治能力的提高,机械通气技术的进步,尤其肺保护性通气策略的应用,ARDS的病死率在逐渐下降(30%~40%)。

二、病因

引起ARDS的高危因素包括肺内因素(严重肺部感染、胃内容物吸入、肺挫伤、吸入有毒气体、淹溺和氧中毒等)和肺外因素(脓毒血症、严重多脏器创伤、烧伤、休克、大量输血、体外循环、DIC和重症胰腺炎等)。

感染性肺炎和脓毒血症是 ARDS 最为常见的病因。ARDS 尤其与病毒性肺炎相关,特别是呼吸道合胞病毒、腺病毒、麻疹后肺炎、甲型 H1N1 流感 SARS 病毒,在免疫抑制的患者中感染巨细胞病毒或卡氏肺囊虫等也常并发 ARDS。

死亡高危因素包括:脓毒血症、休克、多脏器功能不全或衰竭、肺无效腔增加及疾病第一周治疗无改善者。

三、诊断

1.病史　通常存在引起 ARDS 的高危因素。起病时表现多种多样,可以类似感染患者急性起病,或类似吸入性肺炎突然发病,亦可隐匿性起病。

2.临床表现　在疾病初期肺部的恶化可能不易早期识别,此阶段患者表现为轻微的呼吸窘迫,出现呼吸急促、呼吸困难和对氧需求增加。肺部听诊呼吸音清晰或有散在湿啰音。几小时后,患者出现呼吸困难加重,顽固性低氧血症,高浓度氧疗不能缓解缺氧症状,此期常需机械通气支持。部分患者因呼吸衰竭和呼吸衰竭以外的原因死亡,部分患者逐渐缓解,另一部分患者进展为难治性肺纤维化阶段。

3.实验室检查

(1)动脉血气分析:动态检查和分析可以用于 ARDS 危重程度分类,PaO_2/FiO_2 是判断 ARDS 危重程度的主要指标。

(2)X 线胸片检查:对发生呼吸困难的患者应立即胸片检查,随着病情进展需观察动态变化,ARDS 患者胸片多表现为双侧对称、弥漫、不均一或均一的不透亮影。一般经数小时后或数日后,不透亮影变得更加均一,肺水肿由间质向肺泡弥漫性进展,甚至出现肺泡出血。增生期胸片出现粗糙的、不均一的、线状及网格状影。

(3)胸部 CT 检查:胸部 CT 检查在判断 ARDS 患者肺水肿及其分布起非常重要作用,其价值高于 X 线胸片。在 ARDS 早期胸部 CT 显示正常及相对正常的肺组织常位于非下垂部位;毛玻璃样变见于肺组织的前中侧;实变区见于下垂部位。纤维化期 CT 显示粗糙的网格状,多分布于肺组织的前侧伴肺组织结构紊乱及支气管扩张。

(4)超声心动图:是排除心源性肺水肿的无创手段之一,通常未见明显左房压升高。

(5)肺动脉漂浮导管检查:测定肺动脉楔压(PAWP),排除左房压增高所致肺水肿,ARDS 患者 PAWP＜18mmHg。在儿科患者中因放置肺动脉漂浮导管困难,一般很少使用。

(6)生物标记物:目前尚无确诊 ARDS 的有效生物标记物。

4.诊断标准 40多年来随着对 ARDS 研究的深入,对其定义和诊断标准不断在改进,目前较为常用的标准包括:1988 年 Murray 肺损伤评分标准;1994 年欧美联席会议诊断标准(AECC);2005 年 Delphi 标准及 2012 年最新颁布的 ARDS 柏林诊断标准。基于目前理论依据,柏林标准有助于 ARDS 早期诊断和早期干预,有利于病情严重度判断和较为准确的预后评估,及为临床科研人员开展科学研究提供标准化依据,因此该诊断标准获得国际和国内同道的认可。

四、鉴别诊断

临床上常与心源性肺水肿相鉴别,后者有心血管疾病史或过量快速输液史,一般有呼吸困难,听诊出现肺部啰音,胸片提示心影增大。通过氧疗、控制输液速度和输液量、强心、利尿或血管活性药物使用等处理后,呼吸窘迫症状缓解。

五、治疗

1.治疗原发病,防止并发症及支持治疗 积极治疗脓毒血症、误吸、休克、急性胰腺炎等原发病,防止院内感染,给予营养支持(肠道营养优于肠外营养),预防消化道出血,监测生命体征和动脉血气等指标。

2.机械通气策略 机械通气是 ARDS 最重要的治疗措施,然而不恰当的机械通气可加重 ARDS 已存在的肺损伤,延缓或加重患者的病程。

(1)肺保护性通气策略和肺复张策略:ARDS 最基本的治疗策略是肺保护性通气策略,当基本治疗策略无法维持机体足够氧合时则应采取挽救性治疗措施,包括肺复张、高 PEEP、俯卧位通气、高频振荡通气、吸入 NO 或体外生命支持技术等。肺保护性通气策略是指小潮气量、限制平台压、允许性高碳酸血症,并使用合适的呼气末正压(PEEP)的通气方式。目前儿童 ARDS 机械通气初始参数设置推荐:一般多选压力控制通气模式,PIP15～25cmH_2O(监测潮气量 6～8ml/kg),PEEP6～8cmH_2O,吸气时间 0.6～1.0s,呼吸频率 20～40 次/分,吸入氧浓度(FiO_2)60%～100%(达到目标氧合后逐渐下调 FiO_2,较为安全值为≤50%)。监测目标氧合 PaO_2 55～80mmHg,SaO_2 88%～95%,允许性高碳酸血症(PaCO_2 55～70mmHg)。如不能维持目标氧合则调整吸气末平台压(≤30～35cmH_2O)、或逐渐增加 PEEP(10～15cmH_2O,选择最佳 PEEP 防止肺泡塌陷,根据静态 P-V 曲线低位转折点压力+2cmH_2O 以确定 PEEP)。

PEEP 的设置应综合考虑 ARDS 病程、肺损伤的严重程度、塌陷肺泡的可复张性等。对早期和高可复张性 ARDS 患者,应用高水平 PEEP,有助于维持肺泡复张和避免肺泡过度膨胀之间的平衡;对晚期和可复张性低的 ARDS 患者,PEEP 应用价值有限,不适宜设置较高水平。

肺复张方法(RM)是指在机械通气过程中,间断给予高气道压,可使较多萎陷的肺泡开放,增加参与气体交换的肺泡数量和有效肺容积,改善气体分布和通气/血流比例,从而增加氧合和提高肺顺应性;RM 持续一定时间,有助于不同时间常数的肺泡逐渐开放,并延长了气体交换时间;减少或阻止肺间质液体向肺泡内渗透,减轻肺水肿。与 PEEP 联合应用可减少肺泡周期性反复开闭导致的剪切力损伤和表面活性物质丢失。然而,由于塌陷肺泡不同的病理生理特点,导致并非所有 ARDS 患者实施肺复张均有效,甚至可能有害。确定 ARDS 肺复张策略,首先要对肺可复张性评估。高可复张性患者早期应积极实施肺复张;对于低可复张性患者,早期应选择俯卧位通气或高频振荡通气等促进塌陷肺泡复张。

在实施了肺保护性通气策略前提下,针对危及生命的低氧血症、顽固性呼吸性酸中毒以及气道平台压的持续升高应分别采取相应的抢救性治疗措施。

(2)高频振荡通气(HFOV):HFOV 是小潮气量(1~2.5ml/kg)、限制肺泡过度膨胀、高频率(3~15Hz,频率 180~900 次/分)的通气模式。吸气和呼气相较高平均气道压,可阻止肺泡的萎陷和改善氧合。肺泡内容量和压力变化很小,减少了开放、关闭所引起的肺机械损伤。近年来推荐严重 ARDS 早期伴严重低氧血症和(或)高气道平台压可选择 HFOV 通气支持治疗。当患者伴有休克、严重气道阻塞、颅内出血或难治性气压伤时不宜应用 HFOV。

(3)俯卧位通气是通过降低胸腔内压力梯度、促进分泌物引流和肺内液体移动,明显改善氧合。目前临床推荐严重 ARDS 伴危及生命的低氧血症和(或)高气道平台压考虑俯卧位通气,可与小潮气量通气联合应用。如果俯卧位通气一天无效则停止而及时改用其他治疗方案。俯卧位通气可能产生的并发症包括局部受压所致面部水肿、结膜出血、压力性溃疡及各种管路滑脱或折叠(如气管插管、引流管、导管)等。

(4)体外膜氧合技术(ECMO):ECMO 通过体外膜氧合代替心肺功能,使心肺充分休息。研究表明对严重 ARDS 实施 EC-MO,能明显改善氧合,有效清除二氧化碳,避免机械通气所致的呼吸机相关肺损伤,并能降低肺动脉压力,减轻右心后负荷,有利于心肺功能恢复。目前建议在重症 ARDS 早期上述方案治疗无效(即难治性低氧血症)可及早开始 ECMO 治疗。但如果严重 ARDS 接受高 FiO_2 或高压力通气治疗>7 天或有 ECMO 禁忌证者不宜行 ECMO 支持治疗。

3.液体限制　维持 ARDS 患者液体负平衡是 ARDS 救治的重要措施之一,可每天记录出入量。推荐液体复苏后、循环稳定,保守的液体管理策略,补液量保持在常规需要量的70%左右,确保在最初1周内出入量在负平衡状态,维持轻度脱水状态。如复苏后液体负荷过重可用利尿剂,达到液体负平衡。根据病情可输注红细胞,提高血细胞比容达到40%~49%。

4.药物治疗　ARDS药物治疗前景不容乐观,多种药物如表面活性物质、糖皮质激素、N-乙酰半胱氨酸、利索茶碱、β-肾上腺素受体激动剂以及活化蛋白C等,在Ⅱ期或Ⅲ期临床研究被证明无法改善ARDS患者的预后,因而目前尚无能够确定有效治疗ARDS的药物。

(1)肺表面活性物质(PS):早期补充PS有助于改善氧合,在大量渗出时效果差,需要大剂量反复给药。由于临床研究显示并没有改善生存率,且存在最佳用药剂量、具体给药时间、给药间隔及药物来源等尚未解决的问题,还不能将其作为ARDS的常规治疗手段。

(2)肾上腺皮质激素:可以减少炎症介质及促纤维化介质的释放,临床研究表明短期大剂量甲泼尼龙冲击疗法(30mg/kg,q6h,连用24小时)并不能降低脓毒血症、吸入及外伤所致ARDS早期病死率,相反增加感染的风险,降低ARDS恢复可能性,增加病死率及相关副作用。目前推荐严重ARDS(P/F<200mmHg)早期(<72小时)或病程<14天未控制的ARDS患者,建议使用小剂量甲泼尼龙1~2mg/(kg·d),每6~12小时1次,使用1~2周逐渐减量,总疗程<1个月。肾上腺皮质激素并不推荐预防用药。

(3)吸入一氧化氮(NO):ARDS患者多合并肺动脉高压,可通过吸入NO选择性扩张肺血管,诱导肺内通气良好区域的血管舒张,显著降低肺动脉压,减少肺内分流,改善通气/血流比例失调。吸入NO也减低ARDS患者高肺血管阻力。目前研究发现吸入NO的不良反应和高成本,已不推荐常规用于ARDS治疗,但对于难治性低氧血症为改善氧合可考虑应用。一般初始剂量1ppm,每30分钟滴定加量,直到氧合改善,最大量不超过10ppm。如果没有反应(即氧合不改善),应逐渐停止使用。如果有反应,剂量每天减少达到维持目标氧合的最低剂量,一般使用不超过4天。必要时可与高频振荡通气或肺表面活性物质联合应用,获得较好治疗效果。

(4)利尿剂:适当应用呋塞米等利尿药物,可改善肺水肿,促进肺液吸收,减轻心脏负荷。

六、小结

1.ARDS多发生于已有严重疾病的患者,病死率高。

2.高危者起病 1 周内出现呼吸困难,逐渐加重,一般病情非常严重。

3.胸部 X 线平片及 CT 检查表现为两肺透亮度降低,呈颗粒网状阴影,严重者呈"白肺",无法完全由心衰或容量负荷过重解释,或心脏彩超或心导管检查排除心源性肺水肿。

4.诊断标准参照最新的 ARDS 柏林标准。

5.机械通气是 ARDS 最重要治疗措施,治疗原则是肺保护性通气策略和肺复张策略,在实施了肺保护性通气策略前提下,针对危及生命的低氧血症、顽固性呼吸性酸中毒以及气道平台压的持续升高应分别采取相应的处理方案和步骤。

（万忆春）

第四章　循环系统疾病

第一节　急性心力衰竭

一、概述

小儿急性心力衰竭（简称急性心衰）是儿童时期常见的急危重症之一，是由多种因素突然引起的心脏结构和功能异常，导致短时期内心排血量明显下降，器官灌注不足，肺毛细血管嵌压增加，受累心室后向的静脉急性淤血。重症患儿可发生急性肺水肿及心源性休克，若不及时救治常导致死亡。慢性心力衰竭患儿在某种因素作用下（如感染、缺氧、酸中毒和心律失常等）可突然病情加剧，出现急性心衰的临床表现，此称为慢性心衰急性失代偿期，紧急抢救措施与急性心衰相似。

二、病因

引起小儿心力衰竭的病因较多，既有心血管本身疾病所致，也可见于全身其他疾病或原因。主要病因如下：

1.心脏容量负荷过重　如大型左向右分流型先天性心脏病（如室缺、室缺伴动脉导管未闭和（或）伴房缺、完全型房室通道）、瓣膜反流性疾病（包括先天性瓣膜病变、感染性心内膜炎和风湿性心脏瓣膜病变）以及输液过多过快等。

2.心脏压力负荷过重　以左心发育不良综合征、主动脉狭窄、主动脉缩窄和肺动脉狭窄等先天性心脏病为多见。

3.心肌收缩力降低　如感染性心肌炎（临床多见于病毒性心肌炎的急性型或暴发型）、扩张性心肌病、代谢性心肌病变、川崎病（发生冠状动脉瘤并发心肌梗死可致心衰）、先天性心脏病手术后低心排出量综合征、严重脓毒症或严重缺氧所致的心肌抑制等。

4.心室充盈障碍　缩窄性心包炎、限制型心肌病和严重的快速性心律失常等。

小儿急性心衰多见于暴发性心肌炎、心脏手术后低心排血量综合征，偶见于川崎病所致心肌梗死等疾病。先天性心脏病、心肌病是婴儿时期导致慢性心衰的主要原因,在继发肺炎、全身严重感染等因素作用下可引起急性加剧。

三、诊断

目前小儿急性心力衰竭的诊断是综合判断,以临床表现为主要依据,结合心电图、胸部 X 线检查、心功能检测和心脏生物学标识物检测可作出诊断和病因分析。

1.临床表现　小儿急性心力衰竭症状和体征往往缺乏特异性,但综合多种症状和体征分析可以提高诊断可靠性。呼吸急促、心动过速、心脏扩大、烦躁及喂养困难等表现考虑为心力衰竭,若伴有肝脏肿大或肺水肿(如肺部出现湿啰音或哮鸣音、咯泡沫血痰)或奔马律则可临床确诊心力衰竭。若出现四肢末端冷、外周脉搏消失、中央脉搏减弱及血压降低,则考虑诊断心源性休克。

急性心力衰竭在不同年龄段临床表现各异。年长儿临床表现与成人相似,如气促、心悸、发绀、不能平卧、端坐呼吸、泡沫样血痰、水肿等。新生儿期表现常不典型,如哭闹、拒乳、嗜睡等。婴儿期通常起病急骤,常在原发病基础上突然出现烦躁不安、呼吸困难、面色苍白及大汗淋漓等,病情进展迅速。

2.心电图检查　可提示心律变化、心脏负荷、房室肥厚和心肌劳损等情况,有助于心衰病因的诊断和指导治疗。

3.胸部 X 线检查　可见心脏扩大,透视下心脏搏动减弱,并可见肺淤血或肺水肿的表现。

4.超声心动图　射血分数(EF)是最为常用的心功能测定指标,通常左室 EF≤45%为收缩功能不全。心室前、后负荷改变可导致 EF 降低。测量左室舒张末期容量指数及左室收缩末期室壁应力,可分别反映左室前、后负荷的状况。婴幼儿心力衰竭以先天性心脏病为多见,大多数 EF 在正常范围,这与其心力衰竭不是心肌收缩力减低,与心脏负荷过重有关。超声心动图检查可了解心脏及血管结构、瓣膜功能,估测肺动脉压力和心输出量,对心衰病因有诊断价值。

5.心脏生物学标识物检测　心肌炎和心肌缺血时,心肌酶可升高,其中肌酸磷酸激酶(CPK)、同工酶(CK-MB)升高意义较大;心肌肌钙蛋白 T(cTnT)或心肌肌钙蛋白 I(cTnl)增高是心肌损伤的特异性标志,在心肌损伤早期即可出现。BNP>400pg/ml 和(或)NT-proBNP>1500pg/ml,反映心室壁扩张和(或)容量负荷过重,对充血性心力衰竭诊断、预后估计及治疗等方面有指导意义。

6.其他检查

(1)中心静脉压测定:与右房压相关,如>10mmHg(1.37kPa),提示血容量过多或右心衰竭。

(2)肺动脉楔压测定:采用气囊漂浮导管测定,正常值为 $2\sim12mmHg(0.27\sim1.6kPa)$,增高提示肺淤血或肺水肿。

(3)动脉血气分析:评估 PaO_2 和 $PaCO_2$ 以了解动脉氧和二氧化碳浓度,呼吸性或代谢性酸碱平衡状况,急性心衰常有 PaO_2 降低,持续低氧可导致酸碱失衡。

(4)检测血乳酸水平:反映心衰时组织灌注情况,如严重心衰、伴心源性休克时血乳酸持续升高,说明预后差。

(5)常规检查项目:血常规、电解质、血糖、尿素氮、肌酐、肝酶、白蛋白、高敏 C 反应蛋白和凝血指标等,有助于急性心衰病因及并发脏器损害的鉴别诊断。

四、鉴别诊断

年长儿典型心衰容易诊断,注意除外哮喘、急性呼吸窘迫综合征、肺栓塞和肺炎等临床表现相似的疾病,以呕吐、腹痛起病应与胃肠道疾病鉴别,谨防漏诊。婴儿急性心衰应与毛细支气管炎、支气管肺炎鉴别。婴儿心衰时由于哭闹、肺部干湿啰音和心动过速,常影响心脏听诊效果。心衰临床表现有时与肺部感染相似,易导致病情判断困难,需谨慎鉴别。

五、治疗

1.一般治疗

(1)氧疗:急性心力衰竭时体循环动脉氧分压通常降低,组织氧供少,所以急性心衰时需供氧以满足组织代谢的需要。一般可采用面罩或头罩吸氧,若缺氧无法改善则使用呼吸机辅助通气。左向右大分流先天性心脏病合并心衰的婴儿,有时供氧可使临床症状加重,因氧可降低肺循环阻力、增加体循环阻力,过多供氧使分流量增加、肺水肿加重。新生儿时期需特别注意特殊类型的先天性心脏病(如室间隔完整的大动脉转位或肺动脉闭锁等)需要依赖动脉导管开放才能生存,不能吸入高浓度氧。

(2)减少心脏做功:烦躁、过度刺激、过冷或过热的环境均可造成患儿能量消耗增加和心脏做功增加,使心衰症状加剧。所以适当的镇静、调节好环境温度(25℃)、治疗或护理尽量集中以避免不必要的干扰或刺激等是十分重要的。镇静可选用常规剂量地西泮或苯巴比妥钠,若严重烦躁可用吗啡,每次 $0.1\sim0.2mg/kg$ 静注。采取半卧位减轻心脏负荷,避免便秘及排便用力。

(3)饮食控制:急性心衰时患儿呼吸增快或极其虚弱,通常经口摄入困难,为保证代谢需求和能量消耗的补充,可经鼻胃管喂养。病情稳定后热量摄取婴幼儿每天 90～100cal/kg。

(4)维持水电解质平衡:一方面限制水和盐的摄取以避免加重心脏负担,婴儿每天液量 80～120ml/kg,钠摄入量 2～3mg/kg。另一方面需要监测出入量和电解质,避免利尿剂应用出现水电解质失衡,根据监测结果及时调整和纠正。

2.药物治疗

(1)利尿剂:能减轻肺水肿,降低血容量、回心血量及心室充盈压,减轻心室前负荷(容量负荷)。目前急性心衰时常用静脉注射呋塞米(每次 1～2mg/kg,q6～12h)或布美他尼(每次 0.01～0.1mg/kg,q8～12h),以小剂量开始,病情稳定后改口服维持。同时加用保钾利尿剂(如螺内酯或氨苯蝶啶),避免造成低钾血症。螺内酯(安体舒通)口服每次 1～2mg/kg,每 12 小时 1 次;氨苯蝶啶口服每次 1～1.5g/kg,每 12 小时 1 次。

(2)血管扩张剂:心衰时后负荷稍有增加即可降低心搏量,因此减轻后负荷尤为重要。血管扩张剂主要通过扩张静脉容量血管和动脉阻力血管,减轻心室前、后负荷,提高心输出量;并可使室壁应力下降,心肌耗氧减低,改善心功能。常用硝普钠 0.5～8μg/(kg·min)静滴;硝酸甘油 1～5μg/(kg·min)静滴。使用时注意监测血压,避免低血压的发生。血管扩张剂禁忌证为血容量不足、低血压和肾衰竭。

(3)正性肌力药物

1)强心苷(毛地黄制剂):可增强心肌收缩力、心排出量;降低心室舒张末期压力,改善组织灌注及静脉淤血;作用于心脏传导系统减慢心率;还可兴奋迷走神经,对抗心衰时神经内分泌紊乱作用。常用药物为地高辛,口服负荷量为:未成熟儿 10～20μg/kg,足月新生儿、>2 岁儿童 20～30μg/kg,≤2 岁婴幼儿 30～40μg/kg,静脉负荷量为口服量的 3/4,首剂为负荷量的 1/2,余量分两次,每 8 小时 1 次,最后一次负荷量后 12 小时给予维持量,每次为负荷量的 1/8,每 12 小时 1 次。急性心肌炎时毛地黄用量适当减少,以防中毒;若毛花苷丙(西地兰),每次 0.01～0.015mg/kg静脉注射,必要时间隔 3～4 小时重复给药一次,用药 1～2 次后可改用地高辛负荷量或维持量。

2)β-肾上腺素受体激动剂(儿茶酚胺类):主要与心肌细胞膜 β_1 受体结合,增强心肌收缩力和心排出量。常用于低排出量性急性心衰、心脏术后低心排血量综合征及休克患者。常用药物多巴酚丁胺 5～20μg/(kg·min),多巴胺 5～10μg/(kg·min),肾上腺素 0.05～0.3μg/(kg·min),小剂量开始,微量输液泵调控速度。多巴酚丁胺对血压、外周血管阻力影响小,而大剂量多巴胺[10～20μg/

(kg・min)]和肾上腺素＞$0.3\mu g$(kg・min)则有 α 肾上腺素能作用,升高血压。必要时多巴酚丁胺可与多巴胺合用。合并心律失常、左室流出道梗阻的患儿不宜应用 β-肾上腺素受体激动剂。

3)磷酸二酯酶Ⅲ抑制剂:通过抑制 cAMP 降解而提高细胞内 cAMP 浓度,增加 Ca^{2+} 内流产生正性肌力作用,增强心肌收缩力作用不受 β-肾上腺素受体影响,使心排量及每搏量增加,心室充盈压及体肺循环阻力降低,但并不明显增加心肌氧耗量和心率。主要用于严重或难治性充血性心衰、低心排出量综合征、心肺复苏后左心收缩功能不全者和先天性心脏病合并肺高压的患儿。常用药物氨力农负荷量 $0.75\sim1.0mg/kg$,维持量 $5\sim10\mu g/$(kg・min);米力农负荷量 $50\mu g/kg$,维持量 $0.25\sim0.75\mu g/$(kg・min),负荷量 $30\sim60$ 分钟内均匀静脉输入。短期静脉应用为宜,一般不超过一周。可与多巴酚丁胺或多巴胺合用。

4)左西孟旦:为新一代抗心衰药物,是钙增敏剂,通过与心肌肌钙蛋白 C 结合增加心脏钙蛋白 C 对钙离子的敏感性,增强心肌收缩力、心排出量,扩张血管,降低前后负荷。在改善心泵功能时不增加心肌氧耗和心率。主要用于各种急性心衰,尤其心源性休克、脓毒症休克时左心功能不全和先天性心脏病围术期心衰的治疗。负荷量 $12\mu g/kg$ 静脉注射(＞10 分钟),维持量 $0.05\sim0.2\mu g/$(kg・min),一般用 $6\sim24$ 小时。

(4)血管紧张素转换酶抑制剂(ACEI):抑制转换酶降低肾素-血管紧张素-醛固酮系统及缓激肽分解作用,减低心脏前后负荷及逆转心肌重塑,改善心肌功能。对大型室缺伴肺动脉高压者 ACEI 能减低左向右分流,改善心功能。临床用于扩张性心肌病、左向右分流先天性心脏病(如室缺伴肺高压)、二尖瓣或主动脉瓣反流等所致的心衰(主要用于慢性心衰)。儿童常用制剂卡托普利(短效制剂)和依钠普利(长效制剂)。卡托普利初始剂量 $0.5mg/$(kg・d),每 8 小时 1 次,口服,每周增加 $0.3mg/$(kg・d),最大量 $5mg/$(kg・d)。依钠普利初始剂量 $0.05mg/$(kg・d),每天 1 次,口服,每周增加 $0.02mg/$(kg・d),最大量 $0.1mg/$(kg・d)。ACEI 常与利尿剂、地高辛联合应用。

(5)心肌能量代谢赋活剂:增强心肌细胞线粒体功能,改善心肌能量代谢,稳定细胞膜和抗氧自由基作用,保护心肌。常用 1,6-二磷酸果糖(FDP)$100\sim200mg/$(kg・d)静滴,每天 1 次,$7\sim10$ 天;或磷酸肌酸 $1\sim2g/$(kg・d)静滴,每天 1 次,$7\sim14$ 天。辅酶 Q_{10} $1mg/$(kg・d),每天 2 次。

(6)急性心衰伴心律失常治疗原则:严重心衰患者常伴有症状性或无症状性心律失常,少数发生晕厥或猝死。多种抗心律失常药有负性肌力作用,可使心衰加重,心律失常恶化,不宜应用。一般认为胺碘酮较安全、有效,较少影响心功能,负荷量 5～7mg/kg,静滴 1 小时,维持量 5～15μg/(kg·min)。

(7)急性肺水肿治疗:及时应用利尿剂、血管扩张剂及正性肌力药物;应用地西泮或苯巴比妥镇静,严重者静脉或皮下注射吗啡 0.1～0.2mg/kg(增加静脉容量、降低左房压,同时缓解患者烦躁不安);机械通气有助于缓解肺水肿。

(8)心源性休克治疗:镇静、舒适体位、供氧等一般治疗同前述。心室容量负荷不足时,给予 5～10ml/kg 晶体液扩容,输注 30 分钟,输液期间密切观察血压、脉搏、尿量、肢端温度变化及动态监测中心静脉压变化,必要时可重复 1 次。选用合适的正性肌力药物或扩血管药物。慎用利尿剂,在休克纠正后有体、肺循环淤血时可应用。

3.非药物治疗

(1)人工机械辅助装置:机械辅助目的是暂时维持生命,等待心肺功能恢复或心脏移植。临床常用的有体外膜肺氧合(ECMO)和离心泵心室辅助装置(CVAD)。目前儿科主要用于经药物治疗心衰难以控制的患者,如心脏病术后、急性暴发性心肌炎、终末期心脏病及等待心脏移植等。

(2)血液净化治疗:适用于对利尿剂抵抗的高容量负荷或伴有低钠血症、肾损伤或肾衰竭的患儿。

4.原发病治疗 对于严重的先天性心脏病并发心衰(如左心发育不良综合征)应及早手术甚至急诊手术。大型左向右分流型先天性心脏病常有慢性心衰,当继发肺部感染时,易导致急性失代偿,在积极控制感染、药物抗心衰治疗症状改善后,争取尽早手术根治或姑息手术。感染性心内膜炎导致难治性心衰时需手术治疗。对于终末期心肌病或其他原因造成的严重心衰药物治疗无效,心脏移植或心肺移植是唯一的治疗方法。

六、小结

1.儿童急性心力衰竭起病急,进展快,如不及时诊断和处理,则严重威胁患儿的生命。

2.急性心衰病因较多,各年龄段引起心力衰竭的疾病谱不同,既有心血管系统疾病,也可见于全身其他疾病或原因。

3.以临床表现为主要依据,结合心电图、胸部 X 线检查、心功能检测和心脏生物学标识物检测可作出诊断。

4.以利尿、强心、扩血管为治疗原则,合理应用血管活性药物。了解病因,去除诱因,给予正确的呼吸支持治疗,保护脏器功能,维持内环境稳定。

（李　霞）

第二节　心肌炎

心肌炎是心肌的炎性浸润伴邻近心肌细胞的坏死和(或)变性,其特征与冠状动脉病变有关的心肌缺血性损伤有关。能引起心肌炎的病原体很多,主要是病毒,还有细菌、支原体、原虫、真菌、衣原体,以及中毒、过敏等。

【病因】

可引起病毒性心肌炎的病毒常见的为腺病毒(特别是血清型 2 及 5)和肠道病毒(柯萨奇病毒 A 及 B 组、埃柯病毒、脊髓灰质炎病毒),其中以柯萨奇病毒 B 组(CVB)最为常见。其他可引起病毒性心肌炎的病毒包括:单纯疱疹病毒、水痘及带状疱疹病毒、巨细胞包涵体病毒、风疹病毒、流行性腮腺炎病毒、C 型肝炎病毒、登革热病毒、黄热病病毒、狂犬病病毒、呼吸道肠道病毒等。

国外学者认为心肌炎的发生率通常被低估。据报道死于创伤的青壮年的尸解显示通常的淋巴细胞型心肌炎的发生率约为 $4\% \sim 5\%$,猝死儿童的发生率约为 $16\% \sim 21\%$。在特发性扩张性心肌病成人患者,心肌炎的发生率为 $3\% \sim 63\%$。病毒性心肌炎通常散发,也可暴发流行,这多见于婴儿室的新生儿,且都与 CVB 有关。

【发病机制】

心肌炎的发病机制目前尚未完全阐明。加拿大学者 Liu 及 Mason 等根据近年的研究成果将心肌炎的发病过程分为三个阶段,即病毒感染阶段、自身免疫阶段及扩张性心肌病阶段。

近年的研究表明,哺乳动物存在柯萨奇病毒及腺病毒共同受体(CAR),CAR 可易化这些病毒与细胞接触后进入细胞内部,因而是病毒感染的关键步骤。补体弯曲蛋白衰减加速因子(DAF)及整联蛋白 $\alpha_{v\beta3}$ 及 $\alpha_{v\beta5}$ 有协助 CAR 的作用。病毒感染后免疫反应产生。一旦免疫系统激活,则进入自身免疫阶段。在这一阶段,T 细胞因分子的类似性将宿主细胞作为目标攻击,一些细胞因子及交叉反应自身抗体均能加速这一过程。T 细胞的激活与病毒肽段有关,相关细胞因子有肿瘤坏死因子 α,白细胞介素-1 及白细胞介素-6 等。在扩张性心肌病阶段,心肌发生重塑。Badorff 及 Knowlton 等研究显示柯萨奇病毒蛋白酶与心肌重塑有关。其他相关因子包括基质金属蛋白酶、明胶酶、胶原酶及弹性蛋白酶。这些酶的抑制剂的应用可明显减轻扩张性心肌病的程度。此外,病毒还可直接引起心肌细胞凋亡。

【病理】

病变以心肌为主,心包、心内膜常同时受累。动物实验柯萨奇 B_3 心肌炎心肌的病理改变约持续 6 个月。

急性期心脏肥大、增重,心脏扩大以左心室为主。病变心肌松弛,严重者肉眼可见心肌有散在的小灶状土黄色坏死区。光学显微镜下的主要改变:心肌以变性为主,有时有坏死灶。病变散在分布,主要在左心室壁和室间隔,有时波及乳头肌及腱索。早期肌纤维模糊,失去横纹、肿胀、着色不良。继而心肌纤维凝聚、崩解,最后溶解,只剩肌纤维膜空壳。病变附近有肌束再生现象。间质以炎性细胞浸润为主,主要是单核细胞和淋巴细胞,混以少量中性和酸性粒细胞。细胞间混以少量纤维素渗出。间质病变较弥散,广泛分布于左、右心室,室间隔和心房。心内膜和心包也有不同程度的炎性细胞浸润,心包可有多少不等的渗液。

慢性期心脏肥大、增重明显,以左心室较重。心肌细胞肥大,形态不整,核染色不匀。间质少量淋巴细胞浸润和纤维素渗出。局部有瘢痕形成。可见新旧病变同在。心内膜可有弥漫性或局限性增厚,少量单核细胞浸润。心包可有炎性反应、积液,少数有粘连、缩窄。心室可有附壁血栓。

【临床表现】

病毒性心肌炎的临床特点为病情轻重悬殊,自觉症状较检查所见为轻。多数在出现心脏症状前二、三周内,有上呼吸道或消化道病毒感染史。有时病毒可同时侵犯其他系统如,肌肉、大脑等,并出现相应症状及体征。现分述病毒性心肌炎各期主要症状、体征。

(一)急性期

新发病,临床症状明显而多变,病程多不超过 6 个月。轻型症状以乏力为主,其次有多汗、苍白、心悸、气短、胸闷、头晕、精神食欲缺乏等。检查可见面色苍白、口周可有发绀、心尖部第一心音低钝、可见轻柔吹风样收缩期杂音、有时有期前收缩。中型较少见。起病较急,除前述症状外,乏力突出,年长儿常诉心前区疼痛。起病较急者可伴恶心、呕吐。检查见心率过速或过缓,或心律不齐。患儿烦躁、口周可出现发绀、手足凉、出冷汗。心脏可略大,心音钝,心尖部吹风样收缩杂音,可有奔马律和(或)各种心律失常。血压低、压差小,肝增大,肺有时有啰音。重型少见,呈暴发性,起病急骤,一、二日内出现心功能不全或突发心源性休克。患儿极度乏力、头晕、烦躁、呕吐、心前区疼痛或压迫感。有的呼吸困难、大汗淋漓、皮肤湿冷。小婴儿则拒食、阵阵烦闹、软弱无力、手足凉、呼吸困难。检查见面色灰白、唇绀、四肢凉、指趾发绀、脉弱或摸不到、血压低或测不到。心音钝,心尖部第一心音几乎听不到,可出现收缩期杂音,常有奔马律、心动过速、过缓或严重心律失常。肺有啰音、肝可迅速增大。有的发生急性左心力衰竭、肺水肿。病情发展迅速,如抢救不及时,有生命危险。

(二)迁延期

急性期过后,临床症状反复出现,心电图和 X 线改变迁延不愈,实验室检查有疾病活动的表现。病程多在半年以上。

(三)慢性期

进行性心脏增大,或反复心力衰竭,病程长达一年以上。慢性期多见于儿童,有的起病隐匿,发现时已呈慢性;有的是急性期休息不够或治疗不及时而多次反复,致成慢性期。常拖延数年而死于感染、心律失常或心力衰竭。

【实验室检查】

(一)心电图

急性期多有窦性心动过速。心律失常如期前收缩、异位心动过速等偶有所见,但心肌炎不可单凭期前收缩即下诊断。最为常见的心电图改变为 T 波平坦或倒置及 QRS 低电压、T 波改变可能因病变的心肌细胞复极异常所致,低电压可能与心肌水肿有关。心内膜下心肌如有广泛损害,可有 S-T 段压低;重型病例可有心肌梗死样的 S-T 抬高。心电图上如出现新的 Q 波,或原有的 Q 波加深,反映该区有坏死和瘢痕形成。Q-T 间期可延长,各种程度的传导阻滞亦不少见。

(二)胸部 X 线检查

急性期可见心搏减弱、左心室延伸、心肌张力差时心影呈烧瓶形,或失去正常的弓形。病久者心影可轻至重度增大,呈普大型,左心室为主。心力衰竭时可见肺淤血或水肿。少数有心包积液。

(三)超声心动图

如有心力衰竭,左心室的舒张末期和收缩末期内径增大,缩短分数和射血分数减低,左心房内径增大。有时可见左心室游离壁运动不协调。轻者左心室不增大,但可能看到游离壁有局部的运动异常。

(四)其他检查

正常人血清中 CK 几乎全是 CK-MM,约占 94％～96％,CK-MB 约在 5％以下。若血清中 CK-MB 明显增高则多提示心肌受累,与 CK 总活性相比,对判断心肌损伤有较高的特异性和敏感性。一般认为血清 CK-MB≥6％(即 MB 占 CK 总活性的 6％以上)是心肌损伤的特异性指标。心脏肌钙蛋白 T(cTnT)及心脏肌钙蛋白 I(cTnI)均为心肌所特有,因而其特异性较 CK-MB 高。心肌轻度损伤时血清 cTnT 就明显升高而 CK-MB 活性仍可正常,因此它对检测心肌微小病变的敏感性高于 CK-MB,这一点对诊断心肌炎有重要意义。此外 cTnT 及 cTnI 与 CK-MB 相比持续时间更长,存在着一个"长时间诊断窗"。恢复期血清病毒抗体滴度较急性期升高 4 倍以上。病程中血清抗心肌抗体常增高。

【诊断】

1999 年 9 月在昆明召开了全国小儿心肌炎、心脏病学术会议,经与会代表充分讨论,修订了 1994 年 5 月在山东威海会议制订的《小儿病毒性心肌炎诊断标准》。现将修订后的诊断标准刊出,供临床医师参考。对本诊断标准不能机械搬用,有些轻症或呈隐匿性经过者易被漏诊,只有对临床资料进行全面分析才能作出正确诊断。

(一)临床诊断依据

1.心功能不全、心源性休克或心脑综合征。

2.心脏扩大(X 线、超声心动图检查具有表现之一)。

3.心电图改变以 R 波为主的 2 个或 2 个以上主要导联(Ⅰ、Ⅱ、avF、V5)的 ST-T 改变持续 4 天以上伴动态变化,窦房传导阻滞、房室传导阻滞,完全性右或左束支阻滞,成联律、多形、多源、成对或并行性期前收缩,非房室结及房室折返引起的异位性心动过速,低电压(新生儿除外)及异常 Q 波。

4.CK-MB 升高或心肌钙蛋白(cTnI 或 cTnT)阳性。

(二)病原学诊断依据

1.确诊指标自患儿心内膜、心肌、心包(活体组织检查、病理)或心包穿刺液检查,发现以下之一者可确诊心肌炎由病毒引起。

(1)分离到病毒。

(2)用病毒核酸探针查到病毒核酸。

(3)特异性病毒抗体阳性。

2.参考依据有以下之一者结合临床表现可考虑心肌炎系病毒引起。

(1)自患儿粪便、咽拭子或血液中分离到病毒,且恢复期血清同型抗体抗体滴度较第一份血清升高或降低 4 倍以上。

(2)病程早期患儿血中特异性 IgM 抗体阳性。

(3)用病毒核酸探针自患儿血中查到病毒核酸。

(三)确诊依据

1.具备临床诊断依据 2 项,可临床诊断为心肌炎。发病同时或发病前 1~3 周有病毒感染的证据支持诊断者。

2.同时具备病原学确诊依据之一,可确诊为病毒性心肌炎,具备病原学参考依据之一,可临床诊断为病毒性心肌炎。

3.凡不具备确诊依据,应给予必要的治疗或随诊,根据病情变化,确诊或除外心肌炎。

4.应除外风湿性心肌炎、中毒性心肌炎、先天性心脏病、结缔组织病以及代谢性疾病的心肌损害、甲状腺功能亢进症、原发性心肌病、原发性心内膜弹力纤维增生症、先天性房室传导阻滞、心脏自主神经功能异常、β受体功能亢进及药物引起的心电图改变。

（四）分期

1.急性期　新发病,症状及检查阳性发现明显多变,一般病程在半年以内。

2.迁延期　临床症状反复出现,客观检查指标迁延不愈,病程多在半年以上。

3.慢性期　进行性心脏增大,反复心力衰竭或心律失常,病情时轻时重,病程在 1 年以上。

【治疗】

（一）卧床休息

动物实验显示卧床休息可预防急性期心肌内病毒复制的增加。因此,急性期至少完全卧床 8 周,待心影恢复正常、心电图改变明显好转后,开始轻微活动;恢复期至少半日卧床 6 个月;心脏增大者卧床半年以上,至心脏明显缩小;有心力衰竭者严格卧床,至心力衰竭控制稳定、心脏检查明显好转,再开始轻微活动。

（二）针对心肌的治疗

高浓度大剂量维生素 C 对纠正休克、促进心肌病变恢复,效果明显,因而是临床上常用的治疗药物之一。日本京都大学内科动物试验证明,辅酶 Q10 对受到心肌炎病毒感染的心肌细胞有保护作用,因此临床上也常应用。肌苷也是目前临床上常用的辅助药物之一。危重患儿抢救时,也可加用能量合剂或极化液,静脉滴注。

（三）肾上腺皮质激素和免疫抑制剂

肾上腺皮质激素主要作于抢救心源性休克和Ⅲ度房室传导阻滞,对其他治疗无效者也可试用。一般认为,为避免病毒感染扩散,发病 10 日内尽可能不用激素。免疫抑制剂在疑似及确诊的病毒性心肌炎患者的应用仍有争议。最近国外发表的心肌炎治疗试验显示,在硫唑嘌呤加强的松组、环孢霉素加强的松组及常规治疗组之间治疗结果无显著差异。尽管这一研究在成人中进行,但其结果可能适用于儿童。

(四)合并心力衰竭及心源性休克的处理

对并发心力衰竭及心源性休克者必须及时予以积极的处理。处理原则与一般心力衰竭及心源性休克相似,包括洋地黄的应用、血管扩张剂、磷酸二酯酶抑制剂、利尿剂及扩容纠正酸中毒等,但在洋地黄应用时应注意在病毒性心肌炎急性期,心肌对洋地黄敏感,易出现毒性反应,应避免快饱和,用药剂量也应适当减少。

(五)心律失常的治疗

心律失常必须积极治疗。室上性心动过速洋地黄治疗有效,室性心动过速可用利多卡因或胺碘酮静滴。如室性心律失常虽经积极治疗仍快速进展至室性纤颤(这种情况在小婴儿更易发生)应即刻予以直流电复律。如发生完全性房室传导阻滞,应安置心内膜起搏器。因心律失常可发生在心肌炎恢复后很长一段时间,因此,心肌炎患儿康复后需长期随访。

(六)其他治疗

近年来有静脉应用丙种球蛋白治疗儿童心肌炎的报道。Drucker 等的研究表明丙种球蛋白应用后患儿在随访期左心室功能改善,一年的存活率更高。在一些病例可应用左心室辅助装置和主动脉球囊泵来支持心血管系统,而在另一些患儿还可应用体外膜氧合治疗。必要时,这些装置可挽救患儿生命,因而在年长儿可考虑为一种治疗选择。一些重症难治病例,心脏移植可作为最后治疗手段。

(李　霞)

第三节　心肌病

心肌病为发生于心肌的疾病。该术语最初出现于 1957 年,当时指一组不能归因于冠状动脉病变的心肌病变。此后,心肌病的定义发生了变化。目前,心肌病的定义为心肌的结构或功能异常,且无高血压或肺动脉高压、无心脏瓣膜病变、无先天性心脏病而言。

以解剖与生理改变为依据,可将心肌病分为以下三型:①扩张(充血)型心肌病:此型左心室或双心室扩大,心肌收缩功能不同程度降低。一般其主要临床特征为收缩功能异常,表现为充血性心力衰竭的症状与体征。②肥厚性心肌病:先前称之为特发性肥厚性心肌病,以左心室肥厚为特征,可不对称。收缩功能通常正常,临床表现由左心室流出道梗阻、舒张功能障碍或心律失常引起,后者可致猝死。③限制型心肌病:心房显著扩大,一般心室大小及收缩功能正常,舒张功能损害,症状由肺及体循环静脉充血引起,也可出现晕厥。

一、扩张性心肌病

【病因】

扩张性心肌病(DCM)在各种类型心肌病中最为常见,在美国及欧洲,其年发病率约为 2/10 万～8/10 万人口,据估计每 10 万人口中约有 36 人患有 DCM。最近的报道显示成人 DCM 患者中 47％为特发性,12％与心肌炎有关,11％与冠状动脉病变有关,另有 30％为其他原因。在另外两个不同年龄儿童 DCM 的研究表明其中 2％～15％有活体组织检查证实的心肌炎,其余 85％～90％的患儿原因不明。此外,20％～30％的 DCM 患者为家族性的。

【病理】

扩张性心肌病病变以心肌纤维化为主,心肌肥厚不显著,心腔扩大明显,二尖瓣环和三尖瓣环增大,乳头肌伸长,常有心腔内附壁血栓,可累及心肌节律点及传导系统而引起心律失常。由于心肌纤维化,心肌收缩功能减弱,导致心力衰竭。

【临床表现】

本病起病及进展缓慢,症状轻重不一。主要表现为心脏增大,心力衰竭,心律失常,小动脉栓塞。患儿先出现心脏增大,但起初无症状,因此确定起病日期较困难,有时病儿已有射血分数下降,经数年仍无症状,以后在劳累后出现气喘、乏力、心悸、咳嗽、胸闷等症状,有的可有偏瘫。体格检查可见心尖搏动弥散或抬举,心浊音界向左扩大,心率增快,有时可有奔马律,可闻及 II/VI～III/VI 级收缩期杂音(心力衰竭控制后杂音减轻或消失),肝脏增大,下肢水肿等。

【实验室检查】

(一)胸部 X 线检查

心影扩大,由左心室、左心房扩大引起。常存在肺静脉充血,可发展为肺水肿。左肺部分区域可因左心房扩大压迫左支气管而致不张,也可出现胸腔积液。

(二)心电图及 HOLTER

大多数患儿心电图上呈窦性心动过速。常见非特异性 ST-T 变化,左心室肥大,左右心房扩大及右心室肥大。46％的患儿 HOLTER 检查可发现心律失常。

(三)超声心动图

DCM 患儿的超声心动图特征包括左心室、左心房扩大,射血分数减低,左心室射血前期与射血期比率增加等。

（四）心导管检查与活体组织检查

由于 DCM 可由超声心动图检查确定，心导管检查主要用于排除异常的左冠状动脉起源，因这一情况在超声心动图检查时易于漏诊，必要时活体组织检查帮助确定心肌病的病因。

【治疗】

扩张性心肌病的临床特征为心输出量减少、液体潴留及血管收缩活性增加，后者为神经体液因素作用以维持足够的灌注压。因此，治疗的目的就是处理以上这些问题。此外，如怀疑代谢缺陷，应不耽搁地予以经验性补充。

增强心肌收缩力的药物

1.第一类　为拟交感药物包括多巴胺、多巴酚丁胺及肾上腺素。多巴胺小剂量时可改善肾脏功能，剂量加大可增强对心脏的作用，但也可引起外周血管阻力增加，并有可能致心律失常。多巴酚丁胺致心律失常作用较弱，但有报道因可引起肺动脉楔压升高而致肺水肿。这两种药物通常联合应用。

2.第二类　增强心肌收缩力的药物为双吡啶衍生剂包括氨力农及米力农，可通过抑制磷酸二酯酶增加细胞内钙的浓度，有强心及扩张外周血管的作用。其可能的副作用为血小板减少、肝毒性及胃肠道刺激。

地高辛为可长期应用的经典心肌收缩力增强药物，但在危重病例，因心肌损害严重及肾功能减退，应减量慎用。

3.利尿剂　改善液体内环境平衡在扩张性心肌病的治疗中至关重要。呋塞米（速尿）为首选的药物，但应注意监测电解质水平，尤其是血钾水平，必要时可适当补充钾盐，也可与螺内酯等类药物合用。其他可应用的利尿剂包括依他尼酸、布美他尼。

4.血管扩张剂　硝普钠及肼屈嗪可有效扩张外周血管，从而降低后负荷，增加心输出量及减低充盈压。有效的口服降低后负荷制剂包括 ACE 抑制剂。在儿科，最常用的为卡托普利及依那普利。ACE 抑制剂还有一定的抑制甚至逆转心肌病时的心室重塑作用。

5.其他　治疗扩张性心肌病因心腔扩大，血流淤滞，有可能发生血栓形成。因而这些患儿应考虑应用华法林等类抗凝剂。如已明确有心腔内血栓，应积极以肝素治疗，最终过渡到长期华法林治疗。

急性病例应推荐卧床休息，限制水及钠盐摄入以帮助控制液体潴留。每日称体重有助于评估液体潴留情况及指导利尿。

如确定系心动过速诱导的心肌病,应予以抗心律失常药物治疗。药物的选择依心动过速的原因而定。普鲁卡因胺及β受体阻滞剂是有效的抗心律失常药物,但因其有负性肌力作用,在这组患儿应慎用。

6.心脏移植　儿童心脏移植近年已增加,且改善了严重心肌病患儿的存活率。因此,重症心肌病患儿如积极的内科治疗无效,应考虑心脏移植。

二、肥厚性心肌病

肥厚性心肌病(HCM)时左心室肥厚,但不扩张,诊断时应排除高血压、主动脉瓣狭窄、水肿及先天性心脏病等其他可引起肥厚的疾病。肥厚性心肌病命名与分类最为混乱。有的将有流出道狭窄的称为梗阻性心肌病。有的根据其心室肥厚是否对称而分类。如左右心室都肥厚的称为对称性,否则称为非对称性。一般对称性多数为非梗阻性,不对称多数为梗阻性,但也有左心室壁与室间隔肥厚,右心室壁不肥厚而左心室流出道不狭窄的,即只有不对称而无梗阻的。有的患儿室间隔特别肥厚,突入到左心室腔间,尤其在主动脉瓣下,表现为左心室流出道狭窄称为特发性肥厚性主动脉瓣下狭窄。肥厚性心肌病伴梗阻的不到总数的 25%。

【病因】

HCM 是一种原发性的通常是家族性的心脏疾病,因其发生年龄不同且许多遗传性病例呈亚临床过程,因而目前尚无其确切的发病率。有文献报道 HCM 的发病率为 2.5/10 万人口,占所有儿童原发性心肌病的 20%～30%。

HCM 通常以常染色体显性方式遗传,目前已知多个基因与典型的家族性肥厚性心肌病有关,这些基因均编码肌节蛋白,如β肌凝蛋白重链等。HCM 也可作为经母亲遗传的线粒体病遗传。许多患儿伴有与遗传综合征一致的畸形,如患有 Noonan 综合征、Pompe 病、Beckwith-Wiedemann 综合征的患儿。

【病理】

HCM 多数为左心室肥厚,心功能早期无明显障碍,临床上无明显症状,晚期有程度不等的心功能不全。梗阻型心肌病的病理特点是左心室肥厚重于右心室,室间隔肥厚更为显著,室间隔厚度与左心室壁厚度之比大于 1.3∶1。左心室腔缩小,二尖瓣前叶增厚,室间隔局部肥厚增生,致左心室流出道狭窄梗阻,左心室腔收缩压升高,与左心室流出道和主动脉收缩压相比有明显压力阶差,左心室舒张末期压力也可增高,心排血量初期正常,以后愈益降低。流出道的梗阻及其引起的压力阶差可因很多生理因素而异,凡使心室收缩力增强、室腔容量减少及后负荷减低等情况均可使梗阻加重,压差更大,反之亦然。所以患者的流出道梗阻的程度并非固定,时时在变,各种影响以上三因素的情况和药物均可改变梗阻的程度。

HCM 的心肌普遍肥大(多数左心室重于右心室,心室重于心房),肌纤维增大,心肌细胞亦肥大,常有不同程度的间质纤维化、细胞变性,并有不同程度的坏死和瘢痕形成,很少有炎性细胞浸润。本病最突出的组织学改变为心肌细胞的排列杂乱无章,而非整齐划一。细胞间的连接常互相倾斜甚至垂直相连。这些错综的连接使心肌收缩时步调不整。再者,心肌细胞的凌乱排列还可影响心电的传播,甚至构成严重心律失常的病理基础。

【临床表现】

肥厚性心肌病主要表现为呼吸困难,心绞痛、晕厥、亦可发生猝死。呼吸困难主要由于左心室顺应性减退和二尖瓣反流引起左心房压力升高,左心室舒张末压力也升高,肺静脉回流受阻而引起肺瘀血。心绞痛是由于心肌过度粗大或左心室流出道梗阻引起冠状动脉供血不足。由于脑供血不足,故剧烈运动时有晕厥,甚至猝死。年小儿可表现为生长落后,心力衰竭的发生率较年长儿高。

体格检查部分病例在心尖可闻及全收缩期杂音,并向左腋下放射,此杂音是由于二尖瓣反流所致。左心室流出道梗阻者沿胸骨左缘下方及心尖可及收缩期杂音,其程度直接与主动脉瓣下压力阶差有关。可有第二心音逆分裂(即 P_2 在前,A_2 在后)。有些病例心浊音界扩大,偶可听到奔马律。

【实验室检查】

(一)胸部 X 线检查

心影扩大,但如无合并心力衰竭则肺纹理都正常。

(二)心电图

90%～95% 的 HCM 患儿有 12 导心电图异常,包括左心室肥大、ST-T 变化(如显著的 T 波倒置)、左心房扩大、异常的深 Q 波,外侧心前导联 R 波振幅降低等,但本病无特征性心电图改变。有些 HCM 患婴可有右心室肥厚的心电图表现,可能反映有右心室流出道梗阻存在。

(三)超声心动图

HCM 可见心室壁增厚,其增厚的分布并非匀称。在 M 型超声可见二尖瓣的前瓣有收缩期的向前运动,其运动的幅度和持续时间与左心室流出道的梗阻程度直接有关。梗阻型心肌病的室间隔与左心室后壁均有增厚,室间隔肥厚尤其突出,与左心室后壁的比值大于 1.3∶1(婴儿除外),而且左心室流出道内径变小。

(四)心导管检查

历史上,心导管检查在 HCM 的诊断及研究中起了重要作用。现今,超声心动图的精确应用已基本替代血流动力学研究及心血管造影。在婴儿,偶可应用心内膜心肌活体组织检查来确定病因,如线粒体肌病、糖原累积病等。不过现今骨骼肌活体组织检查更方便,且创伤更小。

【治疗】

（一）**药物治疗**

治疗的主旨为降低心肌的收缩力,改善舒张期的顺应性和预防猝死。

β受体阻滞剂普萘洛尔为本病治疗的主要药物,它减慢心率,降低心肌收缩力,从而减轻左心室流出道梗阻;且可减低心肌的张力,使氧需量减少,缓解心绞痛;此外,普萘洛尔尚有一定的抗心律失常作用。其他临床上应用的选择性β受体阻滞剂有阿替洛尔、美托洛尔等。约有 $1/2\sim1/3$ 的患儿用药后症状缓解。对无症状的患儿是否需长期用药意见不一。本品似可制止病变的发展和预防猝死,但目前缺乏对照资料。

维拉帕米主要用于成人 HCM 患者。短、长期研究表明口服维拉帕米可改善心脏症状及运动能力,但该药有潜在的致心律失常作用及偶可引起肺水肿及猝死,因而在儿童极少应用。洋地黄忌用,只有在心房颤动心室率太快时方有指征,以小剂量与普萘洛尔同用。利尿剂和血管扩张药物均不宜用。终末期 HCM 心腔扩大、心壁变薄及收缩功能减退时可应用洋地黄、利尿剂和血管扩张药物。

（二）**手术治疗**

对左心室流出道梗阻产生严重症状而药物治疗无效者(压差超过 50mmHg),可经主动脉切除室间隔的部分肥厚心肌,症状大多缓解。其他手术方式有二尖瓣换置术及心尖主动脉管道,但因疗效不确切,且并发症多、在儿科均极少应用。心脏移植是另一治疗手段。

（三）**其他**

近年成人 HCM 患者有应用永久双腔起搏来降低左心室流出道梗阻,减轻症状,但疗效并不确切。乙醇间隔消融在某些成人 HCM 症状患者可降低左心室流出道压差,但这种实验性的治疗手段在小儿应慎用,因手术瘢痕可成为致心律失常的病理基础,增加猝死的危险。

（李　霞）

第四节　感染性心内膜炎

【概述】

感染性心内膜炎是指病原体侵入血流,引起心内膜及大动脉内膜炎症病变。

病原多为真菌,还可有病毒等。感染性心内膜炎常发生于先天性心脏病或风湿性心瓣膜病的心脏病,正常的心脏也可受累。引起本病的细菌有多种,草绿色链球菌占 50%,葡萄球菌占 30%,肠球菌占 10%。本病治疗以抗感染为主,对合并症采用相应的对症治疗。

【诊断依据】

1.病史　常有先天性或风湿性心脏病病史,有行心导管检查、拔牙或泌尿道、肠道手术的病史。

2.症状　有发热、寒战、乏力、苍白、盗汗、体重减轻、胸痛、咯血、头痛、呕吐、偏瘫等。

3.体征　心动过速,杂音多变,心律失常,心力衰竭,皮肤和黏膜瘀点,脾大,杵状指及栓塞表现。

4.辅助检查

(1)血常规:进行性贫血,白细胞增多,以中性粒细胞为主。

(2)尿常规:可见蛋白尿及镜下血尿。

(3)血沉增快,血清球蛋白增高,C 反应蛋白可呈阳性。

(4)血培养:是确诊的关键。凡不明原因发热持续一周以上,且原有心脏病者均应反复多次培养,以提高阳性率。若培养阳性,则应做敏感药物试验。

(5)超声心动图:可了解赘生物的大小及有关瓣膜功能的动态变化。

【治疗】

1.一般治疗　卧床休息,加强营养,维持水与电解质平衡,补充铁剂,必要时少量多次输血以增强机体抵抗能力。

2.病因治疗　选用敏感、有效的抗生素,坚持足量及较长的疗效是十分重要的,最好选用药物敏感试验阳性的两种抗生素,采用静脉滴注,疗程至少 4~6 周。

3.外科手术治疗　对内科治疗不能控制,同时存在先天性心脏病者,如动脉导管未闭、室间隔缺损等,应进行导管结扎及缺损修补术。对于严重的主动脉瓣或二尖瓣功能不全造成顽固性心力衰竭且药物治疗无效者,可行感染病灶切除术及心瓣膜修补术或瓣膜置换术。

(李　霞)

第五章　消化系统疾病

第一节　消化道出血

消化道出血是指由消化道及其他系统疾病致呕血和/或便血。临床表现视其出血量的不同而定,出血量大、速度快,可致出血性休克;若少量慢性出血,则无明显的临床症状,仅有粪隐血阳性,部分患儿可出现慢性贫血的表现。根据出血部位的不同分为上消化道出血和下消化道出血。

一、病因

1.消化道局部病变

(1)食管:胃食管反流和各种病因所致食管炎,门脉高压所致食管下段静脉曲张破裂,食管贲门黏膜撕裂症,食管裂孔疝等。

(2)胃和十二指肠:是消化道出血最常见的部位。各种原因所致胃溃疡或胃炎、十二指肠球炎或溃疡(大多由过量的胃酸和幽门螺杆菌感染所致)、胃肿瘤等。

(3)肠:多发性息肉、肠管畸形、梅克尔憩室、肠套叠,各种肠病,如急性肠炎、克罗恩病(克隆病)、溃疡性结肠炎、急性坏死性小肠结肠炎、直肠息肉、痔、肛裂及脱肛等。

2.感染性因素　各种病原微生物引起的肠道感染(如痢疾、肠伤寒、阿米巴痢疾等)。

3.全身性疾病

(1)血液系统疾病:血管异常,如过敏性紫癜、遗传性出血性毛细血管扩张症;血小板异常,如原发性或继发性血小板减少、血小板功能障碍;凝血因子异常,如先天性或获得性凝血因子缺乏等。

(2)结缔组织病:系统性红斑狼疮,结节性多动脉炎,贝赫切特综合征(白塞病)等。

(3)其他:食物过敏、严重肝病、尿毒症等。

二、分类

1.假性胃肠道出血　可由咽下来自鼻咽部的血液（如鼻出血时）引起。新生儿吞咽的来自母亲的血液也是假性胃肠道出血的原因。进食红色食物（如甜菜根、红凝胶）或某些药物后的呕吐物可类似呕血；进食铁剂、铋剂、黑霉或菠菜后排出的大便可类似黑粪。

2.真性上消化道出血　出血发生于屈氏韧带以上。常见病因包括食管炎、胃部腐蚀性病变、消化性溃疡、Mallory-Weiss 综合征（严重呕吐导致食管胃连接处或略低部位一处或多处黏膜撕裂，表现为呕血或黑粪）或食管静脉曲张。

3.真性下消化道出血　出血发生于屈氏韧带以下。轻微出血表现为大便带血丝或排便后出几滴血，多由肛裂或息肉引起。炎症性疾病，如炎症性肠病、感染性结肠炎表现腹泻，粪便中混有血液。严重出血（便血或粪便中有血凝块）的病因包括炎症性肠病、梅克尔憩室、溶血尿毒综合征、过敏性紫癜和感染性结肠炎。

三、临床表现

1.慢性出血　慢性、反复小量出血，可无明显临床表现，但久之可导致患儿贫血、营养不良。粪便外观正常或颜色稍深，隐血试验为阳性。

2.急性出血

（1）呕血：为上消化道出血的主要表现，呕出血为鲜红或咖啡样，主要取决于血在胃内停留时间，时间短则为鲜红，反之则为咖啡样。

（2）便血：可为鲜红色、暗红色、果酱样和柏油样，主要取决于出血部位及血液在胃肠腔内停留的时间，上消化道出血或血液在肠腔停留时间长者表现为暗红色或柏油样，下消化道出血或血液在肠腔停留时间短者为红色，越近肛门出血颜色越鲜红。

（3）发热：根据原发病和出血量多少可出现不同程度发热，感染性疾病所致出血常伴高热，大量出血由于血红蛋白分解吸收常导致低热，少量出血一般不导致发热。

（4）腹痛：肠腔内积血刺激导致肠蠕动增强，引起痉挛性疼痛和腹泻。

（5）氮质血症：大量出血时，血红蛋白分解吸收引起血尿素氮增高；出血导致休克，肾血流减少，肾小球滤过率下降，休克时间过长，导致肾小管坏死等均可导致氮质血症。

（6）失血性休克：出血量＜10％时，无明显的症状和体征；出血量达 10％～

20%以内时,出现脸色苍白,脉搏增快,肢端发凉,血压下降;20%～25%以内时,出现口渴、尿少、脉搏明显增快,肢端凉,血压下降,脉压差减小;25%～40%时,除上述症状外,出现明显休克症状;>40%时,除一般休克表现外,还有神志不清,昏迷,无尿,血压测不出。

四、实验室检查

1.血常规检查　血红蛋白、红细胞计数、血细胞比容均下降,网织红细胞增高。

2.粪常规　粪便呈黑色、暗红或鲜红色,隐血试验阳性。

3.肝、肾功能检查　除原发肝病外,消化道出血时肝功能大多正常。

五、特殊检查

1.内镜检查

(1)胃镜检查:对食管、胃和十二指肠出血的部位、原因和严重程度均有较准确的判断。一般在消化道出血12～48h 内进行检查,其阳性率较高,但应掌握适应证。原则上患儿休克得到纠正,生命体征稳定而诊断不确定,需要决定是否手术治疗时应尽早进行胃镜检查,以利做出正确诊断,给予及时合理的治疗,并可预防出血的复发。

(2)小肠镜检查:由于设备的限制,现在小儿小肠镜只能到达屈氏韧带,在一个较有限的范围内检查,真正意义上的小儿全小肠镜检目前尚未开展。胶囊式的电子内镜对全消化道检查,尤其是对小肠的检查填补了传统内镜的不足,有待于普及开展。

(3)肠镜检查:对以便血为主的下消化道出血,采用结肠镜检查可较准确诊断结肠病变,并可针对病变的种类采取相应的内镜下止血治疗,如电凝、激光、微波等。

2.X 线检查　必须在患儿病情稳定、出血停止后1～2天进行.钡餐可诊断食管及胃底静脉曲张,胃、十二指肠和小肠疾病。钡灌肠可对直肠及结肠息肉、炎性病变、肠套叠、肿瘤和畸形做出诊断。但诊断的准确率不如内镜,而对消化道畸形的诊断价值较高。空气灌肠对肠套叠有诊断和复位作用。

3.造影　通过选择性血管造影可显示出血的血管,根据情况可栓塞治疗。

4.核素扫描　用放射性[99m]Tc 扫描,可诊断出梅克尔憩室和肠重复畸形;当活动性出血速度<0.1ml/min 者,用硫酸胶体 Tc 静脉注射能显示出血部位;对活动性出血速度≥0.5ml/min 者,[99m]Tc 标记红细胞扫描,能较准确标记出消化道出血

的部位。

六、判断出血是否停止

如有以下情况要考虑有活动性出血：①反复呕血或鼻胃管洗出血性液体，反复排血便（红色、暗红色、黑色或柏油样便或粪隐血试验阳性）；②循环衰竭经有效治疗后未得到明显改善，或好转后又恶化，中心静脉压波动稳定后又下降（＜5cmH$_2$O）；③红细胞计数、血红蛋白、红细胞压积下降，网织红细胞升高；④补液扩容后，尿量正常，但血尿素氮持续增高；⑤内镜、核素扫描、血管造影等检查提示有活动性出血。

七、鉴别诊断

（一）诊断中应注意的问题

1.认定　首先认定是否真正消化道出血；排除药物引起血红色及黑粪，有无病史，先天性心脏病。如动物血和其他能使粪便变红的食物、炭粉、含铁剂药物、铋剂。

2.排除消化道以外的出血原因　①鉴别是呕血还是咯血；②排除口、鼻、咽部出血。

3.估计出血量　根据上述临床表现进行判断（15min 内完成生命体征鉴定）。

4.鉴别出血　部位见表 5-1。

表 5-1　上、下消化道出血的鉴别

	既往史	出血先兆	出血方式	便血特点
上消化道出血	可有溃疡病、肝胆病或呕血史	上腹闷胀、疼痛或绞痛，恶心、反胃	呕血伴柏油样便	柏油样便，稠或成形，无血块
下消化道出血	可有下腹疼痛、包块及排便异常或便血史	中下腹不适或下坠、排便感	便血无呕血	暗红或鲜红、稀多不成形，大量出血时可有血块

（二）询问下列关键病史

1.有关疾病史　胃食管反流病、慢性肝病、炎症性肠病、肾功能不全、先天性心脏病、免疫缺陷、凝血障碍等。

2.近期用药史及目前用药　阿司匹林或其他非甾体类抗炎药、类固醇激素、肝毒性药物、能引起食管腐蚀性损伤药物。

3.有关症状　剧烈呕吐或咳嗽、腹痛、发热或皮疹；出血的颜色、稠度、出血部位及出血时伴随症状。

4.有关家族史　遗传性凝血障碍病、消化性溃疡病、炎症性肠病、毛细血管扩张病等。

（三）体格检查应判断以下项目

1.生命体征　心率加快是严重失血的敏感指征,低血压和毛细血管充盈时间延长是严重低血容量和休克的表现。

2.皮肤　有无苍白、黄疸、淤点、紫癜、皮疹,皮肤血管损伤,肛周皮肤乳头状瘤等。

3.鼻和咽部　有无溃疡和活动性出血。

4.腹部　腹壁血管、脐部颜色、腹水、肝大、脾大。

5.其他　肛裂、痔等。

八、治疗

（一）一般抢救措施

对严重出血或存在低血容量的患儿,要保持呼吸道通畅、维持呼吸和循环功能,给予面罩给氧,建立两条通畅的静脉通道;取血查全血细胞计数、血小板计数、交叉配血、凝血酶原时间(PT)、部分凝血活酶时间(PTT)、肝功能检查,并测定电解质、尿素氮和肌酐。一次血红蛋白或血细胞比容正常不能排除严重出血。治疗可给生理盐水或乳酸盐林格液每次 10ml/kg,静脉输入,至患儿情况稳定。如持续出血应输全血。

置留胃管,可判断出血情况、胃减压、温盐水灌洗,给凝血药物,抽出胃酸和反流入胃的物质。选择胃管时直径要尽可能大,距末端 5cm 处需留置侧孔,以温生理盐水 5ml/kg 洗胃。勿使用冷盐水,可导致低体温。洗胃时胃内液体不能排空多是胃管阻塞引起,可更换胃管。严密观察生命体征和病情变化,心电、呼吸、血压监测、血气分析、出入量记录(注意尿比重)。

补充血容量,纠正酸碱平衡失调:输液速度和种类应根据中心静脉压和每小时尿量来决定。如已出现低血容量休克,应立即输血。成人一般须维持 PCV＞30％,Hb＞70g/L,儿童应高于此标准,并根据病情进行成分输血。

（二）饮食管理

休克、胃胀满、恶心患儿禁食;非大量出血者,应尽快进食;有呕血者,一旦呕血停止 12～24h,就可进流食;食管静脉曲张破裂者应禁食,在出血停止 2～3 天后,仅给低蛋白流食为宜。

（三）药物治疗

药物治疗目的是为减少黏膜损伤,提供细胞保护或选择性减少内脏出血。

1.减少内脏流血

(1)垂体后叶加压素:主要用于食管、胃底静脉曲张破裂所致出血。静脉滴注垂体后叶素,能有选择地减少 60％～70％的内脏血流(主要使肠系膜动脉和肝动脉收缩,减少门静脉和肝动脉的血流量,从而使门脉压降低)。应用剂量为 0.002～0.005U/(kg·min),20min 后如未止血,可增加到 0.01U/(kg·min)。体表面积1.73m² 时,剂量为 20U 加入 5％葡萄糖溶液中 10min 内注入,然后按 0.2U/min 加入 5％葡萄糖溶液维持静脉滴注。如出血持续,可每 1～2h 将剂量加倍,最大量0.8U/min,维持 12～24h 递减。有些专家推荐成人剂量为 0.1U/(min·1.73m²)增加到 0.4U/(min·1.73m²)。加压素的不良反应包括液体潴留、低钠血症、高血压、心律失常、心肌和末梢缺血。在成人中加用硝酸甘油可减少心肌缺血的不良反应,儿童患者可参照上述情况使用。

(2)生长抑素及其衍生物:生长抑素能选择性的作用于血管平滑肌,使内脏血流量降低 25％～35％,使门脉血流乃至门脉压力下降。使内脏血管强力收缩而不影响其他系统的血流动力学参数,也不影响循环血压和冠脉张力;对门脉高压患者,生长抑素可以抑制其胰高血糖素的分泌,间接的阻断血管扩张,使内脏血管收缩,血流下降。生长抑素还有其他如抑酸、抑制胃动力及黏膜保护作用。成人临床应用显示合并症明显低于垂体后叶素。

2.止血药

(1)肾上腺素:肾上腺素 4～8mg＋生理盐水 100ml 分次口服,去甲肾上腺素8mg＋100ml 冷盐水经胃管注入胃内,保留 0.5h 后抽出,可重复多次;将 16mg 去甲肾上腺素加 5％葡萄糖溶液 500ml 于 5h 内由胃管滴入。

(2)凝血酶:将凝血酶 200U 加生理盐水 10ml 注入胃内保留,每 6～8h 可重复1 次,此溶液不宜超过 37℃,同时给予制酸药,效果会更好。其他如云南白药、三七糊等均可用于灌注达到止血效果。

(3)巴曲酶(立止血):本品有凝血酶样作用及类凝血酶样作用,可用 1kU,静脉注射或肌内注射,重症 6h 后可再肌内注射 1kU,后每日 1kU,共 2～3d。

(4)酚磺乙胺(止血敏):本品能增加血液中血小板数量、聚积性和黏附性,促使血小板释放凝血活性物质,缩短凝血时间,加快血块收缩,增强毛细血管抵抗力,降低毛细血管通透性,减少血液渗出。

3.抗酸药和胃黏膜保护剂　体液和血小板诱导的止血作用只有在 pH 值＞6

时才能发挥,故 H_2 受体拮抗药的应用对控制消化性溃疡出血有效。可用雷尼替丁(静脉内应用推荐剂量 1mg/kg,6～8h 1 次);重症消化性溃疡出血应考虑用奥美拉唑,剂量 0.4～0.8mg/(kg·d),静脉滴注;硫糖铝可保护胃黏膜,剂量 1～4g/d,分 4 次。

4.内镜止血　上消化道出血可用胃镜直视止血。食管和胃底静脉曲张破裂出血,可在胃镜直视下注入硬化剂,使曲张静脉栓塞机化,达到止血和预防再出血;亦可行曲张静脉环扎术以达到上述目的,但技术要求高。胃和十二指肠糜烂、溃疡出血,可根据病情的不同,选择不同的止血方法,如直接喷洒药物、电凝、激光、微波和钳夹止血等方法。结肠、直肠和肛管出血,可用结肠镜止血,有电凝、激光、微波和钳夹止血等方法;如息肉出血,可进行息肉切除。

（四）手术治疗

1.手术适应证

(1)大量出血,经内科治疗仍不能止血,并严重威胁患儿生命。

(2)复发性慢性消化道出血引起的贫血不能控制。

(3)一次出血控制后且诊断明确,有潜在大出血的危险者。

2.手术方式　主要根据不同的病因、出血的部位,选择不同的手术方式。

3.腹腔镜治疗　国外开展腹腔镜进行腹部探察、止血成功,进行小肠重复畸形的治疗。

（李　霞）

第二节　小儿腹泻

一、小儿腹泻基本概念

（一）定义

腹泻病是一组由多病原、多因素引起的以腹泻为主要症状并常伴有呕吐的综合征。腹泻病所包括的范畴很广泛。既往对诊断与治疗没有统一的方案。1992年 4 月全国腹泻病专家经过认真研讨,总结了国内意见并结合国情,吸收了世界卫生组织(WHO)腹泻病诊断、治疗方案的内容,制订了《中国腹泻病诊断治疗方案》(以下简称《方案》),这对我国腹泻病的管理起到了重要的作用。《方案》规定腹泻病分为感染性与非感染性两大类。

感染性腹泻病除霍乱、痢疾外,尚有细菌、病毒、真菌及寄生虫引起的多种肠炎。感染性腹泻病都具有传染性,霍乱属甲类传染病,痢疾属乙类传染病,各种肠炎属丙类传染病。感染性腹泻病占到腹泻病的 80%,就发病数量来说,感染性腹泻病是发病数最多的传染病,也是对人类健康威胁最大的疾病之一。

非感染性腹泻病仍然是种类繁多的疾病,除饮食性、症状性、过敏性腹泻病外尚有许多种,包括:先天性失氯性腹泻、先天性失钠性腹泻、原发性胆酸吸收不良、短肠综合征、先天吸收障碍、免疫缺陷、先天性微绒毛萎缩病等;另外尚有神经内分泌肿瘤引起的腹泻;医源性用药不当引起的药物性腹泻;营养素不耐受腹泻,如双糖不耐受、牛奶蛋白不耐受;炎症性肠病;自身免疫性肠病;肠炎后综合征(难治性腹泻);儿童肠易激综合征;小儿吸收不良综合征,如乳糜泻、热带脂肪泻、Whipple病、糖类吸收缺陷、氨基酸转运缺陷、脂质吸收不良、电解质吸收不良、维生素及矿物质吸收不良等。

(二)分类

1.病程分类

(1)急性腹泻病:病程在 2 周以内。

(2)迁延性腹泻病:病程在 2 周至 2 个月。

(3)慢性腹泻病:病程在 2 个月以上。

2.病情分类

(1)轻型:无脱水,无中毒症状。

(2)重型:重度脱水或有明显中毒症状(烦躁、精神萎靡、嗜睡、面色苍白、体温不升,白细胞计数明显增高等)。

3.病因分类

(1)感染性:细菌、病毒、真菌、寄生虫等。

(2)非感染性:①饮食性腹泻;②症状性腹泻;③过敏性腹泻;④其他腹泻。

感染性腹泻病在未明确病因之前,统称为肠炎,这与我国传染病法相一致,肠炎属丙类传染病。病原明确后应按病因学进行诊断,如细菌性痢疾、阿米巴痢疾、霍乱、鼠伤寒沙门菌肠炎、致泻大肠埃希菌肠炎、空肠弯曲菌肠炎、轮状病毒肠炎、蓝氏贾弟鞭毛虫肠炎、隐孢子虫肠炎、真菌性肠炎等。

二、腹泻的病理生理学

(一)水、电解质代谢功能紊乱

腹泻是消化功能紊乱的表现,首先表现为水和电解质的紊乱。正常成年人每日对水的最低需要量为 1500ml,而消化道每日除接受来自饮料和食物的水分外,还有来自消化液的分泌,共约 9L。其中包括:摄入水 2L、唾液 1.5L、胃液 2.5L、胆汁 0.5L、胰液 1.5L 和肠液 1L。这些消化道内的水只有少量（约 150ml）随粪便排出，其余绝大部分都被消化道吸收，这是水在胃肠道分泌和吸收过程中发生动态平衡的结果。正常小儿每日排便 1 次，少数每日 2～3 次，性质正常。每日排便平均重量为 150～200g，含水分 60%～75%。患腹泻病时，首先是大便性质异常，呈稀便、水样便或黏液脓血便，粪便含水量增多，多数腹泻时每日排出水分＞200ml 或更多。腹泻的发病基础是胃肠道的分泌、消化、吸收和运动等功能发生障碍或紊乱以致分泌量增加，消化不完全，吸收量减少和（或）动力加速等，最终导致粪便稀薄，可含渗液，大便次数增加而形成腹泻。

正常情况下水和电解质的运转主要在小肠中进行。

1.绒毛上皮细胞　绒毛上皮细胞可通过下述三种机制完成其运转。

（1）水和钠通过上皮细胞刷状缘细胞膜上的"孔穴"及细胞间紧密结合部被动吸收。

（2）通过刷状缘的共同载体蛋白，经葡萄糖、氨基酸等将钠离子逆梯度差带入细胞。

（3）通过双离子交换过程。H^+ 与 Na^+ 交换。HCO_3^- 与 Cl^- 交换进出，使偶联的钠和氯同时被吸收。进入细胞内的钠，通过 Na^+-K^+-ATP 酶系统主动泵入细胞间隙。

2.隐窝细胞　有主动分泌 Cl^- 的作用。细胞间隙中的 Na^+ 和 Cl^-，沿着 Na^+ 的渗透压梯度主动进入隐窝细胞底部，Na^+ 被重新泵入细胞间隙，由于细胞内 Cl^- 的浓度高于肠腔，从而通过刷状缘向肠腔内弥散即主动分泌氯。

3.肠上皮细胞对电解质的运转受细胞内介质的控制

（1）cAMP 是调节肠道分泌的重要介质，是第二信使为细胞内激酶的激活剂，可促进细胞内蛋白质磷酸化，从而引起细胞功能改变。cAMP 可刺激陷窝细胞主动引起钠依赖性氯离子的分泌增加，抑制绒毛细胞对钠和氯的正常吸收。

（2）cGMP 在多数情况下其作用与 cAMP 相反，但在肠上皮细胞内具有与 cAMP 类同的作用可减少钠的吸收，刺激氯的分泌。

（3）钙离子：最近研究发现，钙在肠上皮细胞电解质的运转中，也是重要的细胞内调节物。钙离子的增加可刺激细胞分泌 Na^+ 和 Cl^-，反之则促进细胞吸收。这些均可能是通过联结与激活钙调节蛋白来进行调节。

（二）肠道正常的防御机制

1.一般防御机制

（1）胃酸：在 pH 为 2.0 的条件下，多数微生物均被杀死在胃中。临床上，在胃酸减少或缺如者极易发生细菌性腹泻。

　　（2）肠蠕动可以促进对病原体的清除：事实上腹泻本身可能是机体的保护机制之一。实验表明，如使用抑制肠蠕动的鸦片类制剂，结果抑制病原体的清除，可使感染性腹泻病发生率增加或病情加重。

　　（3）卫生条件：讲究卫生可减少暴露者接触病原因子的数量，管理好水和食品的卫生可减少发病。

　　2.肠黏膜表面有三道保护层

　　（1）黏液保护层：胃肠道上皮被一层厚的黏液毯所覆盖，它由水、盐、免疫球蛋白、分泌的蛋白质以及最重要的黏蛋白所组成。黏蛋白是大分子量的糖蛋白，作为重要的结构性成分起作用。它可提高黏液凝胶的聚合、伸延和保护的特性，黏液胶层是胃肠道和所有黏膜面最重要的保护因素，因为其能维持上皮屏障功能。

　　胃肠道上皮表面持续地暴露在大量的微生物之中，包括化学性刺激剂，消化的食物、毒素、常驻细菌和小肠病原体以及它们的产物。黏蛋白胶的网样结构使攻击性大分子物质很难通过，如果单层细胞上皮没有黏液屏障提供非特异性保护，衬在小肠内的敏感单细胞上皮层会受到酸和腔道内容物的损害。凝胶能减少撕裂性损伤，保护胃肠道上皮免受机械性损伤，也起润滑作用以及帮助上皮修复。凝胶不仅保护上皮抵抗化学性攻击，也提供物理性的屏障抵抗病原体，这种作用体现在病原体和定植菌结合位点处能维持高浓度的 sIgA。膜相关性黏蛋白在细胞与细胞结合信号传导及可能在分化时期起双向作用，并影响细胞形态、生长、肿瘤转移以及免疫系统对其的识别等。许多侵入的病原菌分泌酶和可能的黏蛋白促泌素，以削弱黏蛋白的屏障，有利于细菌穿过上皮。与之对应的黏蛋白通过物理性捕获防止病原体入侵到黏膜，并帮助排除病原菌，杯状细胞和胃肠道其他保护因素协同作用，冲洗来犯的细菌，杯状细胞高分泌黏蛋白的能力与脂细胞分泌液体共同作用有助于快速排出病原体，结合黏蛋白细菌的命运取决于其在肠道定植的能力，许多微生物不能定植到黏蛋白屏障，当排便时随着肠蠕动脱落驱除出体外，而非致病性的肠道菌群（共生菌）则可通过占据可供微生物附着的部位，在预防病原体定植中起着重要的拮抗作用。

　　（2）免疫保护层：黏膜表面是宿主和环境接触的主要界面，因此，众多致病原会侵袭或感染黏膜表面便不足为奇。宿主体内存在针对微生物和致病原的一般性和特异性防御机制。黏膜表面有一免疫保护层。这部分免疫系统在数量上最为庞大，其特征决定了它们的特殊作用，其中之一是所有黏膜表面优先产生、输送和分泌的 sIgA，它是固有层中的浆细胞分泌的，它与血液中的 IgA 不同，血液中的 IgA 不能反映黏膜表面的 sIgA 水平及功能。sIgA 通过与微生物表面结合，干扰病原微生物的动力、与上皮细胞结合的能力和穿透上皮的能力,起到保护作用。限制蛋白抗原的吸收,抑制细菌黏附并可以中和多种病毒及细菌的毒素。它不仅在腔内分泌液中起保护性屏障作用,还在肠上皮内和黏膜固有层中发挥保护作用。口服疫苗能刺激特异性 sIgA 的产生。

（3）微生态保护层:肠腔内寄生着大量共生菌,它们平铺在肠上皮表面,构成微生态环境,形成一个微生态保护层,其中最主要的是双歧杆菌。肠内共生菌对外来病菌具有很强的生物拮抗作用,使外来病原难以在肠道定植。在与外来微生物病原争夺营养中处于绝对优势。此外,厌氧菌在代谢过程中产生的脂肪酸和乳酸能有效抑制外来病原菌的生长。肠道正常菌群还可作为与宿主终生相伴的抗原库,刺激免疫系统产生免疫应答,使机体保持一定水平的免疫力;另外还可促进宿主免疫器官的发育成熟,产生免疫功能。

在病理条件下,如胃肠道手术,免疫功能低下,感染或长期使用大量激素、抗生素时,诱发肠道发生菌群紊乱,微生态系统失衡,从而诱发感染性腹泻。

三、腹泻的发病机制

（一）感染性腹泻的发病机制

1.产肠毒素的作用　肠毒素引起腹泻的机制,以霍乱研究得最为充分。这些肠毒素是通常激活腺苷酸环化酶(AC)来启动一系列病理机制的。AC 可使细胞内的三磷酸腺苷(ATP)转变为环磷酸腺苷(cAMP),进而促进细胞内一系列酶反应,导致肠细胞分泌功能增强,大量水和电解质排出,临床上表现为大量肠液丢失和剧烈腹泻。

2.病原体的侵袭作用　病原体直接侵入上皮细胞,并在上皮细胞繁殖、破坏,进而进入固有层继续繁殖,并引起肠的炎症反应,导致肠黏膜弥漫性水肿、充血,肠腔内含黏液血性渗出物,黏膜坏死,形成浅表溃疡。临床表现以腹痛、腹泻、里急后重、黏液脓血便为特征。以细菌性痢疾为代表。属于这类腹泻的还有:沙门菌肠炎,弯曲杆菌肠炎,耶氏菌肠炎,侵袭性大肠埃希菌肠炎(EIEC),出血性大肠埃希菌(EHEC)肠炎及阿米巴痢疾等。

3.病原体黏附作用　病原体以破坏肠黏膜绒毛上皮细胞为主要机制的腹泻。这类病原体主要侵犯小肠绒毛上皮细胞,使肠上皮细胞变性,形成绒毛空泡,上皮细胞脱落,新生之肠上皮细胞功能不健全,消化吸收功能障碍,出现吸收不良现象。

4.病毒性腹泻的发病机制　轮状病毒肠炎患儿十二指肠黏膜活检显示小肠绒毛变性;柱状上皮细胞脱落,由隐窝中上移的立方形上皮细胞所替代;刷状缘不规则；上皮细胞间和固有膜有淋巴细胞和中性多核细胞浸润。由于病变细胞的双糖酶，特别是乳糖酶活性降低，数量减少，使肠腔内糖类分解和吸收障碍，实验证明轮状病毒肠炎患儿粪便中糖含量较正常儿童增高，随病情好转而逐渐恢复正常。糖类物质积聚在肠腔可使肠腔渗透压升高，导致间质液渗入肠腔形成渗透性腹泻。

5.肠道真菌病发病机制　白色念珠菌是本病的病原，寄生在正常人口腔、胃肠道、阴道和皮肤等部位。当机体因疾病或药物而致免疫力降低，特别是细胞免疫功能低下时，或因抗生素、激素、免疫抑制药、抗肿瘤药物、放射治疗等的广泛应用，使局部菌群受到抑制时，念珠菌即大量增殖，产生局部病变，甚至引起全身播散。肠道念珠菌病的重要表现为腹泻和腹绞痛。

6.寄生虫性腹泻的发病机制

(1)梨形鞭毛虫：滋养体的吸盘主要贴附在十二指肠与空肠黏膜上，并产生机械性刺激，引起小肠黏膜上皮细胞微绒毛变短和增厚，固有膜炎症细胞浸润，呈局灶性充血、水肿等急性炎症反应，尤以隐窝部更为明显。大量鞭毛虫寄生(每克粪便5000个虫卵以上)可引起结肠黏膜坏死，形成浅表溃疡。当机体防御功能减退，丙种球蛋白减少，尤其肠道SIgA缺乏时，病情常加重，且易转为慢性。梨形鞭毛虫偶尔可侵入胆管与胆囊，引起胆道感染。

(2)阿米巴原虫：阿米巴侵袭大肠引起的病变主要在右侧结肠，表现为肠炎或痢疾，易复发而变为慢性，或成为无症状的带包囊者。原虫可由肠壁经血液-淋巴侵袭其他器官组织，引起肠外阿米巴感染，其中以阿米巴肝病最为常见。

包囊有抗胃酸作用，在胃及小肠上段不起变化。至小肠下段，回盲部粪便壅积，有利于阿米巴生存，经胰蛋白酶的作用，脱囊而成小滋养体。当机体抵抗力强时，变为包囊排出体外；若人体抵抗力降低，则小滋养体变为大滋养体侵入肠壁而致病。

大滋养体侵入黏膜后，借其伪足运动和分泌溶组织酶破坏黏膜细胞，形成糜烂及浅表溃疡。此时，临床上可能仅有一般肠炎表现。溃疡间黏膜大多正常，原虫易在较疏松的黏膜下层侵袭扩展，形成黏膜下脓肿，脓肿破裂后形成特有的底大口小的烧瓶状溃疡。溃疡腔内所含的坏死组织碎片、黏液和大滋养体排至肠腔时，即产生痢疾样便，由于血管破裂，大便中含很多红细胞，呈猪肝色血性便。

(二)非感染性腹泻的发病机制

1.渗透性腹泻　是指对一种可吸收的溶质发生吸收障碍，小肠远端和结肠的渗透压增高，导致液体由血浆向肠腔反流增加，使肠内容体积增大，肠管扩张，肠蠕动加速而引起的腹泻。这种情况常见于糖类吸收不良。正常情况下，如果摄入食物是高渗性的,在食糜到达屈氏韧带时,液体即快速跨过十二指肠上皮细胞反流入肠腔,使之成为等渗性的。这部分液体必须在小肠远端再吸收。小肠近端对水和各种离子的通透性较高,Na^+、Cl^-顺浓度梯度不断地分泌而在小肠远端和结肠,由于通透性降低,且未吸收的糖类所形成的渗透压又可以抵制正常情况下由Na^+、Cl^-主动运转驱动的水分再吸收,使大量液体向肠腔反流。到小肠远端时,Na^+、Cl^-被主动再吸收,而未吸收的糖类未被再吸收,这就导致肠腔内的Na^+浓度远低于血浆浓度。未吸收的糖类还可进一步代谢为短链脂肪酸,形成附加的渗透负荷,进一步加重了腹泻。渗透性腹泻的另一个特点是具有相当大的渗透间隙,一般>50。渗透间隙可以用下列公式计算。

$$[Na^+(mmol/L)+K^+(mmol/L)]\times2=测得的粪便重量渗透浓度\ mmol/L。$$

如食物中没有吸收不良的溶质,则测得的Na^+,K^+浓度之和乘以2等于290,渗透性腹泻时,如粪便中电解质浓度降低,提示从结肠排出的等渗粪液中有其他渗透性物质在起渗透作用。渗透性腹泻的另一特点是婴儿粪便的pH降低,一般pH<5.5。综上所述,渗透性腹泻具有以下共同特点:①禁食后腹泻即停止;②粪便中含有大量未消化和分解的食物或药物成分;③肠腔内的渗透压超过血浆渗透压;④粪便中的电解质含量不高;⑤粪便的酸碱度降低(pH<5.5)。

　　渗透性腹泻大多是由于对食物的消化和分解不完全所引起的。食物中的脂肪、蛋白质和糖类在肠中必须经酶的作用才能消化吸收,如先天性酶缺乏、胰腺分泌不足或肝胆汁分泌减少或排泄受阻时,不完全消化的食糜成为不吸收的溶质,使肠腔内的渗透压高于血浆,从而导致渗透性腹泻。

　　2.分泌性腹泻　肠道对水和电解质的吸收是肠道吸收与分泌的净差。但总的说来正常人吸收大于分泌。如胃肠分泌量增加超过正常的吸收能力,肠内过多的水分与电解质就造成腹泻。这类腹泻被称为分泌性腹泻。当上皮细胞的绒毛遭到大量破坏时,吸收减少,分泌增加则导致分泌性腹泻。但许多分泌性腹泻可以发生在小肠形态完全正常的患者。先天性失氯性腹泻也属于分泌性腹泻。分泌性腹泻具有如下特点:①排出大量水样或米汤样粪便,每日可达5L左右;②粪便含大量电解质与血浆渗透压相同;③粪便中无脓血和脂肪;④一般无腹痛;⑤肠黏膜组织学检查基本正常;⑥禁食后腹泻仍不停止。单纯性分泌性腹泻少见,多数腹泻病常表现为分泌性、炎症性、渗透性腹泻与肠道功能紊乱等几种机制并存。

　　3.吸收不良性腹泻　小肠吸收不良是腹泻的重要发病机制之一。在正常情况下,消化道内的液体,约98%被重吸收,这就要求消化道要有足够的面积与健全的吸收功能。凡能损害消化道内吸收面积,影响消化道吸收功能的疾病,均可影响肠内液体重吸收而导致腹泻。吸收不良性腹泻大致分为以下几种情况:①黏膜透过性异常;②吸收面积减少;③肠黏膜充血;④细菌繁殖过多;⑤吸收抑制;⑥淋巴梗阻。

4.肠道运动紊乱所致腹泻　肠道运动减弱和停滞可因细菌过度生长而导致腹泻。肠蠕动亢进,则减少食物通过时间,影响水分的吸收,也可以引起腹泻。结肠运动异常引起的腹泻见于婴儿结肠易激综合征。此外,迷走神经切除术后、胃切除术后,患甲状腺功能亢进症等病时亦可见到。腹膜、腹腔和盆腔炎症亦可反射性地引起肠蠕动增加而致腹泻。肠蠕动增加性腹泻的特点为:①粪便稀烂或水样;②便常规检查少见炎性细胞;③肠鸣音明显亢进;④常伴有腹痛。肠道运动紊乱所致的腹泻一般无特异性临床表现,在排除其他腹泻后考虑这种病机。

四、临床表现

(一)轻型腹泻

多为饮食因素或肠道外感染所致,或由肠道内病毒或非侵袭性细菌感染引起。主要表现为胃肠道症状。可表现为食欲缺乏,偶有溢乳或呕吐。大便次数增多,每日 5～10 次。但每次大便量不多,稀薄或带水,呈黄色或黄绿色,有酸味,常可见白色或黄白色奶瓣和泡沫。可混有少量黏液。无明显全身症状,精神尚好。体温大多正常,偶有低热,体重不增或稍降,无脱水症状。大便镜检可见大量脂肪球。多在数日内痊愈。

(二)重型腹泻

多由肠道内感染所致。常表现为急性起病,也可由轻型逐渐加重转变而来。除有较重的胃肠道症状以外,伴有脱水、电解质紊乱及全身中毒症状。

1.胃肠道症状与全身中毒症状　腹泻频繁,每日 10 余次至数十次。每次大便量多,呈黄绿色、黄色或微黄色水样便或蛋花汤样,可有少量黏液。大便镜检可见脂肪球及少量白细胞。食欲缺乏,常有呕吐,严重者吐咖啡样液体,腹胀,不规则发热,有时高热。烦躁不安,精神萎靡,重者意识障碍,甚至昏迷、惊厥。

2.水、电解质及酸碱平衡紊乱症状

(1)脱水:由于吐泻丢失体液和摄入量不足使体液总量尤其是细胞外液量减少,导致不同程度的脱水。临床表现为患儿迅速消瘦,体重减轻,精神萎靡,皮肤苍白或发灰,弹性减退,前囟和眼窝下陷,黏膜干燥,腹部凹陷,脉搏增快,血压降低,尿量减少。

①脱水程度:一般可根据病史和临床表现如前囟紧张度、眼窝凹陷情况及尿量

等估计脱水程度。一般分为轻、中、重三度。

轻度脱水：体液丢失约占体重的5％以下（约50ml/kg）。患儿精神稍差，面色略苍白，皮肤稍干但弹性尚好，眼窝稍凹陷，尿量较平日略减少。

中度脱水：体液丢失占体重的5％～10％（50～100ml/kg）。患儿精神萎靡，阵阵烦躁。皮肤苍白、发灰、干燥松弛、弹性差、捏起后不能立即展平、前囟和眼窝明显下陷。口周发青，唇及黏膜干燥。双眼闭不紧。心音低钝，四肢发凉。尿量明显减少。

重度脱水：体液丢失占体重的10％～15％（100～150ml/kg）。患儿精神极度萎靡，表情淡漠，对周围环境无反应。皮肤苍灰或有花纹、干燥、弹性极差。眼窝和前囟深陷，眼闭不合，两眼凝视，哭时无泪，口唇黏膜极干燥。因血容量明显减少可出现休克症状如心音低钝、脉细数、血压下降、四肢厥冷、尿量极少或无尿。

②脱水的性质：在腹泻时水和电解质（主要是钠）成比例的丢失，但二者丧失的比例不同，可导致体液渗透压的改变，可以发生等渗性、低渗性或高渗性脱水。临床上以等渗性脱水为最多见，其次为低渗性脱水，高渗性脱水少见。钠是构成细胞外液渗透压的主要成分，所以常用血清钠来判定细胞外液的渗透压。

等渗性脱水：指水和电解质（主要是钠）成比例地损失，血浆渗透压在正常范围内，血清钠为130～150mmol/L。等渗性脱水常由于呕吐、腹泻、胃肠引流、进食不足或急性感染伴高热所引起。体液的主要变化为细胞外液容量及循环血容量减少，但细胞内液量无明显改变。临床上出现一般的脱水症状如口渴、皮肤弹性差、前囟及眼窝凹陷、口唇黏膜干燥、四肢冷、血压下降，尿量少。除重度脱水出现嗜睡外，神经系统的其他症状不明显。

低渗性脱水：指丧失电解质（主要是钠）的比例大于失水。血浆渗透压降低，血清钠<130mmol/L。常由于严重或长期的腹泻、过多补充非电解质成分的溶液、大量利尿、营养不良并发脱水等。血液呈低渗状态，细胞外液水渗入细胞内，造成血容量进一步减少，同时出现细胞内水肿（包括神经细胞水肿），因此，脱水症状比等渗性脱水更明显。此外，因神经细胞水肿，出现头痛、嗜睡、抽搐、昏迷等。

高渗性脱水：指电解质（主要是钠）的损失比水分少，血液渗透压较正常高，血清钠>150mmol/L。多见于腹泻伴有高热及补充含钠液过多的患儿。细胞外液呈高渗状态，细胞内液进入细胞外液，循环血容量得到部分补充。因此，虽有脱水，但脱水的症状不如等渗性及低渗性脱水明显。由于细胞内脱水而出现烦渴、发热、皮肤干燥、昏迷、抽搐等症状。

（2）代谢性酸中毒：中、重度脱水的患儿多有程度不同的代谢性酸中毒。导致代谢性酸中毒的原因主要是:腹泻丢失大量碱性物质;进食少和肠吸收不良,摄入热量不足,体内脂肪的氧化增加,酮体生成增多(酮血症);血容量减少,血液浓缩,组织灌注不良和缺氧,乳酸堆积(乳酸血症);以及肾血流量不足,肾功能减低,尿量减少,酸性代谢产物潴留等。患儿表现为呼吸深快、厌食、恶心、呕吐、精神萎靡、嗜睡,严重者意识不清,口唇樱红,呼气可有丙酮味。新生儿和小婴儿的呼吸代偿功能较差,酸中毒时其呼吸改变可不典型,往往仅有精神萎靡、拒食和面色苍白等。根据血浆中测得的 CO_2-CP 值可将酸中毒分为轻度($20\sim15$mmol/L)、中度($15\sim10$mmol/L)及重度(<10mmol/L)。

(3)低钾血症:由于胃肠道分泌液中含钾较多(腹泻大便的含钾量为 17.9 ± 11.8mmol/L),呕吐和腹泻可大量失钾;进食少,钾的摄入量不足;肾脏保钾的功能比保留钠差,在缺钾时,仍有一定量的钾继续排出。腹泻患儿都有不同程度的缺钾,尤其是久泻和营养不良的患儿。一般在脱水未纠正前因血液浓缩、尿少,血钾浓度多可维持正常。当输入不含钾的液体后,随着脱水的纠正,血钾被稀释、酸中毒被纠正和输入葡萄糖合成糖原使钾由细胞外向细胞内转移、利尿后钾排出增加、大便继续失钾。当血钾<3.5mmol/L 时,即可出现缺钾症状,主要表现为神经肌肉、循环、泌尿和消化系统症状。神经肌肉的兴奋性减低,精神萎靡、反应低下,四肢无力、肌腱反射减弱、腹胀、肠鸣音减弱、心音低钝。重者出现肠及膀胱麻痹、呼吸肌麻痹、肌腱反射消失、心脏扩大、心律不齐,可危及生命。心电图出现 U 波(高于0.1mV),T 波低平或倒置,ST 段下降。在同一导联中 U 波高于 T 波。缺钾还可使肾小管上皮细胞空泡变性,对抗利尿激素反应低下,浓缩功能降低,尿量增加。根据血钾浓度不同,可分为轻度低钾(血钾<3mmol/L),中度缺钾(血钾 $2\sim3$mmol/L)和重度缺钾(<2mmol/L)。

(4)低钙和低镁血症:由于腹泻患儿进食少,吸收不良,从大便中丢失钙、镁,可使体内钙、镁减少,但一般多不严重。在营养不良和活动性佝偻病患儿,当脱水与酸中毒纠正后,血清钙降低至 $1.74\sim1.87$mmol/L($7\sim7.5$mg/dl),离子钙减少至<1mmol/L(4mg/dl)易出现低钙症状,表现为神经兴奋性增高,面部肌肉抽动或惊厥,手足搐搦。极少数久泻和营养不良的患儿可出现低镁性手足搐搦症:表现为手足震颤,舞蹈病样不随意运动,烦躁不安。有些患儿出现心动过速及室性期前收缩。

(5)低磷血症:由于进食少,吸收不良、腹泻失磷(腹泻大便含磷量为11.3mmol/L),腹泻患儿多有缺磷,尤其是久泻、营养不良或活动性佝偻病的患儿,轻、中度低磷血症多无症状,严重者低至<0.5mmol/L(1.5mg/dl)可出现嗜睡、精

神错乱或昏迷、乏力、心音低钝、呼吸变浅、溶血和糖尿等。由于一般缺磷不重,进食后可恢复,无需另外补充磷盐。

(三)迁延性腹泻

腹泻持续 2 周至 2 个月者称为迁延性腹泻。多与营养不良和在急性期未彻底治疗有关,人工喂养儿多见。其机制如下。

1.营养不良时,胃酸及消化酶分泌减少,酶活性降低,消化功能障碍,肠道下部的细菌易于上移和繁殖,分解食物使其发酵和腐败而致腹泻。

2.感染性腹泻时,肠黏膜上皮细胞的损害使双糖酶尤其是乳糖酶缺乏,有时恢复较迟,甚至达 1 个月以上。

3.全身或消化道局部免疫功能低下,肠道内原有感染不易清除,小肠内细菌易于繁殖。常伴有皮肤、泌尿道、呼吸道等的继发感染。病程久者,消化、营养状态及免疫功能更为降低,形成恶性循环。

4.长期滥用抗生素引起肠道菌群失调,有时继发白色念珠菌、梨形鞭毛虫等感染。故凡迁延性腹泻,均应注意查大便中有无真菌孢子和菌丝以及梨形鞭毛虫的滋养体和包囊。

(四)慢性腹泻

腹泻持续 2 个月以上称为慢性腹泻。其病因繁杂,有时通称为难治性腹泻,包括一组具有不同程度、不同性质的慢性腹泻。可由下述密切相关的发病机制引起。

1.正常细胞对水、电解质、营养物质的转运机制障碍。

2.由于肠变短或黏膜疾病,可利用的吸收面积减少。

3.肠运动加强。

4.肠腔内未被吸收的活性分子使渗透压增加。

5.肠通透性增加使得水分和电解质丢失。

五、诊断

(一)病史

详细询问病史是诊断腹泻病的关键,也是治疗的依据。常由于询问病史不详,妨碍了正确诊断而给予不必要的药物,尤其对非感染性婴儿腹泻,一般只要改善喂养方法、调整饮食即可达到制止腹泻的目的。询问病史应包括以下几方面。

1.流行病学史　年龄、性别、居住环境、个别或集体发病、散发性或流行性、季节、最近有无腹泻病接触史等。如细菌性腹泻多发生在夏季、病毒性腹泻常在秋冬季节流行。霍乱更有流行病学病史。

2.过去用药情况　长期接受广谱抗生素治疗的患儿,突然发生严重腹泻,须考虑金黄色葡萄球菌肠炎。长期接受广谱抗生素、激素或免疫抑制剂治疗的体弱患儿,出现难治性腹泻,粪便为黄色水样,有时呈豆腐渣状或有较多泡沫、带黏液、色绿者,应注意白色念珠菌性肠炎。

3.粪便的性质　了解粪便的性质对诊断很有帮助。水样便应考虑病毒性肠炎、大肠埃希菌肠炎、金黄色葡萄球菌及某些中毒性肠炎等;黏液便多见于各种细菌性肠炎;脓血便则见于菌痢、鼠伤寒沙门菌肠炎及溃疡性结肠炎等病。淡黄色或绿色泡沫便见于糖及淀粉样食物进食过多、真菌感染(发酵)、胰酶缺乏及各种糖不耐受症。脂肪便为淡黄色油性,腐臭味。量多、发亮,在便盆内可滑动,在尿布上不易洗掉,表现脂肪消化不良。

4.其他胃肠道症状

(1)腹痛:分泌性腹泻可无或只有轻度腹痛。严重腹痛以渗出性腹泻和侵袭性腹泻多见。腹痛的部位可能提示病变部位。小肠病变的疼痛位于脐周或右下腹(回肠);结肠病变的疼痛多位于下腹部;痢疾的直肠受累则多有里急后重。腹泻而无腹痛,提示非炎症性肠功能紊乱。

(2)呕吐:吐出物多为不消化物,严重时吃什么吐什么。严重酸中毒时可呕吐咖啡水样物。轮状病毒性肠炎患儿呕吐常发生在腹泻之前。腹泻出现后呕吐持续1~2天停止。

5.发热　各种肠炎可有不同程度发热。结肠炎发热尤为明显,可高达 39~40℃。

(二)体检

全面详细的体检对做出正确诊断有重要意义。

1.脱水、酸中毒　一般腹泻患者可有不同程度脱水、酸中毒。体检可发现:表情烦躁或淡漠、昏睡,呼吸正常或深快、带果酸味口唇湿润或干燥、前囟和眼眶正常或凹陷,皮肤弹性正常或减低,脉搏正常或快弱,四肢温暖或厥冷,根据上述表现并结合腹泻次数和大便量、呕吐及尿量的多少来判断脱水、酸中毒的程度。

轻度脱水体重丢失 5% 以下,中度脱水 5%~10%、重度脱水 10% 以上。严重脱水者可出现低血容量性休克征。

2.腹部检查　腹部呈舟状或膨隆,肠鸣音低或亢进,腹部压痛部位,有无包块及包块大小、部位、压痛、形状和移动性。

3.腹泻伴全身性感染者　如肺炎、中耳炎、脑膜炎、肾盂肾炎、败血症者应全面查体,以发现相应体征。

(三)辅助检查

实验室检查对腹泻的病因诊断有决定性的意义。

1.粪便检查　应检查患者首次或初期所排新鲜粪便,包括肉眼检查、排便量和气味。粪便的显微镜检查,包括涂片和病原体染色。粪便常规检查见红细胞、白细胞、脓球、吞噬细胞者多属杆菌痢疾或侵袭性肠炎;查见寄生虫卵或原虫者如梨形鞭毛虫病或阿米巴痢疾;查见大量霉菌孢子及菌丝者为真菌性肠炎。

2.粪便培养　腹泻应进行细菌培养。各种肠炎可培养分离出相关的病原。

3.粪便的电子显微镜(电镜)检查　轮状病毒、诺瓦克病毒可用电镜检查粪便,明确诊断。

4.血清学检查　用免疫血清学方法,形成抗原-抗体复合物,可以检测未知抗原或抗体。已采用的有免疫荧光测定(IFT),反相词接血凝试验(RIHAT)、乳胶凝集试验(LTA)、固相放射免疫试验(RIA)、对流免疫电泳试验(CIE)和酶联免疫吸附试验(ELISA)等多种方法,酶联免疫吸附试验敏感性较强特异性较高、方法简便,可在一般医院检验室应用,为轮状病毒肠炎的临床诊治和流行病学研究提供了较为可靠快速的方法。

5.分子生物学检测　如聚丙稀酰胺凝胶电泳(PAGE)、多聚酶链反应(PCR)等检测法,可对核酸进行分析,以确定病原。PAGE 法准确、快速,价廉,特别适合临床检验室。

6.病毒分离　人类轮状病毒的组织培养,长期以来未获成功。Wyatt 将人轮状病毒接种乳猪,反复在乳猪体内传代,经 11 代后,转种非洲绿猴原代肾细胞获得了生长。Sato 和 Urasawa 用来源于胎猴肾的 MA-104 细胞,成功地从粪便标本中直接培养出人类轮状病毒。1982 年 Hasegwa 又介绍了用原代猴肾(PMK)细胞成功地分离出人类轮状病毒,为轮状病毒疫苗的制造提供了条件。

7.特殊检查　较少用于小儿急性腹泻病,对慢性腹泻的诊断有重要意义。

(1)十二指肠、空肠液检查有无寄生虫(梨形鞭形虫),作细菌分类和菌落计数,可了解肠道微生态有无变化。十二指肠黏膜活检,可观察组织学变化及测定双糖酶数量及活性。

(2)纤维结肠镜检查对慢性细菌性痢疾、阿米巴痢疾或慢性血吸虫病有鉴别诊断价值。

(3)X 线钡剂灌肠可鉴别局限性肠炎、溃疡性结肠炎、肠吸收不良综合征等慢性腹泻病例。

(4)超声波检查:腹部 B 超对胃肠、肝胆的形态,占位性病变等提供形态学诊断依据。

(5)磁共振成像(MRI):MRI 对肝脏肿瘤,特别是肝脏恶性肿瘤与囊性病变的鉴别诊断很有意义。还可以用于炎性肠病及坏死性小肠结肠炎,淋巴瘤和外伤后肠壁血肿的诊断。MRI具有无放射损伤,检查无不适,无并发症等优点,但检查时间长,价格贵,临床只能选择使用。

(6)CT检查:在小儿腹部疾病的鉴别诊断中起重要作用,主要用于腹部包块、腹腔脓肿、外伤,肝、胰等疾病的诊断和鉴别诊断。

(7)病理检查:活体组织病理检查对腹泻的确诊具有决定意义。各种内窥镜的检查,使活检成为可能,为病理检查提供了材料,使病理与临床密切配合从而得出正确诊断。近年来通过胃肠道黏膜的组织学检查,对以下疾病的诊断取得了很大成绩。非热带性脂肪泻、炎症后肠病、牛奶及大豆蛋白不耐受、嗜酸粒细胞性肠炎、Crohn病、微绒毛包涵体病、急性出血性坏死性肠炎、先天性巨结肠等,通过组织学检查,为疾病的确诊提供了病理诊断。

六、鉴别诊断

(一)内科相关性疾病的鉴别诊断

1.轮状病毒性肠炎　又称秋季腹泻,是婴幼儿秋冬季节常见腹泻病。

流行季节9月至次年3月,但以10～12月为流行高峰,在流行季节80%以上为轮状病毒肠炎。以6个月至2岁婴幼儿发病率最高。主要是粪-口传播途径感染。临床表现发热、咳嗽等呼吸道症状占1/3病例,常误诊为上感。继而出现恶心、呕吐、水样便,亦可呈黄稀便,糊状便。每日10～20次不等,常伴尿少,脱水,酸中毒,少数并发心肌炎,病死率1%～2%。粪便中有大量轮状病毒排出,最长可达1周。粪便检查可见少许白细胞。在感染者的粪便中,轮状病毒颗粒可达每克粪便109或更高的浓度。电镜可直接观察到轮状病毒,血清学酶联免疫吸附试验(ELISA)法可查到特异IgM抗体(感染后5日出现);病毒RNA电泳(PAGE法),核酸斑点杂交试验等,都有助于病原学确诊。

2.致病大肠埃希菌(EPEC)肠炎　其致病机制主要通过对肠黏膜的黏附作用,使细菌与肠黏膜紧密相连,在电镜下可见黏附处的刷状缘及微绒毛脱落,有关细胞结构遭到破坏,从而影响肠黏膜消化吸收的正常功能,导致腹泻。其临床表现起病较缓,不发热,大便多为蛋花汤或带奶瓣样,有时有黏液,有腥臭味,重者可有脱水和电解质紊乱,大便分离出该致病菌,并经血清学证实,即可确诊。

3.产肠毒素性大肠埃希菌(ETEC)肠炎　该菌发病机制与霍乱相似,ETEC进入肠道。借助于定居因子(CF)定居于近端小肠黏膜,并产生肠毒素,引起肠黏膜分泌亢进,导致分泌性腹泻,丢失大量水分与电解质。临床表现恶心、呕吐、寒战、水样便,很少有发热,也无血便。病程 4～7 日。镜检大便无红、白细胞,容易引起脱水及电解质紊乱。它与霍乱相似,但无典型的米泔样大便。

4.侵袭性大肠埃希菌(EIEC)肠炎 EIEC 不同于 EPEC 及 ETEC,其致病机制与志贺菌相似,主要侵犯大肠黏膜上皮细胞,并在上皮细胞内大量繁殖,引起细胞破坏,导致肠黏膜溃疡。临床表现腹泻、里急后重、黏液脓血便,与细菌性痢疾难以鉴别。确诊主要靠细菌培养及血清学证实。

5.沙门菌属肠炎 沙门菌属感染在我国小儿腹泻病病因中占重要地位。鼠伤寒沙门菌肠炎占沙门菌属肠炎中半数以上。鼠伤寒沙门菌肠炎以婴幼儿最多见,6个月到 2 岁发病率最高。该病以三种形式流行:①散发流行常与细菌性痢疾混淆;②食物中毒型:症状与散发相似,常发生在共同进餐的集体食堂,多在学校及托儿所集体进餐时发生;③医院感染的形式:常在产科婴儿室或儿科病房发生,短时间大量病例发生,最为严重。临床表现分胃肠类型和败血症型。胃肠炎型表现发热,热程 7～14 日,发热高达 38～39.5℃,腹泻多难治,每日 6～15 次不等。便呈黄色或墨绿色。粪便可呈黏液便、脓血便,有腥臭味。败血症型呈高热、热度高、热程长,可有皮疹,严重者可发生休克,DIC 等。发热时血培养及粪培养可阳性,有助于确诊。

6.耶尔森菌小肠结肠炎 本病近年来发病率逐渐增多,多发生在冬春季,各年龄组均可发病,以婴幼儿多见。潜伏期 10 日,临床表现婴幼儿以急性胃肠炎为主要特征。急性起病,水样泻或带黏液便,部分为血便。每日腹泻 3～10 次不等,持续 3～14 日,偶可长达 3 个月。肠道病变严重者有肠穿孔和腹膜炎。较大儿童及青少年多见为回肠末端炎,肠系膜淋巴结炎,阑尾炎型。临床除发热、腹泻外,主要以腹痛症状为突出,以右下腹痛最常见,临床酷似阑尾炎,容易误诊。其次为明显的弥漫性或上腹部疼痛,需与急腹症鉴别。成年人则在发热性胃肠道症状期间或其后出现结节性红斑,反应性关节炎,败血症等类型,需与风湿热、关节炎鉴别。本病确诊应病原学检测阳性或抗体效价前后增高 4 倍或 4 倍以上。

7.空肠弯曲菌肠炎 空肠弯曲菌为小儿腹泻常见病原之一。发病率 2%～5%,2 岁以下婴幼儿发病率高。该病为人畜共患疾病,牛、羊、鸡、鸭均是重要传染源。进食带菌鸡、鸭及污染的水、牛奶均可感染。夏季多见。潜伏期 3～5 日。起病急骤,常有发热,全身不适、畏寒、腹痛、腹泻、血便、呕吐等。腹泻早期为水样便,继而黏液、脓血或血便。60%～90%患儿有血便。易被误诊为肠套叠。腹痛以右下腹痛明显,易误诊为阑尾炎。大便镜检可见多量红、白细胞,易与细菌性痢疾混淆。病程 1 周左右。有报告病后 5～15 日引起格林-巴利综合征。症状消失后大便排菌可长达 7 周。确诊有赖于细菌培养。

8.梨形鞭毛虫病　蓝氏贾第鞭毛虫寄生于人体十二指肠及空肠,可引起腹泻。世界各地报道,发病率为 1%～30%。我国为全国性分布,感染率 5%～15%。小儿比成年人多见,婴儿亦可发病,但最常见于 2～10 岁儿童。营养不良和免疫功能低下小儿更易患病,是慢性腹泻的重要原因之一。本病多在夏秋季发病,主要通过疫水传播,也可与包囊携带者接触后经手口传染,尤其是在家庭和集体居住区内。临床大多为无症状感染。潜伏期 1～2 周。急性感染者常呈暴发性腹泻,水样便、恶臭,血便及黏液便少见,可与阿米巴和杆菌痢疾鉴别。大便每日 3～10 次或更多,伴上腹或脐周疼痛、厌食、恶心、呕吐、腹胀,急性期仅数日。

亚急性或慢性感染者,表现为间歇性稀便,症状持续数月或数年。由于长期腹泻与吸收障碍,可致营养不良、缺铁性贫血,发育迟缓。

有时虫体侵入胆道系统,引起胆道感染,则出现发热、黄疸及胃肠道症状、肝脏肿大、右上腹压痛等。

梨形鞭毛虫也是旅游者腹泻的病原,健康人到感染流行地区后 2 周之内发生急性腹泻,1～5 日后,腹泻常能自愈,患儿可成为带虫者。

患慢性腹泻的小儿上腹部隐痛,难以彻底治疗者,应考虑本病。取新鲜粪便检查寻找梨形鞭毛虫滋养体(成形大便中只能找到包囊)。多次未查到病原体者,可取十二指肠引流液找滋养体。

9.阿米巴病　阿米巴病分布遍及全世界,我国许多省市的部分地区均有阿米巴病的报告,感染率为 0.5%～20%。许多地区报告,在阿米巴脓肿的病例中,粪便检查常不易发现阿米巴滋养体或包囊。本病通过污染的水源、食物和接触传染。

肠感染阿米巴原虫后,可在 2 周内或数周发病。起病缓慢、腹绞痛、大便每日 6～8 次,有坠胀感。粪便血多似猪肝色,带少许黏液,可无全身症状和体征。急性阿米巴痢疾可持续数日到数周,未治者常反复发作。急性发作时有发热、寒战和严重腹泻,可致脱水和电解质紊乱。1%患者患阿米巴肝脓肿,有关阿米巴肠病的历史常不清楚,易造成误诊或漏诊。

儿童患阿米巴脓肿时,有高热,为弛张热型,中毒症状不明显,伴腹痛、腹胀、肝大,压痛明显,可使膈肌升高,活动受限,50%患者粪便中查找阿米巴阴性。用超声波及核素扫描可确定脓肿位置,多属单个脓肿,位于肝右叶。由于诊断困难或误诊,延误治疗可发生严重并发症,婴儿及新生儿更易出现并发症。常见者为肝脓肿破裂引起腹膜炎,或脓胸、肺脓肿,或穿入皮肤形成成皮肤脓肿;其他如阿米巴性心包炎、关节炎、脑脓肿等。从病灶的脓液中可找到阿米巴滋养体和包囊。早期诊断阿米巴病有一定困难,血清免疫学诊断方法有其实用价值。疑诊患者从粪便中未找到阿米巴原虫时应结合血清学或分子生物学检测,以作早期诊断。

10.白色念珠菌肠炎　本病常发生在婴幼儿,特别是营养不良,身体衰弱的幼儿。广谱抗生素,肾上腺皮质激素,抗肿瘤药物,免疫抑制剂的长期应用,常导致肠道菌群失调。在真菌感染中,白色念珠菌引起的肠炎发病率占首位。人工喂养儿比母乳喂养发病率高,夏秋季比冬春季发病率高。

临床多表现为顽固性腹泻。初期呈泡沫样水样便,或带黏液,豆腐渣或鸡蛋清样大便,有时带血丝。后期呈脓血便。出血多时为暗红色糊状。大便数次至十余次不等,腹痛和压痛多不明显。伴有低热、厌食、烦躁、精神萎靡等全身症状。常有鹅口疮,肛周真菌性皮炎或其他部位念珠菌感染。诊断可根据:①患儿为真菌易感者,发生不易控制的腹泻;②连续多次粪便培养有众多的真菌菌落,而无其他致病菌;③新鲜粪便镜检发现酵母样芽生孢子及假菌丝;④抗真菌药物治疗奏效。

11.肠道外感染性腹泻　当小儿患肺炎、中耳炎、肾炎、脑膜炎、败血症或病毒感染如麻疹、流感等时,由于细菌毒素或病毒的影响,可发生轻到中度腹泻,大便稀薄或水样,但无脓血,不伴腹痛。疾病早期如胃肠症状较重,而原发疾病的特征尚不明显时,可被误诊为细菌性食物中毒或急性胃肠炎,大便培养阴性,镜检无特殊。详细询问病史及体检即可鉴别。腹泻随原发疾病被控制而停止,如腹泻持久,特别是大便带黏液、脓血,提示并发有肠道感染,如致病性大肠埃希菌肠炎或细菌性痢疾,应进一步检查以明确诊断。

12.饮食护理不当　这是引起婴幼儿腹泻原因之一,多见于人工喂养儿。喂养不定时、过多、过少,以淀粉食品为主食,饮食脂肪过多,断奶后突然改变食物品种,均能引起轻到中度腹泻(消化不良)。气候突然变化,腹部受凉使肠蠕动增加;天气过热,消化液分泌减少,由于口渴,吸乳过多,增加消化道负担,亦可诱发腹泻。大便为稀糊状或蛋花汤样而无脓血及酸臭味,如不及时控制,易并发肠道感染。

13.牛乳过敏　牛乳过敏是肠黏膜被牛乳蛋白质致敏引起的过敏反应性腹泻,也称为牛乳不耐受症。本病多有家族发病倾向,但尚未肯定确切遗传机制。发病率在 0.3%～7.5%。多在生后 6 个月内出现临床症状。除腹泻和各种胃肠道症状外,其他常见症状有哮喘、鼻炎、异位性皮炎、荨麻疹等。症状在 2 岁左右常自行消失或有好转趋势。婴儿摄入牛乳后 48 小时内出现症状(腹泻、伴有或不伴有呕吐或腹痛),停止牛乳摄入,症状好转。避免牛乳制品的摄入,采用母乳喂养是最好的防治方法。

14.低(或无)丙种球蛋白血症　先天性或获得性低(或无)丙种球蛋白血症的

患儿,容易发生各种感染性疾病。20%并发脂肪泻,有时反复发生严重腹泻。粪便稀薄、油腻多脂,发病机制未明,可能与肠道内反复感染使消化吸收功能减退有关。广谱抗生素的疗效不显著。定期注射(每隔2～4周)丙种球蛋白可使病情改善。

15.结肠过敏(刺激性结肠综合征)　本病为一种反复发作的稀便样腹泻,好发年龄为6个月至3岁。原因不明,多为家族性,父母兄弟姐妹之间常有同时发病者。几乎不影响小儿健康。精神紧张或经常哭闹可为诱发因素,属功能性腹泻或精神性腹泻。腹泻发作常在饭后1小时左右,情绪紧张时更易引起反射性结肠蠕动增加而产生腹泻。开始大便成形,继后解稀便,每日可3～10次,多属黏液样,镜检正常。这种腹泻无论用药物还是饮食治疗都很难奏效。如果改变小儿环境,父母患儿都解除紧张过敏情绪,腹泻往往可自愈。

16.先天性失氯性腹泻　为一罕见的家族性疾患。小肠(也可包括结肠)氯及重碳酸盐的吸收和运转发生障碍,影响氯的主动吸收。肠道中积存大量的氯离子,渗透压增加,水分潴留,产生大量水样便为其特征。生后即可发病。由于持续水泻引起严重脱水和电解质紊乱,出现低钾血症、低氯血症以及代谢性碱中毒。肠的吸收功能正常。治疗时应补充钾盐,限制氯的摄入。若电解质紊乱得以纠正,婴儿可以维持正常生活。

17.细菌性菌痢　细菌性痢疾本病为痢疾杆菌引起,为我国急、慢性腹泻的主要病因之一。急性痢疾多在夏秋季发病,有不洁饮食史。急性痢疾又分为典型、非典型、中毒型三种。典型痢疾又称普通型,起病急,先有发热、纳差,继而出现腹痛、腹泻。腹泻初为水样稀便,继而为黏胨脓血便,每次量少次数多,里急后重,重患儿可有大便失禁及脱肛。严重者可伴脱水,酸中毒,电解质紊乱。病程1～2周。

非典型痢疾较典型为轻,常无肉眼可见之脓血便,大便1日数次为稀便或黏液便。体温正常,此型以婴幼儿多见。

中毒型痢疾多见于2～5岁小儿,突然高热、反复惊厥,迅速出现昏迷或休克,肠道症状初期多不明显,有时在高热、惊厥出现后6～12小时才出现黏液便。

慢性细菌性痢疾指病程超过2个月以上者,多由急性细菌性痢疾治疗不彻底演变而来,病程迁延不愈称为慢性迁延型;还有在慢性经过的基础上急性发作,称为慢性急性发作型;部分患者肠道有病变存在(直肠乙状结肠镜证实),但临床无症状,粪便细菌培养阳性称为慢性隐匿型。

细菌性痢疾的诊断:①临床典型症状;②粪便常规检查,显微镜高倍(400倍)视野下 WBC>15,RBC 少量,结合临床表现,即可作出细菌性痢疾的临床诊断;③粪便细菌学培养阳性结合临床症状可确诊细菌性痢疾;④慢性细菌性痢疾不易确诊时,作乙状结肠或纤维内镜检查、取标本培养或活检做病理检查,有助于诊断和鉴别诊断。

18.新生儿坏死性小肠结肠炎(NEC)　是一种原因不明,威胁新生儿健康的严重疾病,多见于早产儿及足月小于胎龄儿,两者占患儿的 70%~80%,男婴多于女婴,多发生于生后 3~10 日。与缺氧、营养不良、感染等多种因素有关,感染因素有大肠埃希菌,金葡萄球菌,沙门菌,产气菌等,近年来表皮葡萄球菌,梭状芽胞杆菌,轮状病毒等均可导致本病。总之由多种因素导致肠壁缺血及黏膜损伤而致肠道弥漫性坏死、出血。病死率高。临床表现:全身中毒症状明显,反应差,进行性腹胀,半数有呕吐。腹泻每日 10 余次先为水样,以后血便,果酱便,肠鸣音消失,迅速出现四肢冰凉,体温不升,呼吸循环衰竭,亦可并发 DIC,肠穿孔死亡。X 线检查有极大诊断价值,可见肠壁积气。肠管积气,肠管弥漫性扩张,肠腔有阶梯状细小液平面等特征性改变。B 型超声波检查,小肠黏膜病理组织学检查均有助于确定诊断。

19.难治性腹泻　多见于婴儿,一般指生后 3 个月以内,腹泻持续 2 周以上,临床排除了特异性肠道感染,常伴有消化吸收障碍,营养不良,生长发育落后等全身症状,腹泻迁延不愈,谓之难治性腹泻。导致难治性腹泻的原因,不能完全排除某些感染因素,如大肠埃希菌,金黄色葡萄球菌感染等,同时也有吸收营养物质不良,先天性遗传代谢缺陷及免疫功能缺陷等。目前倾向于视为综合征。大多数患儿肠道黏膜损害严重,可有绒毛萎缩,肠上皮细胞增生和分化障碍,导致渗透性腹泻和(或)分泌性腹泻,久久不愈。诊断需认真仔细,首先排除某些特异性感染因素,进行粪便细菌培养及有关病原学检查及血清免疫学检查,生化检查除外丙种球蛋白缺乏症,糖代谢试验除外某些代谢疾患。大便糖质测定,尿糖定性分析对于筛选单糖吸收不良,半乳糖血症等有参考意义。右旋木糖排泄试验。对小肠吸收功能有鉴别诊断价值。粪便中脂肪苏丹染色阳性对脂肪泻的诊断有很大意义。总之,由于本病病因未明,在诊断本病时应仔细筛查,通过临床及一系列实验室检查最后作出正确诊断。

20.放射性肠炎　直接或间接暴露于放射性物质中能够引起人体损伤。放射性肠炎是指因为放射治疗盆腔、腹腔或腹膜后肿瘤而引起的小肠、结肠和直肠损伤,又称为肠道放射性损伤,最常见的为放射性结肠炎。儿童发病率不高,但近年来放射治疗日益广泛,小儿肿瘤发病时有所闻,所以小儿放射性肠炎也不容忽视。能够引起小儿放射损伤的原因有:①因战争利用核能可能产生的核辐射;②母体在孕期接受超剂量放射物质照射;③小儿由于某种疾病如神经母细胞瘤,肾母细胞瘤,精原细胞瘤,淋巴瘤,白血病等进行放射治疗期间;④小儿在生活中偶尔大剂量或长期接触放射性物质等。其中放射治疗是引起本病的主要病因。放射性肠炎的发生与照射剂量、时间、照射部位以及个人耐受性不同等因素有关。放射性肠炎早期症状以恶心、呕吐最为多见,肠道不同部位的放射损伤均有腹泻表现。十二指肠病变多在第二段,有难愈性溃疡,上腹痛,消化道出血或穿孔、狭窄。小肠病变多见于回肠末端,以恶心、厌食、腹泻为主,有时粘连,狭窄,引起中段或远段回肠的梗阻或不全梗阻。小肠病变可引起脂肪、糖、蛋白质吸收不良性腹泻。结肠病变以直肠及乙状结肠最常见,表现腹痛、腹泻、里急后重,鲜红色血便等,肠黏膜有大小不等散在溃疡。放射性肠炎应与细菌性痢疾,各种小肠炎、结肠炎鉴别。本病有放射性物质接触史,这对诊断至关重要,结合临床症状,不难做出诊断。

（二）与外科相关性疾病的鉴别诊断

小儿腹泻多属于内科疾病,采用内科疗法,但是有些腹泻是由外科相关性疾病引起的,需要采取外科方法治疗。对于这方面的问题需要掌握好相关性疾病的知识,问清病史,做好检查,及时作出诊断与鉴别诊断非常重要,以免把外科性腹泻误诊为内科性腹泻,耽误治疗。

1.短肠综合征　是先天或后天原因引起空肠、回肠损失 70% 以上,小肠只剩余 75cm 或剩余小肠 50cm 加回盲瓣,即形成短肠综合征。

（1）临床表现:主要症状为严重腹泻和营养吸收不良,产生水电解质代谢紊乱,糖、脂肪、蛋白质各种维生素与重要微量元素缺乏,使其生长发育受到严重影响。

临床过程可发生:①腹泻期:腹泻症状可持续 1～3 个月,脂肪痢为主,伴严重水电解质紊乱,应给予肠道外静脉营养;②适应期:可持续 1～2 年,主要是腹泻、脂肪痢、营养不良、贫血、低蛋白血症和维生素缺乏等;③恢复期(代偿期):大便次数稍减,糖、蛋白质吸收好转,脂肪仍吸收障碍。

另有先天性短小肠症较罕见,多因胎儿期肠管血运障碍引起小肠坏死短缩,若仅剩余正常小肠的 20%～30%(正常新生儿小肠长度为 250～400cm),即可产生短肠综合征症状,该病患儿多合并肠闭锁、腹裂,脐膨出等畸形。

（2）诊断依据:①临床表现:腹泻、脂肪痢、水电解质紊乱、营养不良、贫血等;②消化道排空时间检查:口服钡剂或炭末,观察其排出时间,明显缩短;③大便常规检查:镜下脂肪酸形成针状结晶脂肪球较多。

2.先天性肛门直肠畸形　非常多见,其发病率在新生儿中为 1:1500～1:5000,占消化道畸形第一位,其病理改变复杂,不仅肛门直肠本身发育异常,盆腔周围的肌肉如耻骨直肠肌、肛门内、外括约肌均有不同程度的发育不良,肛门直肠畸形位置愈高,病理改变愈严重,手术治疗效果愈差,大便失禁的发生率愈高。

究其原因与畸形伴有的神经反射、感觉及运动组织结构的缺陷以及手术干扰有关。先天性肛门直肠畸形常伴有其他器官的发育异常,特别是泌尿生殖系和脊柱畸形发生率最高。

(1)术后临床表现:先天性肛门直肠畸形多伴有肛门内、外括约肌发育不良或不发育,术后大便失禁的发生率较高,临床表现大便次数增多、腹泻、肛周糜烂等症状。

先天性短结肠、长段型巨结肠、家族性结肠息肉等,手术切除部分或全部结肠后,影响了水分的再吸收,即产生腹泻、大便次数增多。

(2)术前诊断依据:①临床表现:肛门直肠畸形种类不同,其临床症状、出现症状的时间亦不同,如肛门闭锁、直肠尿道瘘、直肠前庭瘘的患儿,生后无胎便排出,可发生急性完全性或部分性肠梗阻,排便困难,尿中有大便等。会阴部检查无正常肛门开口或开口位置不在肛门隐窝。②X线检查:腹部立位平片,观察有无肠梗阻,倒置侧位平片(Wangensten and Rice 设计)观察直肠末端的位置。③B型超声检查:会阴部超声扫描显示直肠盲端与肛门皮肤之间的距离,若有瘘可自瘘口注入含造影剂的生理盐水,显示瘘管的走向、长度、宽度。④CT 盆腔断层扫描:观察肛门直肠周围肌肉的发育情况是否对称等。⑤MRI 盆腔矢状、冠状和横断面断层扫描:以观察肌肉的发育及对称性的改变。⑥大便失禁的检查:了解畸形对周围组织解剖的影响,检查肛门括约肌的功能;钡灌肠可了解其排钡功能。观察肛门直肠内压力及控便能力,以判断大便失禁的程度。

3.先天性脊柱脊髓发育畸形　胚胎初期,背侧的外胚层逐渐形成神经管,与外胚层平行的中胚层形成脊索,脊索逐渐发育成脊柱,围绕神经管。如果中胚层发育障碍,可使脊柱椎管不闭合(棘突及椎板发育缺陷),形成脊柱裂,若有外胚层发育障碍,可使脊髓与神经根在脊柱畸形部位发生粘连与压迫,并可使脊髓终丝末端产生脂肪瘤等异常。

在以上发育障碍引起的组织解剖异常的基础上,可产生不同的脊柱脊髓先天性疾病,其中以腰骶部疾病多见。

(1)常见的先天性脊柱脊髓疾病及其临床表现

1)隐性脊柱裂:是胚胎期中胚层发育障碍引起。多发生于腰$_5$～骶$_1$ 平面,椎弓闭合不全,椎弓间有不正常的裂隙,骨质有缺损,缺损处软组织正常。脊膜及神经组织发育亦正常无膨出,发生率占人群的 5%～10%,通常无临床症状。有些患儿在裂开处神经根有纤维带粘连或压迫,随年龄增长,脊柱发育快,神经受牵拉,可出现下肢无力、大小便失禁等症状。

隐性脊柱裂的皮肤表面常有毛发增生、色素沉着、皮肤凹陷或合并有皮样囊肿、脂肪瘤等异常。

2)腰骶部脊髓脊膜膨出:有腰骶椎裂,神经管已闭合,脊膜脊髓组织或神经根自脊柱裂处膨出,形成囊肿,内有脑脊液,表面有皮肤覆盖,患儿多伴有神经功能障碍,随年龄增长可引起松弛性大小便失禁,双下肢麻痹等。

3)脊髓栓系综合征:是临床常见畸形之一,几乎均伴有腰骶部脊柱裂。胎儿3个月时椎管和神经管等长,正常情况下,随着胎儿发育,脊柱椎管生长较脊髓快,脊髓末端相对位置逐渐升高。新生儿期脊髓末端终止于腰$_3$下缘,成年人在腰$_1$~腰$_2$,脊髓末端与硬脊膜无粘连和压迫,故可在一定范围内上下移动。如发育过程发生障碍,腰骶椎发生脊柱裂,脊髓终丝埋藏在脂肪组织中,结果使脊髓和神经根与畸形部位发生粘连压迫,脊髓不能随脊柱的延长而上升,脊髓受到牵拉,年龄愈大牵拉愈紧,临床即出现了神经症状,如下肢无力、肛门括约肌松弛、大便失禁、神经性膀胱尿失禁等。

(2)诊断依据:①临床表现。②X线检查:腰骶椎正侧位X线平片,可显示椎板棘突缺如椎弓根间隙增宽。③磁共振成像(MRI):此项检查是目前神经系统疾患最直观的方法,MRI可发现脊髓、脊神经及脊膜的膨出。清晰显示脊髓脊椎的位置,终丝的形态,有无粘连及肿瘤。④直肠肛管测压及膀胱尿道造影,可判断患儿尿便失控的程度和术后恢复的客观依据。

4.获得性短结肠　结肠没有重要的消化功能,但结肠内的细菌能利用肠内较简单的物质合成维生素B复合物和维生素K,在肠内吸收后对人体有营养作用。结肠分泌液中的黏液蛋白能保护肠黏膜和润滑粪便,使其容易排出。但结肠的主要功能是吸收水分和暂时贮存消化后的残余物质。

如因某种原因使结肠发生病变,部分或全部结肠被切除或丧失功能,临床上即可产生频繁稀便,随时间的延长,回肠可代偿吸收水分,稀便次数可稍减。

(1)病因及临床表现:①创伤:多发生在4~10岁儿童,活动力强,无经验,受损伤的发生率高,如从高处坠落骑跨伤,伤及会阴及肛门,导致肛门及直肠撕裂,或意外交通事故,会阴部大块组织撕脱缺损等,均可引起肛门失禁,排便失控;②结肠非特异性炎症:如重型溃疡性结肠炎,自身免疫性非新生儿期小肠结肠炎,内科方法治疗无效,反复发作出血、穿孔、并怀疑癌变者应考虑早期行次全或全结肠切除,术后会发生频繁稀便;③多发性结肠息肉和肿瘤:如家族性结肠多发性息肉病,为一种常染色体显性遗传性疾患,癌变率高,临床主要表现为腹泻血便,随年龄增长,症状加重,癌变率上升,故应早期行全结肠切除。结肠腺癌在小儿罕见,结肠壁节段性或全结肠血管瘤,经常便血,均应行结肠切除术。

（2）诊断依据:①病史:明确术前病史,临床表现、手术方式及组织的病理检查结果。②腹部 B 超:观察息肉的分布、大小、血管瘤的范围。③排便控制功能的检查:可作钡灌肠观察其排钡功能。肛门直肠测压,了解直肠内压力的阈值及括约肌功能。

5.其他外科原因

（1）感染:盆腔感染、阑尾脓肿产生刺激性腹泻。

（2）便秘引起充盈性大便失禁:干便在直肠内淤积,刺激直肠收缩,括约肌放松,干便排不出而挤出稀便。

6.外科性大便失禁或腹泻的分类

（1）分类:小儿大便失禁可分两种。

1）功能性大便失禁:又称假性失禁,常是便秘引起的充溢性失禁,随着便秘的治愈和清除潴留于直肠内的粪块,便失禁症状即可消失。也可因情绪或心理障碍不自觉地排便污染内裤。此种大便失禁患儿,其神经功能及解剖结构均正常。

2）器质性大便失禁:又称真性失禁,是儿童时期常见的类型,其中又分为先天性和外伤性。先天性大便失禁中部分是神经源性,见于神经系统发育异常,如先天性腰骶部脊膜膨出、脊髓栓系等;另一部分见于先天性肛门括约肌缺失、薄弱,引起括约功能丧失,大便随时流出,如先天性肛门直肠畸形。外伤性包括会阴部创伤以及手术后形成。

（2）临床表现:患儿失去排便控制能力,对直肠内容物的排出失去自主控制,在任何时间、地点不自主地排出,根据其失控的程度,一般临床将其分为四级。

一级:轻度或偶尔出现污粪,稀便溢出污染内裤。

二级:污粪、排便能控制,但常有少量粪便或粪液污染被褥或内裤。

三级:部分失禁,对固体、半固体大便可控制,但便次增多,液态粪便无法控制。

四级:完全失控,不能区别固体、半固体、液态内容,此类多见于先天性高位无肛术后及腰骶部脊膜膨出术后。

（3）治疗:根据大便失禁的原因及程度选择不同的治疗方法。

1）饮食管理和药物的使用

①对大便完全失控,腹泻严重者应注意矫正水电解质的失凋,必要时给静脉营养或口服要素饮食,补充身体需要的营养物质。对失控不严重的患儿,应用低渣饮食。

②药物的使用:只能在必要时临时应用,降低肠蠕动及延长食物停留时间的药物如复方樟脑酊、鞣酸蛋白等,调节肠道菌群药物如双歧杆菌三联活菌散、金双歧、乳酶生片等。

③维持结肠空瘪:每天定时洗肠一次,将结肠内粪便洗出,结肠空瘪后,可防止大便不自觉地流出,污染内裤。

2)排便训练:需每日定时使直肠产生一次压力反射,直肠壁受压,引起直肠收缩及肛门括约肌放松而诱发排便,需长期定时训练,才能养成条件反射性排便习惯,可用以下方法进行,每天 1 次。

①自排:每天定时坐便盆排便,约 10 分钟,排净或排不净均终止自排。

②诱排:注入开塞露、甘油栓或肥皂条诱发排便,10 分钟排完后擦净肛门休息 5 分钟。

③验排:再坐便盆并插肥皂条 5 分钟,如无粪便只排出肥皂条,说明已排空,如仍排大便则为未排空,但也不再诱排,次日按时继续训练,直到自排满意后,也就是说验排时只排出肥皂条而无粪便了,仍须督促排便半年,以形成巩固的习惯。

3)手术治疗:为治疗大便失禁的最后环节,因一些便失禁患儿经过严格排便训练,若干年后往往会形成良好的控制,说明患儿随着年龄增长,自己对饮食调节,各种有关排便残余肌肉的协调会不断建立自控的过程。任何手术均很难使其排便功能恢复到正常水平,因此,是否手术,采用哪一种手术应根据患儿实际情况选择。

①小肠延长术、小肠肠段倒置术(间置反蠕动肠段)、小肠移植术:适用于短肠综合征。

②肛门成形术、肛门外括约肌修补术:适用于肛门口狭窄、过大、外括约肌断裂等。

③肛门内、外括约肌重建术:外括约肌替代术如股薄肌转位肛门括约肌成形术、臀大肌转位术、自体掌长肌游离移植术等。肛门内括约肌替代术是应用直肠远端平滑肌翻转术。

以上各种肌肉移植手术后排便训练都是很重要的。

7.先天性巨结肠并发小肠结肠炎　先天性巨结肠又称先天性无神经节细胞症或赫氏朋病(HD),由于结肠的远端肠壁内缺乏神经节细胞,该段肠管处于痉挛状态,丧失蠕动及排便功能,致使近端结肠内大便淤积,部分梗阻,继发扩张肠壁肥厚,逐渐形成了巨结肠改变,引起以上病理生理改变的原发病变在痉挛段。HD 的发病率较高,且有逐渐增加的趋势,国内资料统计在正常活产婴中为 1:(4000~

5000),早产婴儿占 7%,男∶女=(3.4~5)∶1,死亡率为 1%~3%。

(1)HD 的临床症状及诊断依据

1)临床症状:新生儿期以部分性肠梗阻为主,婴幼儿和儿童时期慢性便秘是最常见的疾病。患儿多自新生儿期即有肠梗阻、腹胀、便秘史,便秘腹胀程度与无神经节肠段的长短有关,越长发病越早,便秘腹胀程度越重。根据痉挛段的长短,将 HD 分为以下几种类型:

短段型:痉挛段在肛门上 4~6cm,占 3%~5%。

常见型:病变范围在乙状结肠以下发病率为 78%~80%。

长段型:病变范围超过乙状结肠发病率为 10%。

金结肠及次全结肠型:发病率为 3%~4%。

跳跃式:为节段性无神经节细胞症,极罕见,因其不符合神经母细胞向消化道移行及发育理论,故该型可能属于 HD 类源病。

HD 有家庭史者占 1.5%~7%,长段型及全结肠型受家族遗传基因影响较大。

2)诊断依据

①体检:患儿腹胀,可触及宽大结肠,并可见肠蠕动波,肛门指检直肠内空虚。

②X 线检查:能提供有价值的诊断依据。腹部立位平片:显示低位完全或部分性肠梗阻,结肠扩张充气,直肠内无气。钡灌肠:可显示结肠痉挛段、移行区、扩张段,痉挛段肠管僵直,无正常蠕动,24 小时后复查腹部仍见有大量钡剂残留在结肠内,表明排钡功能差。

③直肠肛门测压:正常情况,直肠内给以压力刺激,可引起直肠及内括约肌协调活动,内括约肌松弛,直肠内压力下降,HD 患儿无松弛反射。

④直肠活体组织检查:痉挛段黏膜下组织内无神经节细胞。

⑤酶学检查:取痉挛段黏膜组织进行乙酰胆碱酶检查阳性,表明直肠黏膜固有层出现异常情况增生的胆碱能神经纤维。

(2)HD 的治疗:确诊后即应争取早期手术治疗,目前由于手术技术和护理水平的提高,及医疗器械的改进,HD 术后可获得满意的效果。然而新生儿 HD 抵抗力低,解剖组织发育不成熟薄弱,如能应用扩肛、洗肠、开塞露解决便秘问题,可考虑 3~6 个月后再手术,以便提高其对手术的耐受能力,解剖组织发育便于手术操作。

先天性巨结肠亦可并有其他先天性畸形,如 Down 综合征最常见,占 0.6%~9.5%,其他畸形如食管闭锁、先天性心脏病、脊膜膨出、巨输尿管等。

HD 亦可因其病理生理的变化,以及手术操作的损伤,引起多种并发症,如小肠结肠炎、肠穿孔、营养不良、术后便失禁、肛门狭窄等，其中以小肠结肠炎发生率最高，对 HD 的愈后影响最大，以下对其进行论述。

（3）巨结肠相关性小肠结肠炎（HAEC）：发病率为 20%～58%，最早由 Bill 和 Chapman 于 1962 年报道，该病可发生在新生儿及儿童之间的任何时期，其病死率已从 30 年前的 30% 降至 5%～10%。

1）病理：根据炎症病理变化可分两型。

①普通炎症型：亚急性病程临床症状轻、缓和，主要病理变化为结肠黏膜充血水肿，局限性小溃疡，有时破溃出血，病变仅限于黏膜层，有隐窝脓肿，炎性细胞浸润。

②缺血坏死型：急性病程，临床症状重、急，主要病理变化为病变向肌层发展，出现肠壁全层肥厚水肿、充血、溃疡较深，当肠内压力增大时，病变严重处可发生穿孔。

2）临床症状

①普通炎症型。轻度：体温低热、经常哭闹不安，偶有恶心呕吐、轻度腹胀、水样便每日 5～10 次。中度：轻度脱水，体温 38℃ 左右，食欲差，腹胀加重，水样泻每日约 10 次，肛门指检可引出大量水样便，味臭。

②缺血坏死型。急性病容，重度脱水，高热、两眼无神，呕吐频繁，腹胀、水样泻，每日＞10 次，味腥臭，有时发生肠穿孔，可引起休克，病死率较高，可达 20%～30%。

3）治疗。HD 并发小肠结肠炎为多种因素引起，但机械性部分梗阻、肠壁黏膜防御屏障受损及细菌感染，三者公认是其主要因素，故治疗时应重点针对此三点进行。

①矫正脱水酸中毒，增强免疫力，可行禁食、胃肠减压、静脉营养。结肠灌洗，药物保留灌肠，减低肠内压力，利于黏膜屏障的恢复。

②口服或静脉滴注抗生素。

③解除急性梗阻：行回肠末端或结肠造瘘术，必要时行内括约肌部分切除术。

④巨结肠根治术：当营养改善、脱水矫正、体温正常、腹胀减轻后，即应考虑行巨结肠根治术，彻底清除引起肠炎的原因。

七、小儿腹泻的治疗

（一）治疗原则

小儿腹泻病的治疗包括有液体疗法、营养疗法、补锌疗法、抗菌疗法、中药疗法、肠黏膜保护剂疗法及微生态疗法等。

　　1.急性腹泻病的治疗　对于急性腹泻病的治疗,在过去的历史中,产生了新旧不同的治疗观念,并随着对腹泻病的认识不断深入,逐渐发展和完善了腹泻病的治疗方法。旧观念认为治疗方法包括:①禁食;②过多应用静脉输液;③滥用抗生素。现在认为旧的观念与方法是不科学、不合理的,应予废弃。新观念是1992年《中国腹泻病诊断治疗方案》确立,主要有以下几点:①腹泻患儿急需营养支持,认为禁食是有害的,要继续进食;②认识到我国小儿腹泻发生脱水约90%是属于轻度或中度,采用ORS口服补液既经济又快捷,不需要过多静脉输液;③抗生素仅对约30%侵袭性细菌感染(脓血便)有效,而对约70%(水样便腹泻)病毒性或产毒素性细菌感染无效,且有多种不良反应,滥用抗生素有害患儿健康。

　　新的治疗原则包括:①继续饮食;②预防脱水;③纠正脱水;④合理用药。

　　(1)液体疗法:脱水对患儿有危险,应及时评估,发现脱水及时纠正。

　　1)治疗方案一:适用于有腹泻而无脱水的患者,可在家庭治疗。家庭治疗四原则如下。

　　①腹泻一开始就要给患儿口服比平时更多的液体以预防脱水。建议选用以下液体任何一种。

　　米汤加盐溶液:非常适合边远困难农村家属,可就地取材,采用大米或小米自己制作。配制方法:米汤500ml＋细盐1.75g(1/2啤酒盖),随时口服。本液体为1/3张,不会出现高钠血症。预防脱水:20～40ml/kg;也可治疗轻至中度脱水60～80ml/kg,4～6小时分次饮完,以后可以继续服用,能喝多少给多少。不禁食,继续喂养。据观察,预防脱水成功率可达91.3%;治疗轻、中度脱水成功率可达97.3%。

　　口服标准补液盐(ORS)溶液:每腹泻一次给服ORS液50～100ml。标准ORS为2/3张液体,对预防脱水张力太高,应注意适当补充白开水,有时容易出现高钠血症。

　　2002年WHO推荐低渗口服补液盐(RO-ORS)溶液:每腹泻一次给服RO-ORS液50～100ml。RO-ORS为1/2张液体,不易产生高钠血症。

　　②给患儿足够的饮食以预防营养不良:原来吃过的东西都能吃,只要能吃,鼓励多吃。腹泻患儿禁食是有害的。不用担心饮食不能被消化吸收。实验证明吃进去的饮食大部分可以被吸收。

　　③补锌:2002年WHO推荐补锌(无论急或慢性腹泻),年龄＜6个月者,补锌每日＜10mg,连服10～14日;年龄＞6个月者,补锌元素每日20mg,连服10～14日。

补锌作用：a.有利于缩短病程；b.能减轻疾病严重程度；c.能增强免疫功能；d.有助于防止愈后再复发；e.能改善食欲、促进生长发育。

④密切观察病情：如果患儿在治疗3天内临床症状不见好转或出现下列任何一种症状，即应该去看医生。a.腹泻次数和量增加；b.频繁呕吐；c.明显口渴；d.不能正常饮食；e.发热；f.大便带血。

2)治疗方案二：适用于有些脱水的患儿（即轻、中度脱水），此类脱水约占90％，完全可用RO-ORS纠正脱水。既经济又方便，效果也很好。

纠正累积损失最初4小时RO-ORS液的用量：

75ml×体重(kg)＝RO-ORS用量(ml)

4小时后再评估一下脱水症状，如脱水已纠正，即可回家采用家庭口服补液，如方案一；如仍然有些脱水，则按方案二，再给一份RO-ORS液纠正脱水。

WHO1978年推荐标准ORS，后因碳酸氢钠ORS容易潮解、变质且味道苦涩，故1984年世界卫生组织与联合国儿童基金会联合通知，建议改用枸橼酸钠ORS，后者性质稳定不易变质，且味道酸甜，便于小儿服用。以后又发现原ORS为2/3张，由于张力太高用于预防和治疗轻、中度脱水，有时会造成高钠血症。于2002年WHO建议采用低渗RO-ORS(为1/2张)，不仅治疗效果好，可减少大便量、缩短病程，并可防止出现高钠血症。我国已有商品供应。

3)治疗方案三：适用于重度脱水（约占10％），因有低血容量休克，需用静脉输液尽快纠正低血容量，恢复肾脏调节功能。纠正重度脱水的累积损失需液量按100mg/kg计算。

①等张液。2：1液＝0.9％氯化钠液：1.4％碳酸氢钠（或1/6M乳酸钠）

②2/3张液。4：3：2液＝0.9％氯化钠液：10％葡萄糖：1.4％碳酸氢钠（或1/6M乳酸钠）

1：1加碱液＝0.9％氯化钠液100ml＋10％葡萄糖100ml＋5％碳酸氢钠10ml（2/3张，相当于4：3：2溶液便于配制）

③1/2张液。2：3：1液＝0.9％氯化钠液：10％葡萄糖：1.4％碳酸氢钠（或1/6M乳酸钠）

④补钾：重度脱水患儿一般需采用氯化钾，每日200～300mg/kg，分3～4次口服，或配成0.15％～o.3％浓度由静脉均匀输入，速度切忌过快，并见尿给钾。

⑤补钙：维生素D缺乏症患儿在输液同时即给口服钙片或钙粉，每次0.5g，每日3次，若出现手足搐搦症，立即给10％葡萄糖酸钙1～2ml/kg体重，最大量≤10ml，稀释后缓慢静脉滴注。

一旦患儿能饮水,应尽量改用 RO-ORS 口服液,补液 6～7 小时后重新评估病情,选择合适的方案一、二或三继续治疗。

鼻饲管补液:如无静脉输液条件,可用鼻胃管点滴 RO-ORS 液 20ml/(kg・h),连续 6 小时(120ml/kg)。

(2)药物治疗:急性水样便腹泻患儿(约占 70%)多为病毒或产肠毒素性细菌感染,一般不用抗生素,只要做好液体疗法,患儿可自愈。采用中药或肠黏膜保护剂治疗可加快痊愈。对中毒症状较重的患儿,可先选用抗菌药物治疗。如疑似霍乱采用诺氟沙星(氟哌酸或多西环素(强力霉素)治疗。

黏液、脓血便患儿(约占 30%)多为侵袭性细菌感染,选用一种当地有效的抗菌药,如用药 48～72 小时,病情未见好转估计有耐药,再考虑更换另外一种抗菌药物。

1)细菌性痢疾:①诺氟沙星,每天 10～15mg/kg,分 3 次口服,疗程 5～7 天;②环丙沙星,每天 10～15mg/kg,分 3 次口服,疗程 5～7 天;③磷霉素,每天100～150mg/kg,分 3 次口服。疗程 5～7 天;④小檗碱,每天 10～20mg/kg,分 3 次口服,疗程 7 天;⑤复方新诺明,每天 50mg/kg,分 2 次口服,疗程 7 天。

喹诺酮类药对痢疾菌较敏感故列为首选药,近年来发现对诺氟沙星有耐药,可换用环丙沙星。

关于喹诺酮类药不良反应:曾有报道在动物实验中,发现对小动物骨骼发育有障碍,但近年来国内外许多文献报道认为多年的临床经验总结,在小儿应用并未发现类似小动物的骨骼发育障碍,认为这与种族差异、剂量差异有关,实验动物所用剂量比小儿大得多。现今国内外专家一致认为喹诺酮类药在儿科应用是安全的,但是由于说明书上喹诺酮类药儿科禁用尚未改正,因此应用前最好给家长说明,以免引起纠纷。

小檗碱多年来一直保持中度敏感,故可选用;磺胺类药如复方新诺明,早年效果很好,但近年来在城市耐药率高达 60%～80%,很少应用。

2)致泻性大肠埃希菌肠炎:引起水样便的产毒素大肠埃希菌(ETEC)不需要用抗生素,其他致泻大肠埃希菌采用:①庆大霉素,1 万～2 万 U/(kg・d),分 3 次口服;②多黏菌素 E,5 万～10 万 U/(kg・d),分 3 次口服;⑧新霉素:因多年未用近来敏感率明显升高可选用,50～100mg/(kg・d),分 3 次口服;④磷霉素,100～150mg/(kg・d),分 3 次口服,疗程 5～7 天。上述 4 种药对 2 岁以下婴幼儿黏液脓血便患儿(多属致泻大肠埃希菌感染,并非痢疾)选用比较合适。

关于氨基糖苷类药的不良反应:庆大霉素、多黏菌素、新霉素等氨基糖苷类药静脉或肌内注射耳、肾毒性大,在儿科禁止应用。但是庆大霉素、多黏菌素、新霉素均为大分子药,口服只在消化道发挥作用,不被吸收,因而没有毒副反应,故口服可以应用,但应用前最好给家长说明,以免引起纠纷。

第三代头孢菌素:对肠道细菌感染有较好效果,常用品种:①头孢噻肟(头孢氨噻肟):静脉滴注,50～100mg/(kg·d);②头孢曲松(头孢三嗪):静脉滴注 20～80mg/(kg·d)。

磷霉素:抑制细菌细胞壁合成。作用:广谱。体内效果比体外效果好。剂量:100～150mg/(kg·d),分 3 次口服。100～300mg/(kg·d),分 2 次,静脉注射。

3)鼠伤寒(婴儿)沙门菌肠炎:对常用抗生素耐药率高,可选用环丙沙星,磷霉素。重症选用三代头孢霉素如头孢噻肟,每天 100～150mg/kg,静脉滴注。

4)空肠弯曲菌肠炎:对红霉素、磺胺药、诺氟沙星、庆大霉素等都敏感有效。

5)耶氏菌肠炎:对磺胺药、庆大霉素、诺氟沙星等均有效。

6)艰难梭菌肠炎:既往称假膜性肠炎,为艰难梭菌感染,应立即停用一般抗生素,选用甲硝唑每天 25～40mg/kg,分 3 次口服。或万古霉素治疗,每天40mg/kg,分 3 次口服,或每天 16～24mg/kg,分 2～3 次静脉滴注。

7)真菌性肠炎:首先停用抗生素,采用制霉菌素,5 万～10 万 U/(kg·d),分 3次口服;氟康唑(大呋康)每天 1～2mg/kg,顿服,或克霉唑每天 20～30mg/kg,分 3次口服。后两者有一定不良反应,需慎用。

8)阿米巴痢疾及蓝氏贾弟鞭毛虫肠炎:采用甲硝唑,每日 25～40mg/kg,分 3次口服。

9)隐孢子虫肠炎:采用大蒜素治疗,每次 1～1.5mg/kg,每日 3 次,饭后服。日3 次,饭后服。

10)轮状病毒肠炎:抗生素无效,采用中药或黏膜保护剂治疗可缩短病程。

2.迁延性、慢性与难治性腹泻 因迁延性、慢性腹泻常伴有营养不良和其他并发症,病情较为复杂,必须采取综合治疗措施。

(1)液体疗法:积极做好液体疗法,预防脱水,纠正水、电解质酸碱平衡紊乱。

1)无脱水患者服用方案所推荐的液体,预防脱水。

2)有条件的医院应做血生化或血气测定。若有脱水分别按等渗、低渗或高渗作仔细治疗,纠正酸中毒与钾、钠、钙、镁的失衡。

①等渗脱水:用 2/3 张～1/2 张液(4：3：2 液或 2：3：1 液)。

②低渗脱水:用等张～2/3 张液(2：1 液或 4：3：2 液)。

③高渗脱水:用 1/5 张～1/3 张液(1：4 液或含钾维持液)。

3)补钾、补钙、补锌:同急性腹泻。

4)补镁:迁延与难治性腹泻病容易出现低镁血症,采用25%硫酸镁,每次0.2ml/kg,每日1次,必要时每日可给2次,深部肌内注射。

(2)营养治疗:此类患儿多有营养障碍,继续喂养对促进疾病恢复,如肠黏膜损伤的修复、胰腺功能的恢复、微绒毛上皮细胞双糖酶的产生等,因此继续饮食是必要的治疗措施。

1)继续母乳喂养。

2)人工喂养者应调整饮食,6个月以下婴幼儿,用牛奶加等量米汤或水稀释,喂2天后恢复正常饮食,或用酸奶,也可用奶-谷类混合物,每天喂6次,以保证足够的热量。6个月以上的幼儿可用已习惯的日常饮食,选用稠粥、面条,并加些熟植物油、蔬菜、肉末或鱼肉等,但需由少到多。

3)去乳糖饮食:该类患儿因肠黏膜未修复,多伴有双糖酶尤其是乳糖酶缺乏,对人乳、牛乳均不耐受,应给予去乳糖饮食如去乳糖牛奶粉或去乳糖豆奶粉,困难地区也可采用豆浆喂养(100ml豆浆加5~10g葡萄糖)。

4)静脉营养:少数严重病例口服营养物质不能耐受,应加支持疗法。有条件的单位可采用静脉营养。方案10%脂肪乳2~3g/(kg·d),复方结晶氨基酸2~2.5g/(kg·d),葡萄糖12~15g/(kg·d),电解质及多种维生素适量,液体120~150ml/(kg·d),热卡每209~376J/(kg·d)[50~90kcal/(kg·d)]。通过外周静脉输入,总液量在24小时内均匀输入(最好用电脑输液泵控制速度),好转后改用口服。

(3)药物治疗

1)抗菌药物:应慎用,仅用于分离出有特异病原的患儿,并要依据药物敏感试验结果选用敏感抗生素。谨防加重微生态失衡。

2)补充微量元素与维生素:锌、维生素A、维生素C、维生素B、维生素B_{12}和叶酸。同时给予微生态疗法。

3)肠黏膜保护剂:为双八面体蒙脱石粉。适用于急性水样便腹泻(病毒性或产毒素细菌性)及迁延性腹泻。该药能吸附病原,固定毒素,然后随大便排出体外,并能加强胃肠黏膜屏障功能,促进肠黏膜的修复。常用有十六角蒙脱石(俗称思密达),现今已有国产双八面体蒙脱石粉,也可应用。每袋0.3g,剂量:<1岁者,1/3袋,每日3次。1~2岁者,每次半袋,每日3次。2~3岁者,每次半袋,每日3次。>3岁者,每次1袋,每日3次。

4)微生态疗法:腹泻时肠道内微生态系统严重失去平衡。肠道失去了厌氧菌的屏障与保护作用,从而有利于外来病原的侵袭与定植,促进腹泻病的发生。滥用抗生素则会加重菌群紊乱及微生态失衡。由此提出了腹泻病的"微生态疗法"。

微生态制剂:目的在于补充肠道益生菌群,恢复微生态平衡,重建肠道天然生物屏障保护作用。

常用有双歧杆菌、乳酸杆菌、粪链球菌、腊样芽胞杆菌、地衣芽胞杆菌等。有效品种有:培菲康(双歧三联活菌)、丽珠肠乐、金双歧、促菌生、整肠生、乳酶生、妈咪爱等。其中培菲康、丽珠肠乐、金双歧等为双歧杆菌(肠道微生态的主要菌种),列为优选。这些制剂一定要保持有足够数量的活菌,没有活菌的制剂是无效的。微生态制剂即时止泻效果并不好,急性腹泻不要作为常规应用,适用于迁延与慢性腹泻伴有明显肠道菌群紊乱的患儿。

(二)腹泻病的体液平衡及液体疗法

人体大部分由体液组成,年龄越小身体所含体液量相对越多,新生儿体液约占其体重78%,至1岁降至占65%,成年人占60%左右。体液不但含有蛋白质、葡萄糖、尿素等有机物质,更含有钠、钾、钙、镁及碳酸根、磷酸根等电解质。体液不断与外环境进行物质交换、代谢,即新陈代谢,但又通过机体各种生理调节,始终保持体液的相对稳定,即体液平衡,主要包括体液容量、渗透压、酸碱度及各种溶质成分的稳定,以保证组织细胞的各种生命活动得以正常进行。人体的渴感,肾脏、肺及内分泌(抗利尿激素、醛固酮、心钠素)的自动调节对体液平衡起着关键作用。外环境变化或多种疾病均可影响机体的体液平衡,当体液紊乱超过机体调节能力时,即可引起体液平衡失调,进而危及各组织器官的功能,此时常需进行液体疗法以纠正体液紊乱。在儿童胃肠道疾病尤其腹泻病是引起体液紊乱最常见原因。小儿尤其婴幼儿新陈代谢旺盛,机体调节能力差,更易引起较重的体液平衡失调。

1.腹泻所致的体液平衡失调　由于每一个腹泻患儿的具体情况不同,所致的水、电解质紊乱并不完全相同,例如腹泻次数,粪便量及性状,是否伴有呕吐,是急性腹泻还是慢性腹泻,腹泻病的不同病原,患儿的年龄及营养状况,病后饮水或补液状况等均可影响患儿体液平衡情况,因此在补液前,首先需通过询问病史,全面体格检查及必要的实验室检查,对水、电解质紊乱作出正确的诊断,据此制定液体疗法的初步方案,并根据病情变化随时调整液体疗法的计划。液体疗法不当,有时反可加重或增加新的体液紊乱,甚至引起严重后果。

对腹泻所致的体液紊乱需作以下方面诊断。

(1)脱水及脱水程度:首先判定病人是否有脱水,如有脱水进一步判断病人脱水程度。脱水程度可根据发病前、后体重之差来估计,但由于不易获得病前精确体重数据及易受体重称及操作误差的影响,实际难以实现。临床主要依据患儿病后出入量病史及体征来诊断。脱水首先引起细胞外液脱水,某些情况也可同时有细胞内液脱水。细胞外液脱水可分为组织间液及血液循环脱水。组织间液显著减少时,临床可表现为前囟、眼窝下陷,皮肤弹力差(捏起皮肤再松开手,正常时皮肤立即展平,脱水时展平时间稍延迟);血液循环不足时,组织灌注不良,表现为脉搏增快、细弱,肢端凉,血压降低,尿量减少,精神萎靡,嗜睡等;细胞内液脱水表现为口腔黏膜干燥、泪液减少,烦躁,严重时引起肌张力增高,高热。

　　可将脱水程度分为轻、中、重三度,这些数据虽不十分精确,但已能满足临床基本需要,必要时可根据情况作适当调整,如消瘦的患儿脱水程度容易估计偏重,肥胖儿易估计不足;另外,脱水性质,即高或低渗脱水可对脱水表现产生一定影响。

　　(2)脱水的性质:由于患儿摄入及丢失的液体的钠、水不都等于正常体液的钠、水的比例,正常机体通过内分泌及肾的调节仍可维持体液的渗透压稳定,但如摄入、丢失液体的钠水之比过于悬殊,超过肾调节能力,尤其脱水较重,肾循环不良、少尿时,肾失去了调节能力,在脱水同时可引起体液渗透压的平衡失调。当失水与失钠按正常体液的比例丢失所致的脱水,体液渗透压仍维持不变时,称为等渗性脱水;脱水时失钠多于失水,使体液渗透压低于正常,称为低渗性脱水;失水多于失钠,使体液渗透压高于正常时,称为高渗性脱水。

　　体液钠离子浓度[Na^+]及其相应的阴离子浓度所产生的渗透压,相当于细胞外液电解质总渗透压的95%,故血钠的测定有助于推断体液渗透压的浓度。

　　细胞外液渗透压=[Na^+]×2+10。血钠的正常值为:130～150mmol/L,可用作估计体液渗透压的高低的参考,但不能完全取代病史及临床观察。机体细胞内、外液始终能保持动态平衡,所以测定细胞外液的渗透压一般也能间接反映细胞内液及总体液的渗透压。

　　1)等渗脱水:即脱水时体液渗透压仍保持在正常范围,血 Na^+ = 130～150mmol/L。因脱水时机体能通过肾、渴感及抗利尿激素等的调节,尽量使体液保持在等渗状态,所以临床绝大多数脱水都属等渗脱水,尤其脱水程度不十分严重时。等渗脱水在临床上又可细分为等渗偏高至等渗偏低不同范围。等渗脱水主要是细胞外液丢失,由于外液保持等渗,使细胞内液容量基本无明显改变,临床主要表现为细胞外液(组织间液及血液循环)减少的症状和体征。

　　2)低渗性脱水:脱水时体液渗透压低于正常,称为低渗性脱水。其血[Na^+]<130mmol/L。无论通过呕吐或腹泻丢失的液体,一般均为低渗液,至多接近于等渗,如霍乱,理论上不会引起低渗脱水。如果患儿通过饮水或输液使水的缺失得到

部分补充,钠等电解质的缺失经多日未被补充,就有可能引起低渗性脱水。故低渗脱水多发生在粪便含电解质较高(如霍乱、痢疾),病程又迁延的患儿;腹泻日久,能饮水而又不吐的患儿,尤其是营养不良或 3 个月以下的婴儿。重症病例常因脱水时输入非电解质液或渗透压过低的溶液过多、过快所致。

低渗脱水时细胞外液的渗透压比细胞内液低,使细胞外液水渗入细胞内,引起外液进一步减少及细胞内水肿,因此,低渗脱水时的临床表现具有以下特点:

①细胞内水肿:以脑细胞水肿最突出,表现为精神萎靡、嗜睡、面色苍白,体温低于正常,严重时可昏迷、惊厥,甚至发生脑疝,表现为呼吸节律紊乱,瞳孔双侧大小不等,最终呼吸衰竭死亡。患儿脱水虽然严重,但口唇黏膜却湿润,常无口渴症状。早期多尿,严重时变为无尿,此时,机体已不能自行纠正低渗状态。

②细胞外液脱水症状相对较严重:在细胞外液脱水的基础上,部分外液渗入细胞内,所以,同样脱水程度的脱水,低渗脱水时循环不良及组织间液脱水的体征更加突出。

③神经肌肉应激性低下:钠离子有保持神经、肌肉应激性的生理功能。血钠降低明显时,患儿可表现为肌张力低下,腱反射消失,心音低钝及腹胀,症状类似低钾血症。

3)高渗性脱水:指脱水时体液渗透压高于正常,血[Na$^+$]>150mmol/L。血钠虽高,患儿体内仍存在钠的丢失,只是失水相对多于失钠。下述情况较易引起高渗性脱水:①急性腹泻所致的较重脱水,尤其伴呕吐不能进水者,如急性腹泻1~2天即引起较重脱水时;②丢失较多含电解质浓度较低的粪便,如渗透性腹泻、病毒性肠炎;③发热、环境温度较高或肺通气过度(如酸中毒时)等不显性丢失增多,又不能及时补充水分者;④忽略给患儿喂水或因呕吐频繁不能摄入水者;⑤治疗时给含钠液过多、过浓。

高渗性脱水时细胞外液渗透压高于细胞内液,细胞内的水分渗至细胞外,引起细胞内脱水,细胞外液脱水被外渗的细胞内液有所纠正,使患儿循环不良及组织间液脱水的体征相对较轻,容易引起对脱水程度估计不足。细胞内脱水表现为高热、烦躁、烦渴、口黏膜明显干燥、无泪、尿少、肌张力增高、腱反射亢进,严重时意识障碍、惊厥及角弓反张。脑组织中毛细血管内皮细胞与脑细胞紧密相连,无间质,脑细胞脱水时,水直接进入血循环,可引起颅内压降低,脑血管扩张,严重时发生脑出血或脑血栓形成,可危及生命或引起后遗症。近年有报告认为高渗脱水可引起脑脱髓鞘病,病人脑脊液中髓鞘基础蛋白浓度极度增高。

(3)酸碱失衡:腹泻患儿一般均伴有代谢性酸中毒,原因是:①肠内容含

HCO_3^- 较多，腹泻时可从粪便丢失，引起代谢性酸中毒；②脱水时尿少或无尿，可致体内酸性代谢产物不能排出；③腹泻时可因不能进食，饥饿引起酮症；④脱水严重循环不良时，组织缺氧，体内经无氧酵解途径代谢葡萄糖，产生乳酸增多。腹泻所致的代谢性酸中毒常可由上述一或多种因素共同引起。

轻症酸中毒无特异临床表现，较重时机体进行呼吸代偿，表现为呼吸加深、加快，尤其呼气深长。病人常表现为频繁呕吐，机体试图通过排出胃酸以减轻酸中毒。严重代谢性酸中毒可致精冲萎靡、嗜睡，甚至昏迷、惊厥等神经症状，可致心肌收缩力及周围管阻力降低而引起低血压。

血气分析显示：pH 正常偏低（酸中毒）或低于正常（酸血症），$PaCO_2$ 降低，HCO_3^- 降低，二氧化碳结合力降低。

（4）电解质缺乏：腹泻可引起某些电解质缺乏而出现临床症状，其中以低钾血症最常见，偶见低钙、低镁血症。

1）低钾血症：体内钾的 98% 以上存在于细胞内，细胞外液钾只占体内钾的不足 2%，血钾正常值为 3.5～5mmol/L，低于此值即为低钾血症。腹泻时引起的低钾主要是由于腹泻时粪便及呕吐物中丢失大量钾，饥饿、少食时，钾摄入减少也可是原因之一。一般发生在 3 天以上的腹泻病人。虽然病人缺钾，但在脱水、酸中毒时，血钾往往在正常范围，这是因为脱水时尿少，钾不能通过肾排出，酸中毒及细胞受损时细胞内钾外流至细胞外液所致。当病人脱水、酸中毒被纠正过程中，反显示低钾血症及低钾症状，重症可危及生命。这是因为脱水、酸中毒被纠正时，细胞受损及酸中毒恢复，葡萄糖回到细胞内合成糖原及 H^+ 外流，均伴随 K^+ 进入细胞内，加上尿量恢复，钾从尿中丢失增加。

低钾血症临床主要表现如下。

①神经、肌肉功能障碍：低血钾时，细胞内外液钾浓度之比增高，使神经及肌细胞静息电位的负值增加，影响细胞的正常除极，从而使神经、肌肉的应激，传导性及肌肉收缩发生障碍，可累及全身骨骼肌、心肌及平滑肌。骨骼肌受累轻症表现为四肢无力，腱反射减弱，严重时引起肢体瘫痪，腱反射消失，进一步可累及肋间肌等躯干肌肉，引起呼吸肌麻痹而危及生命；平滑肌受累表现为肠肌麻痹，腹胀，功能性肠梗阻，肠鸣音消失，膀胱肌受累引起尿潴留；心肌受累时，心肌收缩力减弱，心音低钝，可致低血压。

②心电图改变及心律失常：由于低血钾时心肌复极也异常，心电图典型改变是：ST 段下降，T 波低平、增宽，甚至双向或倒置；U 波明显，QT 间期延长。低血钾时，心肌细胞阈电位降低，自律性增高，易于发生心律失常，如期前收缩、异位心

动过速。

2)其他电解质缺乏:临床罕见。腹泻合并活动性维生素 D 缺乏症的患儿,在纠正脱水及酸中毒过程中,可因游离钙降低而发生惊厥,需补充钙剂预防其发生。

迁延或慢性腹泻,营养不良患儿,在纠正脱水过程中发生惊厥,用钙剂治疗无效时,应考虑有低镁血症可能,此时查血镁常低于 0.8mmol/L。

2.补液常用的液体种类及其功能　补液常用液体可分为 3 类。

(1)非电解质溶液:包括饮用水及 5%～10% 葡萄糖液。其药理效应是:①补充由呼吸、皮肤所蒸发的水分(不显性丢失)及排尿丢失的水分;②可纠正体液的高渗状态;③不能用其补充体液丢失。

5% 葡萄糖液渗透压为 278mOsm/L,接近血浆渗透压,不会像蒸馏水那样破坏红细胞,可安全地由静脉输入。葡萄糖在体内迅速被代谢而产生热卡及 CO_2,或转变为糖原储存于肝、肌细胞内,其实际效果同白水,可视为是无张力的液体。10% 葡萄糖液比 5% 溶液供给更多热卡,虽其渗透压较高,如由静脉缓慢滴入,葡萄糖可迅速被血液稀释,并被代谢,其效果基本与 5% 葡萄糖溶液类同。葡萄糖静脉输入速度应保持在每小时 0.5～0.85g/kg,即每分钟 8～14mg/kg,输入过快或溶液浓度过高,可引起高血糖及渗透性利尿。

(2)等渗电解质溶液:此类溶液的电解质渗透压在 300mOsm/L 左右,接近体液的渗透浓度,其药理效应有:①补充体液损失;②纠正体液低渗状态及酸碱失衡,其含钾溶液可纠正低血钾;③不能用其补充皮肤、呼吸所挥发的不显性丢失及排稀释尿时所需的水。

1)氯化钠注射液及葡萄糖氯化钠注射液:0.9% 氯化钠溶液,即生理盐水,每升含 Na^+、Cl^- 各 154mmol/L,渗透浓度为 308mOsm/L。含 5%～10% 葡萄糖的生理盐水,即葡萄糖氯化钠注射液,除葡萄糖能提供热卡外,该溶液的效用与生理盐水基本相同。

生理盐水的渗透浓度虽与体液相近,但其 Cl^- 浓度远比正常血浆 Cl^- 浓度(103mmol/L)高,不利于代谢性酸中毒的纠正,故临床常用等渗碱性液取代 1/3 量的生理盐水,即构成儿科常用的 2∶1 液(2 份生理盐水,1 份 1.4% $NaHCO_3$),比较适用于纠正腹泻所引起脱水酸中毒。生理盐水则比较适用于补充呕吐所引起的脱水,因其有利于补充呕吐液中所丢失的 Cl^-。

2)复方氯化钠注射液:即林格(Ringer)液,每 100ml 含氯化钠 0.85g,氯化钾 0.03g,氯化钙(结晶)0.033g,为含钠、钾、钙的等渗溶液,渗透浓度同生理盐水,其 Na^+、K^+、Ca^{2+} 的浓度与血浆相近,Cl^- 的浓度同生理盐水,也明显高于血浆,同样存在不利纠正代谢性酸中毒的缺点。

目前市售乳酸钠林格注射液（有含 5％葡萄糖及不含糖两种）作了改进，各种电解质浓度均较接近血浆，且含有 28mmol/L 乳酸根，有利于酸中毒的纠正。

此类含钙溶液能与血液制品中的抗凝药作用，使血液凝固，不适于输血时采用。

3）氯化钠、乳酸钠注射液（2∶1 溶液）：由 2 份生理盐水及 1 份 1/6mol 乳酸钠或 1.4％碳酸氢钠临时配制而成。溶液的渗透浓度同生理盐水均为 316mOsm/L，但所含 Cl^- 浓度为 105mOsm/L，与血浆一致，且含 HCO_3^-，其渗透浓度为 530mOsm/L，显著高于血浆，可提供碱储备，纠正酸中毒。

4）达罗（Darrow）液及改良达罗液（简称 MD）：均为含钾、钠的等渗液，渗透浓度为 314mOsm/L。没有现成制剂时可临时配制，达罗液配方是：生理盐水 450ml，15％氯化钾 17.5ml，1M 乳酸钠溶液 54ml（或 5％碳酸氢钠 90ml），加 5％～10％葡萄糖液至 1L；改良达罗液的配方是：生理盐水 415ml，15％氯化钾 20ml，1M 乳酸钠溶液 54ml（或 5％碳酸氢钠 90ml），加葡萄糖液至 1L。将达罗液中 5mOsm/L 的 Na^+ 改为 K^+ 即为改良达罗液，两者功能基本相同，后者含钾略高，临床常用。这两种液体除能补充累积损失纠正脱水外，主要用于纠正或防止发生低钾血症。为避免输液时引起高血钾，心脏骤停，脱水患儿首先应采用不含钾的电解质溶液，扩充血容量，待肾循环恢复有尿后，再输达罗液或改良达罗液，继续纠正脱水，且输液速度不宜过快。

5）1.4％碳酸氢钠及 1/6M 乳酸钠注射液：均为等渗碱性含钠液，能增加体液的碱储备，中和 H^+，纠正代谢性酸中毒。市售碳酸氢钠针剂一般为 5％溶液，使用时需稀释为 1.4％等渗溶液，为便于计算，临床常粗略将此 5％溶液 1 份加 5％葡萄糖液 2 份配制而成。

乳酸钠针剂为 11.2％溶液，相当 1mol（M）溶液，使用时需稀释 6 倍，使其成 1/6M 等渗溶液。乳酸钠进入人体内需在有氧条件下，经肝脏代谢转变为 HCO_3^- 后才具有纠酸作用。当病人缺氧、休克、心力衰竭、肝功能异常及未成熟儿时均不宜使用，可用碳酸氢钠液替代。

（3）等渗电解质液不同比例的稀释液

1）1/2～2/3 张含钠注射液：除严重脱水、休克或低渗性脱水患儿宜首先用等渗含钠液快速静脉输入，以迅速补充血容量、恢复肾循环外，一般脱水临床常用等渗电解质液的稀释液进行补液，如用 5％～10％葡萄糖液将等渗含钠液稀释成

1/2～2/3张溶液,这类溶液既能补充体液的累积损失,又可补充不显性丢失及肾排水的需要,有利于肾对水、电解质平衡的调节及排出体内堆积的酸性代谢产物,又可防止发生高钠血症。儿科常用的有以下几种。

①4∶3∶2溶液:由4份生理盐水,3份5%～10%葡萄糖液及2份1.4%碳酸氢钠溶液或1/6mol乳酸钠组成,此液为2/3张溶液,实际是2∶1溶液稀释半倍的液。每配制100ml4∶3∶2溶液,也可用100ml葡萄糖液加10%氯化钠注射液4ml、5%碳酸氢钠溶液6ml配制而成。

②2∶3∶1溶液:由2份生理盐水,3份葡萄糖液,1份1.4%碳酸氢钠或1/6mol乳酸钠溶液组成,为1/2张溶液,是2∶1溶液用葡萄糖液稀释1倍的溶液。每配制2∶3∶1溶液100ml,也可用100ml葡萄糖液加10%氯化钠注射液3ml及5%碳酸氢钠4.5ml配制而成。

③其他稀释液:生理盐水、改良达罗液、林格液等均可根据病情需要用葡萄糖液稀释成1/2～2/3张液。目前商品有复方电解质葡萄糖M。A、M3R2A等,此3种液体均含钾,M3A、M。B为1/2张含钠液,其中M3B相当于半张改良达罗液;R2A为近2/3张含钠液,且含有2mEq/L的Mg^{2+}及13mEq/LHPO^{2-}。

2)口服补液盐(ORS):是世界卫生组织(WHO)推荐的配方,其成分是:氯化钠3.5g,碳酸氢钠2.5g,氯化钾1.5g,无水葡萄糖20g,用饮用水稀释至1L,少量多次口服。此液为2/3张电解质溶液。本品已有商品供应,价格低廉。1984年WHO又推荐一种新的ORS配方,用枸橼酸钠2.9g取代原配方中的碳酸氢钠,枸橼酸钠不易潮解,便于保存,且口味较好,患儿易接受,目前市场也有成品供应,称为"口服补液盐Ⅱ号"。近年也有用50～80g谷物(如米粉)代替葡萄糖,制成谷物ORS。由于谷物来源充足、价廉,有利于补充营养,适用于我国边缘农村地区。近年有人对照观察米粉ORS与葡萄糖ORS对霍乱病人的疗效,结果两者效果相同。

20世纪90年代后,有多篇采用减低渗透压的ORS即减渗ORS(RO-ORS)治疗小儿腹泻脱水报告,将ORS中Na^+从90mmol/L降至60～75mmol/L,葡萄糖从1mmol/L降至75mmol/L。通过多中心、随机、双盲临床研究认为与经典ORS比较,RO-ORS可使患儿头24小时便量减少,腹泻病程缩短,明显减少计划外静脉输液,减少高钠血症。但2001年多中心双盲随机研究675例1～24个月腹泻患儿,结果两组在减少便量及缩短病程方面,疗效相近,并无统计学差异,但确可减少计划外静脉输液及高钠的发生。WHO确认了这些成果,于2002年推出RO-ORS配方:氯化钠2.6g,氯化钾1.5g,枸橼酸钠2.9g,无水葡萄糖13.5g,加饮用水至1L。目前我国已有此配方的商品供应。我们采用将标准ORS多加半倍水,即将ORS

原配方加水 1.5L,其电解质渗透浓度相当于 1/2 张,临床效果满意,文献也有类似报道。

3)生理维持液及其他维持液:虽也属等渗含钠液的稀释溶液,但渗透浓度一般≤1/3 张。主要能满足人体水及钠、钾的生理需要,适用于无脱水或脱水已纠正而尚不能正常进饮食的病人。生理维持液(也叫含钾 1:4 液)配方是:5%～10%葡萄糖溶液 800ml,生理盐水 200ml,10%氯化钾 15ml。目前市售的糖盐钾溶液,每100ml 含葡萄糖 8g,氯化钠 0.18g,氯化钾 0.15g 即为此维持液,使用方便。如果患儿只需维持生理需要 1～2 天,尤其较大儿童或能部分进食者,也可用复方电解质R4A 液或 1/4～1/3 张生理盐水作为维持液。

3.腹泻患儿脱水、电解质紊乱的治疗　脱水、电解质紊乱防治的要点是:①及早恢复血容量及组织灌注,尤其是肾循环;②补充累积损失,即补充体液所失水及电解质,纠正酸碱失衡;③密切观察、记录患儿恢复情况,及时分析病情,随时调整补液方案。

(1)恢复血容量及组织灌注:有严重血容量及组织灌注不足症状、体征,如面色苍白,脉搏细弱,尿显著减少时,可立即静脉输入等渗含钠液,如 2:1 溶液,乳酸钠林格液或生理盐水(呕吐所致脱水)20ml/kg,在 0.5～1 小时内快速输入,必要时可重复一次。在补液过程中,恢复肾循环及尿量具有十分重要意义,因为只有肾恢复功能后,才能对体液平衡进行调节,此时只要所补充液体大致符合机体需要,肾能保留所需,排出所余,保持体液平衡,使补液更为容易;肾循环未恢复前,过早给低渗溶液,尤其速度较快时,容易引起低钠血症。高渗脱水很少发生循环不良,一般不需补充等渗含钠液扩容。

如果病人脱水不十分严重,如中至轻度脱水,循环不良症状、体征不太严重,可直接采用 2/3 张,甚至 1/2 张含钠液扩充血容量并补充累积损失,如可根据病情采用静脉或口服补液有助于防止发生高钠血症。

(2)补充累积损失:即纠正现已存在的脱水、电解质紊乱,需根据患儿的脱水程度、张度、有无酸碱失衡及低钾等情况,有计划地进行。

1)补充累积损失的液量:主要根据患儿脱水程度及年龄。≤2 岁婴幼儿轻度脱水补充 30～50ml/kg,中度缺水补充 50～90ml/kg,重度缺水补充 100～120ml/kg;2 岁以上儿童轻、中、重度脱水分别补充＜30ml/kg、30～60ml/kg、90ml/kg。上节所述恢复血容量的输液量均包括在此累积损失液量内计算。低渗脱水细胞外液脱水相对较重,临床容易将脱水程度估计过高,补充累积损失的液量可略减少,如估计为重度脱水时,可按中度脱水补充;反之,高渗性脱水时,易将脱水程度估计过低,补充累积损灭的量可略增加。

2)补充累积损失液体的张度及速度:上述累积损失补液总量常可分批输入,每批 20～30ml/kg,开始时液体张度宜高一些,速度快一些,以后张度及速度均适当降低,即所谓:"先浓后淡,先快后慢",但补充累积损失液体的总张度:等渗脱水按 1/2～2/3 张液补充;低渗脱水按 2/3 张～等张液补充;高渗性脱水按 1/3～1/2 张液补充。等渗及低渗性脱水累积损失宜在 8～12 小时内补足,输液速度相当于每小时 8～10ml/kg。高渗性脱水体内仍缺钠,只是失水多于失钠,故仍应补充低渗含钠液,如所补充液体张度过低(如仅输葡萄糖液),速度过快,血钠下降过快,会引起急性脑水肿而发生惊厥等症状。血钠下降速度以每小时不超过 1～2mmol/L,每天不超过 10～15mmol/L 为宜。高渗性脱水患儿有尿后,在所输液体中,加入适量钾盐,既可提高所输液体的渗透压,又不增加过多的钠负荷。例如对无血容量及组织灌注明显不足的病人,可先输 1/2 张含钠液,如 2∶3∶1 液,病人有尿后,再用 1/4～1/6 张含钠液内加氯化钾,使氯化钾浓度达 0.15%(0.1%～0.3%)继续补充累积损失,这种液体总的渗透浓度相当于 1/3～1/2 张液(渗透浓度为 110～135mOsm/L)。也可用生理维持液或复方电解质葡萄糖液 M3B 补充。高渗脱水补充累积损失的速度不宜过快,每小时 5～7ml/kg 为宜,有人主张累积损失在 48 小时内补足,这样每日输液量为 1/2 累积损失＋每日生理需要。

3)酸碱失衡的纠正:临床上以代谢性酸中毒最常见,应在补充累积损失的过程中,同时纠正酸中毒。多数患儿酸中毒在输入 2∶1 液或稀释液补充累积损失过程中可被纠正。因这类液体含 HCO_3^- 有助于酸中毒的纠正,另外,补充累积损失时随着组织灌注及肾循环的恢复,葡萄糖的供给,体内酸性代谢产物经尿排出,酮酸及乳酸被代谢为 CO_2,酸中毒可自行纠正。如片面按血 HCO_3^- 缺少程度,用公式计算出所需补充 $NaHCO_3^-$ 来纠正,往往可引起高钠血症或代谢性碱中毒。对代谢性酸中毒很严重的病例可加用 1.4%碳酸氢钠液或 1/6mol 乳酸钠溶液或其稀释液提高血 HCO_3^- 5mmol/L,必要时重复一次。

4)钾及其他电解质的补充:腹泻日久(如≥3 天)的患儿可因饮食不足及腹泻丢失钾引起体内钾缺少,如不补钾,患儿可在补液过程中出现低钾血症症状,严重时甚至可危及生命,这类患儿可在补充累积损失有尿后,进行补钾。静脉输入氯化钾溶液其浓度不宜超过 0.3%,必须待患儿有尿后缓慢滴入,否则易引起高血钾症,快速从静脉注射钾盐,可致心跳骤停,必须绝对禁忌。一般可在患儿有尿后用改良达罗溶液的稀释液或复方电解质葡萄糖 RzA 或复方电解质葡萄糖 M₃B 液继续补充累积损失;也可口服 10%氯化钾溶液,每日 200～250m/kg,分 6 次,每 4 小时1次,口服钾盐较静脉补钾安全,适用于缺钾不十分严重的病例。钾是细胞内电解质,缺钾完全纠正常需数日,待患儿进食热卡达基础热卡时,即可停止补充钾盐。合并有活动性维生素D缺乏症的患儿,需口服维生素D及碳酸钙治疗,如在补液过程中发生手足搐搦,可静脉输注10％葡萄糖酸钙1～2ml/kg,一次量最多不超过10ml,可稀释1倍或1倍以上或加入小壶内缓慢滴注,切忌直接快速推注。

腹泻引起低镁血症极为少见,一般发生在慢性腹泻,如补液过程中发生惊厥,用钙剂治疗无效,应考虑有低镁可能。低镁患儿可深部肌内注射25％硫酸镁,每次0.2～0.4ml/kg,每日2～3次,共2～3天。有肾功能不全的病人应慎用。

5)补液途径:口服补液是最简便、经济、安全,又符合生理的补液途径,ORS在我国经多年临床应用,已证明对绝大多数腹泻轻至中度脱水有良好效果。20世纪90年代多个国家报道用减渗ORS(RO-ORS)治疗腹泻脱水,疗效与标准ORS相同。2002年WHO也已采纳此方案,并推荐临床应用。我国于2007年报道采用减渗ORS对照观察对脱水的疗效,结果与国外报道相同。2006年国外报道用RO-ORS治疗5328例腹泻脱水病人,只有0.05％病人发生低钠血症,并不比以往采用标准ORS(0.1％)高。

用ORS或RO-ORS补充累积损失液量,同样需根据脱水程度,少量多次喂服,轻度脱水约按50ml/kg,在4小时内喂入,中度脱水按60～90ml/kg在6小时左右喂人。有人采用鼻胃管滴入胃内,认为安全有效适用于经口喂服有困难的患儿。重度脱水、呕吐频繁、意识障碍、新生儿一般不宜采用口服补液。但近年有人用RO-ORS治疗新生儿及2个月以下的腹泻脱水患儿也取得较满意效果。

胃肠外输液,以静脉输液效率最高,临床最常采用。其缺点足输入液量及电解质不能受病人渴感调节,因此输入液体必须经严格计算,无计划的输液,常会造成新的水、电解质紊乱,有一定危险性。灌肠输液、皮下输液效率低,已被淘汰。骨髓腔或腹膜腔输液虽能较快被吸收,但操作复杂,易于引起感染,不宜常规采用。

(3)密切观察、记录病情:输液过程中应密切观察、记录患儿恢复情况,包括每天测体重,随时记录出入量,观察各种症状、体征恢复情况及有无合并症发生,如腹胀等低钾表现。必要时测尿比重,血钾、钠、氯及尿素氮、肌酐等。每数小时应评估一次病情,以便必要时随时调整输液计划。

4.防止再发生新的脱水及电解质紊乱

(1)体液继续丢失的补充:患儿开始补液后,大多数仍继续有不同程度的体液异常丢失,如腹泻、呕吐,这部分丢失如不给予及时补充,又会发生新的脱水、电解质紊乱。补充继续丢失的原则是异常丢失多少及时补充多少。但腹泻丢失量实际不易收集测量,一般可按每天 10～40ml/kg 估计,用 1/3～1/2 张电解质液补充,可及时加入补充累积损失的液体或生理维持液中补给,也可用口服补液盐补充。

(2)体液生理需要的维持:正常人体不断通过皮肤蒸发、出汗、呼吸、排尿及正常粪便丢失一定量的水及电解质。这些丢失需及时补充,称为体液的生理需要。机体的生理需要与代谢热卡相关。

机体每代谢 100kcal(418.4kJ)热卡约需水 150ml。由于食物代谢或组织消耗内生水约 20ml/100kcal,故实际需外源补充水可按 120～150ml/100kcal 估计,最低也不能低于 100～120ml/100kcal。环境温度、湿度、对流条件改变或机体情况变化,如体温升高、呼吸增快等均可影响上述生理需要量。例如体温高于 37℃,每超过 1℃需增加生理需要液量 12%,多汗增加 10～25ml/100kcal。

每日电解质的生理需要:Na^+ 3mmol/100kcal,K^+ 为 2mmol/100kcal,Cl^- 5mmol/100kcal;生理维持液即按此设计,每升含 Na^+ 30mmol,K^+ 20mmol,Cl^- 50mmol。用此液体只要满足生理液量需要,即可满足电解质的生理需要。

患儿饮食不足需进行液体疗法时,所需热卡可按基础代谢计算,即每日 1000kcal/m² 体表面积计算(1kcal＝4.18kJ),按上述每消耗 100kcal 热卡需水 120～150ml 计算,则每日需生理维持液 1200～1500ml/m²,至少 1000～1200 ml/m²。儿科习惯用体重 kg 来计算液量,生理维持液量可按婴儿每日 70～90 ml/kg,幼儿 60～70ml/kg,儿童 50～60ml/kg 计算。静脉输入液量也可通过调整输液速度加以控制,每小时输入速度婴儿为 3ml/kg,幼儿为 2.5ml/kg,儿童 2ml/kg 左右为宜。

患儿如能部分进饮食,进食液量需从生理需要量中扣除。如已能基本正常进饮食,则无需再补充生理需要。

(三)腹泻病的营养疗法

腹泻病是一种多病因、多因素引起的儿科常见病。病程不超 12 周者为急性腹泻,持续 2 周以上为迁延性腹泻,2 个月以上则为慢性腹泻。国外将腹泻持续 2 周以上称为慢性腹泻。慢性腹泻病多由急性腹泻迁延不愈而引起吸收不良、营养不良、反复继发感染的临床综合征,多见于 5 岁以下儿童。因腹泻易引起消化吸收不良而导致营养不良、免疫功能低下。营养不良反过来又加重腹泻,而形成恶性循环状态,严重影响患儿体格与智力发育,是小儿腹泻病致死的重要原因。研究表明,小肠黏膜结构和功能持续损害及正常修复机制受损是小儿腹泻迁延不愈的重要原因。肠道营养有利于肠黏膜损伤的修复和肠功能的恢复,而禁食和长期肠道外营养对机体不利。因此,如何采取有效的营养支持疗法对于缩短腹泻病程、避免患儿营养不良及生长发育障碍、降低腹泻患儿的病死率具有重要意义。

1.肠道消化与营养物质吸收

(1)小肠解剖和生理因素:小肠是消化和吸收的主要部位。小肠黏膜刷状缘上具有许多消化物质不可缺少的酶类,使营养物质能充分地被消化;同时,食糜在小肠内停留时间较长(3~8小时),小肠吸收面积巨大,加上小肠的蠕动和绒毛的运动,都使营养物质能与黏膜面保持密切的接触,为小肠黏膜充分吸收各种营养物质创造有利条件。

(2)消化和吸收的三个时期

1)腔内期:营养物质经肠腔内消化酶的作用,使其理化性状变为准备吸收的状态。即指释放入十二指肠的胰酶对脂肪和蛋白质的水解以及脂肪被胆盐溶解。

2)黏膜期:被部分消化的营养物质进一步在上皮细胞刷状缘水解、吸收到肠上皮细胞和准备运送出固有膜。包括:①刷状缘双糖酶对糖的水解;②单糖、脂肪酸、单酰甘油、小肽和氨基酸的上皮细胞转运;③三酰甘油和胆固醇在上皮细胞内形成乳糜微粒。

3)运送期:已吸收的营养物质从固有膜经淋巴或门静脉血流运送到体循环。

这三个时期中任何一个环节受干扰都可引起一种或多种营养物质的消化和吸收不良。

(3)三种主要营养物质的消化和吸收过程

1)脂肪的消化和吸收:食物中的脂肪主要为长链三酰甘油,吸收部位主要在小肠上段,其消化吸收必须有胆盐、胰酶的协同作用。胆盐使食物中的脂肪乳化成微胶粒,使其与小肠黏膜的接触面大大增加,同时促进胰脂肪酶的分泌。胰脂肪酶将长链三酰某油分解为脂肪酸和单酰甘油,其产物少量直接经门静脉吸收,大部分进入肠黏膜细胞再酯化成三酰甘油。再酯化的三酰甘油与胆固醇、磷脂、β脂蛋白结合,形成乳糜微粒经由肠淋巴管吸收。中链三酰甘油水解速度快,不需要再酯化,而且在缺乏胆盐和胰酶时也能吸收。

2)糖的消化与吸收:食物中的糖,在成年人主要为淀粉,在婴儿主要为乳糖。淀粉为多糖,需先经淀粉酶分解为寡糖或双糖。乳糖为双糖,需经位于肠黏膜上的双糖酶将其分解为单糖而转运吸收。正常情况下,摄入的糖几乎全部在小肠内吸收。

3)蛋白质的消化与吸收:胃蛋白酶可使食物中的蛋白质分解为䏽,但蛋白质的消化吸收主要在小肠内进行。小肠中的肠激酶能使胰蛋白酶原激活为胰蛋白酶,后者与糜蛋白酶、弹力蛋白酶一起使䏽分解为短链的肽类,然后在胰羟肽酶作用下进一步水解为小肽(二肽、三肽)和中性氨基酸,再经肠黏膜刷状缘肽酶水解为游离氨基酸经门静脉吸收。

正常情况下,当食糜到达小肠末端时,氨基酸一般都已被吸收。

2.腹泻时肠道病理生理改变　腹泻引起消化吸收不良的原因可简单分成两类:①肠腔内因素,如胰腺分泌和胆汁分泌;②黏膜因素,如黏膜转运和分泌功能、黏膜完整性、黏膜面积和结构。前者主要与消化过程有关,而后者与消化和营养物质的跨膜转运有关。许多情况下两种因素常同时并存。其病理生理机制有以下几点。

(1)肠黏膜结构受损:腹泻可引起肠黏膜结构受损,如肠细胞溢出、脱落增加、隐窝上皮细胞更新加速,黏膜再生时间不足,使绒毛萎缩。慢性腹泻的病理变化有:电镜显示绒毛萎缩呈嵴状、脑回状,严重者为扁平状,表面坏死或微小溃疡;小肠细胞浆溢出增加,呈胞状或囊泡状;由于胞质溢出,失去与邻近细胞的联系而被排出,使细胞脱落增加;上皮细胞表面微绒毛改变及糖萼的丢失,使微绒毛暴露、缩短、破损、稀疏及排列紊乱;未成熟上皮细胞增加,呈柱状,微绒毛稀少及糖萼减少,胞质内大量游离核糖体,内质网减少、发育不全,细胞核相对减少;细胞器的病变有溶酶体(多管体、自噬体)和线粒体增多、肿胀,以及内质网肿胀,游离糖体增加,有的可见空泡变性。

(2)肠黏膜功能受损:由于绒毛萎缩,酶活性降低、肠道有效吸收面积减少、黏膜转运能力下降,营养物质消化吸收、分泌能力受损而导致吸收不良;同时肠道黏膜屏障功能受损、免疫力低下,使病情迁延;各种胃肠激素(如促胃液素、胰多肽、胆囊收缩素等)产生减少,致黏膜营养作用降低;腹泻导致大量蛋白质及其他营养物质丢失,使营养不良状态持续,黏膜生长恢复不良;蛋白质不足引起继发性胰腺功能不良;细菌过度生长,尤其十二指肠内厌氧菌和酵母菌过度繁殖,大量细菌对胆酸的降解,使游离胆酸浓度大为增加,损害小肠细胞,同时也阻碍脂肪微粒形成。

(3)免疫系统改变:细胞免疫功能低下,分泌型抗体、吞噬细胞功能和补体水平均降低,因此增加了对病原和食物蛋白抗原的敏感性。另外,由于肠吸收不良可降低微量元素铁、锌、硒的吸收和生物活性,而使 T 淋巴细胞功能受抑制,同时导致维生素 A 和维生素 D 摄入不足及吸收障碍,进一步使免疫功能减弱,造成病情迁延不愈或反复感染。

(4)腹泻与营养不良互为因果形成恶性循环:腹泻常因为呕吐、厌食,使营养素摄入不足,同时吸收减少、丢失增加。由于营养素缺乏,使胃黏膜萎缩,胃液酸度降低,使胃杀菌屏障作用明显减弱;胃液和十二指肠液中的细菌和酵母菌大量繁殖,十二指肠和空肠黏膜变薄,肠绒毛萎缩、变性,细胞脱落增加,双糖酶尤其是乳糖酶活性及刷状缘肽酶活性降低,以致对糖不耐受,加上小肠吸收面积减少,引起各种营养物质的消化吸收不良。

肠腔内营养物质可通过直接和(或)间接的效应而发挥作用。①维持肠黏膜结构和功能完整性;②增加肠道血流量;③促进肠道吸收功能;④增强肠黏膜屏障功能;⑤改善肠道运动功能;⑥引起多种胃肠激素释放;⑦减少细菌及内毒素易位。这对于肠黏膜的修复和肠功能的恢复具有重要的作用。

3.营养治疗　营养治疗的首要原则是继续摄取合适的营养素以维持正常的生长与发育,其主要内容:①在饮食中暂时减少动物奶(或乳糖)的量,少量多餐;②为促使受损肠黏膜修复和改善营养状况,供给足够能量、蛋白质、维生素和矿物质;③避免给予加重腹泻的食物或饮料;④在恢复期保证小儿食物的摄入足以纠正营养不良;⑤监测体重、身高变化,及时评估营养状况。营养治疗可分为饮食治疗、肠道内营养和肠道外营养三大类。

(1)饮食治疗:继续喂养对肠黏膜损伤的修复、肠功能和胰腺功能的恢复等是必要的治疗措施。尽早给予胃肠道喂哺,有助于小肠绒毛形态学改善、双糖酶活力的恢复。对慢性腹泻患儿,适当增加膳食中的脂肪,有利于病情的改善,因为脂肪能供给充足的能量,而且通过胃肠道激素的作用,抑制了肠的蠕动和排空。要是患儿的脂肪摄入受到严格限制,不妨把脂肪摄入量提升到占每天总热量的40%。

1)继续母乳喂养。

2)人工喂养儿应调整饮食,小于6个月婴幼儿用牛奶加等量米汤或水稀释,或用发酵奶(酸奶),也可用奶一谷类混合物,每日6次,以保证足够热量。大于6个月婴儿可用已习惯的平常饮食,如选用加有少量熟植物油、蔬菜、鱼末或肉末的稠粥,面条等,由少到多,由稀到稠。

3)双糖不耐受:由于有原发性或继发性双糖酶缺乏,食用含双糖(包括蔗糖、乳糖、麦芽糖)的饮食可使腹泻加重,其中以乳糖小耐受最多见,治疗宜采用去双糖饮食,可采用豆浆(每100ml鲜豆浆加5~10g葡萄糖)、酸奶或去乳糖配方奶粉。

4)过敏性腹泻:在应用无双糖饮食后腹泻仍不改善时,需考虑对蛋白质过敏(如对牛奶或大豆蛋白过敏)的可能性,应改用其他种类含蛋白饮食,或要素饮食。

(2)肠道内营养:肠道内营养(EN)疗法是经胃肠道采用口服或管饲来提供营养基质及其他各种营养素的临床营养支持方法。EN必须经过肠道来完成,营养液中的各种营养成分,只有经小肠吸收后才能被机体利用,产生营养效果。对肠道具有明显保护作用的营养素主要有谷氨酰胺、精氨酸、ω-3多聚不饱和脂肪酸、核糖核酸、食物纤维及短链脂肪酸等,这些物质对维持胃肠道黏膜的正常功能、防止细菌易位、提高机体免疫功能及调节机体代谢反应具有重要意义。

1)要素饮食(ED):是由氨基酸或水解蛋白葡萄糖、中链三酰甘油、多种维生素和微量元素组合而成,即使在严重肠黏膜损害和胰消化酶、胆盐缺乏情况下仍能吸收与耐受因此是最理想的肠内营养饮食。EN简单易行,价格便宜,符合人体生理状态,是肠黏膜损伤者最理想的食物。要素饮食有多种,根据蛋白质、糖、脂肪来源,结合患儿的状况不同而选用。应用浓度与用量均就患儿临床状态而定,宜少量多次摄入或连续滴注,以防止发生胃潴留。当腹泻停止,体重增加,可逐步恢复普通饮食。也可鼻胃管滴喂要素饮食3~4周。

无条件的地方,可自制要素饮食(MD)。以鸡肉为蛋白质来源,玉米面与蔗糖(约1:1)为糖来源,以50%葵花油为脂肪来源。玉米面加水700ml,搅拌煮沸混匀后再煮5min。1份葵花油加1份水加乳化剂混匀制成50%葵花油。煮烂的鸡肉糜加蔗糖、50%葵花油、玉米面,加水至1000ml,再搅拌煮沸5min。再加入各种电解质、矿物质,灭菌后分装冰箱保存。100ml中各种物质的量相应为:10g鸡肉、7ml 50%葵花油、5g蔗糖、6g玉米面。开始服用时适当稀释(1/2~2/3),耐受后慢慢提高浓度。

2)EN疗法的禁忌证:①严重的应激状态,如麻痹性肠梗阻、上消化道出血、难治性呕吐、水电解质紊乱、腹膜炎;②空肠瘘患者;③小肠广泛切除后,严重吸收不良综合征及体质衰弱患者。

3)EN疗法的并发症:①液体入量过多,特别是同时使用静脉输液时;②高血糖症;③氮质血症,由于蛋白质摄入过多;④给生素K缺乏症;⑤呕吐和腹泻引起电解质紊乱;⑥喂养管误入呼吸道而造成气胸、纵隔气肿、肺炎、肺脓肿,喂养管移位引起肠穿孔、腹膜炎等;⑦配方饮食的营养素不足导致体质量不增和营养缺乏症。多数并发症是可避免的,关键是正确选择喂养途径和配方膳食。

(3)肠道外营养:少数严重腹泻病例口服营养物质不能耐受,可采用静脉营养,又称为肠道外营养(PN)。PN也适用于坏死性小肠结肠炎、假膜性肠炎、严重的难治性腹泻等。静脉营养对提高危重患儿救治成功率和小儿生存质量确有显著作用。

1)常用的静脉用营养制剂

①氨基酸:是蛋白质基本单位,小儿用氨基酸制剂增加了支链氨基酸、酪氨酸、半胱氨酸、牛磺酸和精氨酸,减少了蛋氨酸和笨丙氨酸;高氨基酸血症和高氮质血症时禁用。复方结晶氨基酸用量:新生儿及婴儿从0.5g/(kg·d),小剂量开始,递

增至 2.5～3g/(kg・d)，年长儿 1.5～2g/(kg・d)。

②10%脂肪乳剂：是具有较少容积的等张液，可供给人体所需要的大量能源；脂肪代谢严重障碍和脂肪运输失常者禁用，血小板减少、肝肾功能不全及严重感染时慎用。用量：1～2g/(kg・d)，第 3 天起可增至 2～4g/(kg・d)，最大量不超过 4g/(kg・d)。

③糖：葡萄糖是非脂肪热能的主要来源，也是引起渗透作用的主要因素；从周围静脉输注浓度超过 10% 能引起静脉炎。用量：葡萄糖 12～15g/(kg・d)，一般占总能量 45%～50%。

④维生素和微量元素：微量元素铁、锌、硒及维生素 A、D 和 B 族等是必需的。

液体量 120～150ml/(kg・d)，热量 209.3～376.8J/(kg・d)。通过外周静脉 24 小时均匀输入，症状好转后改口服。配制方法是先将电解质（不包括磷制剂）、维生素、微量元素加入葡萄糖溶液后装入营养袋，然后加入氨基酸，最后加入脂肪乳，边加边混匀。

2)PN 的并发症：小儿 PN 的并发症较成年人更为严重和广泛，特别是未成熟儿和新生儿，主要是与插管和代谢有关。①感染，如败血症、液气胸、血栓形成、静脉炎、灶性心内膜炎；②周围水肿和肺水肿；③大量葡萄糖引起肝脏脂肪浸润、糖尿、渗透性利尿、脱水、电解质失衡；④过量氨基酸导致氮质血症；⑤严重感染患儿及未成熟儿滴注脂肪乳后，易发生脂肪超载综合征；⑥可发生叶酸缺乏、血小板减少、中性粒细胞减少。随着静脉营养技术的更新和营养液配制的改进，静脉营养的并发症必将进一步减少。

(4)EN 和 PN 疗法的联合应用：长期 PN 患者予小量 EN，可提供必要的肠内刺激、保护肠屏障功能、减少细胞因子释放、维持肌肉体积、改善氮平衡。PN 期间辅以少量 EN，能使 PN 更加完善，减少许多并发症，EN 的量即使很少也是非常有益的。EN 同时加用 PN，以补充 EN 所不能提供的营养素量。一般利用周围静脉 PN 即可，待 EN 能提供足够营养素时，停用 PN。对于危重患者，EN 和 PN 一样可提供足够营养素，使患者获得正氮平衡。

（万忆春）

第三节　急性肝功能衰竭

急性肝功能衰竭（AHF）是由多种原因引起的急性、大量肝细胞坏死，或肝细胞内细胞器严重功能障碍，致短期内进展至肝性脑病的一种综合征。AHF 不仅是肝脏本身器官的严重病变,同时机体可发生肝性脑病、微循环障碍、内毒素血症、凝血功能障碍、肾功能衰竭等多方面的病理生理变化,具有病情危重、发展迅速、病死率高等特点,对本病加强监护、早期诊治、控制病情变化、积极防治并发症,是提高存活率的关键。

一、诊断

(一)病史

小儿 AHF 常见的病因有:①病毒感染,如甲型、乙型、丙型、丁型和戊型肝炎病毒引起的重症肝炎。其他病毒有单纯疱疹病毒、巨细胞病毒、柯萨奇病毒等。②中毒,包括对乙酰氨基酚(扑热息痛)、异烟肼、利福平、四环素等药物,毒蕈等食物,以及四氯化碳等化学物质中毒。③代谢异常,如肝豆状核变性、半乳糖血症、酪氨酸血症、Ⅳ型糖原贮积症等。④肝缺血缺氧,如急性循环衰竭、败血症引起休克等。⑤其他,如 Reye 综合征等。

(二)临床表现

1.黄疸 黄疸出现后于短期内进行性加深是一特点,但 AHF 发生于 Reye 综合征时,则大多无黄疸存在。

2.消化道症状 如食欲低下,频繁恶心、呃逆或呕吐,明显腹胀和腹水。

3.精神神经症状 即肝性脑病征象。早期有性格行为异常,短期内可进展为嗜睡、烦躁和谵妄,重者昏迷、抽搐及出现锥体束损害体征。扑翼样震颤是肝性脑病具有的特征性表现之一,但在儿童中不常见到。成人肝性脑病症状分为 4 级,而小儿 AHF 进展极快,故一般根据昏迷出现的情况分为早期肝性脑病、肝性脑病(肝昏迷)及晚期肝性脑病。

4.肝臭与肝脏缩小 肝臭是体内由于含硫氨基酸在肠道经细菌分解生成硫醇,不能被肝脏代谢而从呼气中排出所致。肝脏进行性缩小提示肝细胞已呈广泛溶解坏死。

5.并发症 可有脑水肿、出血,肝肾综合征,低血压、心律失常,低氧血症,肺水肿,低血糖,水、电解质和酸碱紊乱,以及继发性感染等。AHF 时肝外并发症可促进 AHF 的进展,并成为 AHF 的主要致死因素。

(三)辅助检查

1.肝功能检查 血清总胆红素一般在 $171.0\mu mol/L$ 以上,以直接胆红素升高为主。血清转氨酶活性随总胆红素明显升高,若病情加重,反而降低,呈现"胆酶分离"现象。

2.血清白蛋白及血胆固醇下降　血尿素氮及肌酐增高,血糖降低或正常,可出现代谢性酸中毒、碱中毒以及低钾、低钠血症等。

3.凝血功能检查　凝血酶原时间延长,凝血酶原活动度<40%,血浆纤维蛋白原降低等。

4.血氨增高　但较成人少见。

5.病原学检查　如检测血清病毒性肝炎相关抗原或抗体,有助于病毒性肝炎的病因诊断。

6.B型超声检查　可监测肝、脾、胆囊、胆管等器官大小及有无腹水等。

7.CT检查　可观察肝脏的大小改变。

二、治疗

治疗原则:维持重要器官功能直至肝再生;维持营养,抑制肝细胞坏死和促进肝细胞再生;防治脑水肿、出血等各种并发症。

(一)支持疗法

注意绝对卧床休息。AHF患儿必须限制脂肪摄入、减少蛋白质供给,但又得提供足够的热量,一般为每日提供热量为125.5~167.4kJ/kg(30~40kcal/kg)。饮食可给予米汤或藕粉等碳水化合物。昏迷者鼻饲高渗葡萄糖液,或静脉滴注10%~15%葡萄糖液。对于难以通过胃肠道提供足够热量者,可采取全胃肠外营养。同时适量给予维生素,如维生素B族、维生素C、维生素K等。酌情每日或隔日静脉滴注新鲜血、血浆及白蛋白,不仅可补充白蛋白,促进肝细胞再生,还可提高免疫功能,防止继发感染的发生。

(二)促进肝细胞再生

1.促肝细胞生长素　本品是从新鲜乳猪肝脏中提取的一种小分子量多肽物质,其作用机制为:刺激肝细胞DNA合成,促进肝细胞再生;保护肝细胞膜;增强肝脏细胞功能,提高清除内毒素的能力;抑制肿瘤坏死因子(TNF)活性的诱生;对T细胞及自然杀伤细胞有免疫促进作用;抗肝纤维化。目前国内已广泛推广应用,用法:20~100μg加入10%葡萄糖液100~200ml静脉滴注,每日1次,疗程视病情而定,一般为1个月。

2.胰高血糖素-胰岛素　两者共同作用是防止肝细胞继续坏死和促进肝细胞再生,并有改善高血氨症和降低芳香氨基酸的作用。用法:胰高血糖素0.2~0.8mg,胰岛素2~8U,加入10%葡萄糖液100~200ml中静脉滴注,每日1~2次(亦可按4g葡萄糖给予1U胰岛素,0.1mg胰高血糖素计算),疗程一般为10~14天。

3.人血白蛋白或血浆   AHF 肝脏合成白蛋白的功能发生障碍,输入白蛋白,能促进肝细胞再生,并能提高血浆胶体渗透压,纠正低蛋白血症,防止或减轻腹水与脑水肿,还可结合未结合的胆红素,减轻高胆红素血症。输入新鲜血浆能提高血清调理素水平,调节微循环,补充凝血因子,促进肝细胞再生。用法:白蛋白每次 0.5～1.0g/kg,血浆每次 50～100ml,两者交替输入,每日或隔日 1 次。

(三)改善微循环

1.前列腺素   可抑制血栓素合成,扩张血管,抑制血小板聚集,改善微循环,增加肝血流量;还可抑制 TNF 释放,保护肝细胞膜及细胞器,防止肝细胞坏死。用法:50～150μg 溶于 10%葡萄糖液 100～200ml 中缓慢静脉滴注,每日 1 次,疗程 2 周。

2.山莨菪碱(654-2)   能阻滞 α 受体,兴奋 β 受体,调节 cAMP/cGMP 比值而调整免疫功能,解除平滑肌痉挛,扩张微血管,改善微循环,从而减轻肝缺血及免疫损伤,阻滞肝细胞坏死。用法:每次 0.5～1.0mg/kg,静脉注射,每日 2 次,7～21 天为 1 个疗程。

(四)并发症的处理

1.防治肝性脑病

(1)饮食:食物中的蛋白质是肠道细菌产氨及其他含氮毒物的主要来源,蛋白质在肠道中经细菌分解产生氨和其他含氮毒物,从而诱发和加重肝性脑病,故宜限制饮食中蛋白质摄入量。

(2)清洁肠道以减少氨的产生和吸收:①口服新霉素、头孢菌素类抗生素或甲硝唑抑制肠道内细菌,以减少氨的产生;②应用生理盐水做清洁灌肠,然后用食醋 15～20ml 加生理盐水 50～100ml 保留灌肠,使肠道保持酸性环境,从而减少氨的吸入;③应用乳果糖 1～1.5g/(kg·d),分 3 次口服或鼻饲,也可配成液体保留灌肠,乳果糖在小肠内不吸收,至结肠经细菌作用分解为乳酸和醋酸,使肠道酸化以阻碍氨的吸收,并能抑制肠道某些细菌,而减少蛋白质分解。

(3)降低血氨:过去常用谷氨酸钠、谷氨酸钾、精氨酸等去氨药物,但精氨酸对严重肝功能障碍者效果并不明显,已较少应用。目前常用 10%的门冬氨酸钾镁溶液 10～20ml,加入葡萄糖液中静脉滴注,每日 1～2 次。该药在鸟氨酸循环中与氨结合形成天冬酰胺,转运至肾脏进行脱氨,此降氨作用较谷氨酸等为优。

(4)调整氨基酸代谢失衡:血浆和脑脊液中支链氨基酸减少与芳香族氨基酸增加,是肝性脑病的发病因素之一。现今临床常用六合氨基酸 50～100ml/d,可用 10%葡萄糖液 50～100ml 稀释后缓慢静脉滴注,每日 1～2 次,疗程 14～21d。

(5)恢复正常神经传导介质:在肝性脑病时,可能是因神经系统的神经传导介质多巴胺的缺少所致,而应用左旋多巴可通过血脑屏障进入脑内,经多巴胺脱羧作用形成多巴胺,可取代羟苯乙醇胺等假性神经传导介质,对肝昏迷有较好疗效。用法:左旋多巴口服或鼻饲剂量为每次 0.125~0.5g,每日 3~4 次;静脉剂量为每次 5~10mg/kg,每日 1~2 次,加入葡萄糖液中滴注。

(6)其他:近有氟马西尼、苯甲酸钠、苯乙酸钠、醋酸锌等应用于肝性脑病的治疗,需待进一步积累临床经验。

2.防治脑水肿　应严格限制输入液量,维持体内水的负平衡。有脑水肿时,应及时采用高渗脱水剂降低颅内压,如 20%甘露醇静脉推注,每次 1~2g/kg,4~6h 1 次。

3.防治出血

(1)补充凝血物质,可输入新鲜血及血浆,应用维生素 K110mg 肌内注射或静脉滴注、每日 1~2 次。

(2)DIC 的治疗:有 DIC 时应及早予以肝素抗凝治疗,每次采用 125U/kg,每日 1~2 次,直至出血被控制。近年来认识到肝素的抗凝作用需要血浆辅助因子抗凝血酶Ⅲ(AT-Ⅲ)的参与。AHF 时,AT-Ⅲ往往缺乏,因此应用肝素时,主张同时应用 AT-Ⅲ,剂量为 30U/(kg·d)静脉输入。

(3)对症止血:如消化道出血者可应用奥美拉唑、凝血酶、奥曲肽等针对性治疗。

4.防治肾功能衰竭　应去除低血钾、出血、感染等诱因,防止血容量不足,避免应用肾毒性药物。一旦发生急性肾功能衰竭,则应严格控制液体入量,酌情考虑血液透析或腹膜透析治疗。

5.控制感染　AHF 患儿由于免疫功能低下,极易继发各种感染,除严密隔离、室内定时消毒外,发现感染征象时,应早期选用抗生素治疗,应避免使用损害肝、肾的抗生素,一般多采用青霉素类、头孢菌素类、氟喹诺酮类。但头孢哌酮可干扰肝脏凝血酶原合成,可加重出血倾向,故不宜采用。真菌感染可因霉菌种类和感染部位不同,选用制霉菌素、氟胞嘧啶和氟康唑等。

6.纠正水、电解质及酸碱失衡　AHF 患儿每日进液量以体表面积计算应控制在 1200ml/m² 。有脑水肿时,最好使患儿处于轻度脱水状态,并根据肾功能和周围循环状况予以调整,患儿体内血醛固酮由于不能补肝脏代谢而升高,有时抗利尿激素也增高,加上患儿伴低蛋白血症,因此常有水潴留、低钠血症。低钠血症的治疗主要采取限制水的摄入,如每日给水限制在 800~1000ml/m² ,直至血钠维持在

130mmol/L 以上。如血钠低于 120mmol/L，出现神志障碍、惊厥时，可用 3% 氯化钠 6～12ml/kg 静脉注射 1 次，以提高血钠 5～10mmol/L。开始治疗时还应补钾，因为 AHF 时，体内产生醛固酮增加，且肝细胞坏死，钾丢失较多，但要注意肾功能情况，当并发肾功能衰竭时，反而会形成高钾血症。

AHF 早期，常因呼吸中枢受刺激而发生通气过度，引起呼吸性碱中毒，一般不需特殊处理。低氯、低钾等亦可致代谢性碱中毒，此时体内产氨增多，并使氨易于进入脑内，使肝昏迷加重，治疗时除注意钾、氯的补充，可采用精氨酸治疗。AHF 晚期亦可发生代谢性酸中毒，主要由于糖代谢紊乱引起高乳酸血症所致。治疗上可给予小量胰岛素，每次 2～4U，同输入 5%～10% 葡萄糖液，常可收效。

（五）其他治疗

1.人工肝支持系统（ALSS） 应用 ALSS，旨在清除血中毒性物质，争取延长其生存时间，让残存的肝细胞迅速再生，逐渐代偿丧失的肝功能，最终达到恢复。目前 ALSS 有血液透析、血液灌流、离体肝灌流、血浆分离、全身清洗疗法等几种方法，但由于 AHF 的发病机制很复杂，ALSS 与理想的人工肝还存在很大的差距，并且其方法和设备复杂，国内目前尚难开展。

2.肝脏移植 适应证为：①年龄<11 岁；②重症的乙型肝炎、非甲非乙型肝炎，或药物性肝炎；③肝性脑病深度昏迷>7 天；④血清总胆红素>300μmol/L；⑤凝血酶原时间>50s。有以上 5 项中的 3 项者，或凝血酶原时间>100s 者，无论其肝昏迷程度如何，均适应做肝移植。我国因经济和技术等方面限制，小儿肝移植应积极创造条件开展。

（万忆春）

第六章　　泌尿系统疾病

第一节　感染后肾小球肾炎

　　急性肾小球肾炎是不同病因所致的感染后免疫反应引起的一种急性弥漫性肾小球炎性病变。感染介导的循环中抗原抗体免疫复合物沉积在肾小球基膜上,进而激活补体产生免疫病理损伤而致病。因此,急性肾小球肾炎称作感染后肾小球肾炎更为合适。急性肾小球肾炎是小儿时期最常见的一种肾脏疾病,任何年龄均可发病,5~14岁多发,2岁以下较少,男女比例2∶1。急性起病,以水肿、血尿、高血压为主症。常伴肾小球滤过率降低,重症表现少尿,甚至无尿。目前临床上所指的感染后肾小球肾炎多指链球菌感染后急性肾小球肾炎,而其他细菌、病毒及寄生虫感染亦可引起肾炎的发生,且越来越引起人们的关注。

一、病因

(一)细菌感染

　　1.链球菌感染　近年国内外流行病学资料表明其发病有下降趋势,但急性链球菌感染后肾小球肾炎仍然是小儿最常见的肾小球肾炎类型。已明确 APSGN 与 A 组乙型溶血性链球菌感染有关,包括 M 型 1、2、4、12、18、25、49、55、57 和 60。致肾炎菌株感染致肾炎的危险性取决于感染的部位,如 1、4、18、25、49、60 型与呼吸道感染后急性肾炎有关;而 2、49、55、57、60 型则与脓皮病后急性肾炎关系密切,特别是 12 及 49 型最为多见。前驱感染常见为猩红热、上呼吸道感染、脓皮病等皮肤感染。呼吸道及皮肤链球菌感染均可引起肾炎,但两者在细菌型别、发病季节、年龄、性别、间歇期长短及机体免疫反应等方面均有所不同。如我国北方地区呼吸道感染引发者占 70%,脓皮病引发者占 14.9%,而南方地区分别为 61.2% 和 23%~29.9%,多数报告以呼吸道感染为最多见。上感后发病者,约 90% 患者的抗链球菌溶血素"O"滴定度(ASO)升高,而在皮肤感染后仅约半数升高。7~14 天前 β 溶血性链球菌 A 组前驱感染史支持肾炎的诊断。链球菌感染可通过抗链球菌溶血素

"O"滴度升高及链球菌酶抗体滴度增加来证实。另外，也曾有 C 组和 G 组链球菌感染引起肾炎的报道。

2.其他细菌感染 其他细菌感染也可引起与链球菌感染相似的肾小球损伤。感染性心内膜炎在抗生素被大量使用以前，有 50%～80% 的患者会并发肾小球肾炎。随着预防性抗生素的使用及静脉用药的增加，其发病率已明显下降。目前金葡菌已替代草绿色链球菌成为首要致病原，尚有凝固酶阴性的葡萄球菌、革兰阴性杆菌；分流性肾炎如脑室分流术、LeVeen 等分流术后可并发肾小球肾炎；内脏感染如腹腔、肺、后腹膜感染，麻风、结核等都可并发肾小球肾炎。

（二）支原体感染

儿童肺炎支原体感染日益增多，可造成多系统器官受累，部分报道显示急性肺炎支原体相关性肾炎占同期住院急性肾小球肾炎的 20%～30%，超过同期链球菌感染后肾小球肾炎。

（三）病毒感染

1.肝炎病毒相关性肾小球肾炎 近年来，肝炎病毒感染在肾小球肾炎发病机制中的地位受到人们普遍关注。目前认为，HBV 或 HCV 感染可与多种病理类型的肾小球肾炎相关。

2.HIV 相关性肾病 随着 HIV 并发机会感染的治疗措施的改进，HIV 患者的生存期得以延长，而 HIV 相关肾病的地位则日益突出。据美国 1999 年的统计发现，有 14% 的黑人和 6% 的白人 HIV 患者伴肾脏病变。

3.其他病毒 如腺病毒、EB 病毒、流感病毒、疱疹病毒等都有报道。

（四）寄生虫感染

疟疾如间日疟、恶性疟、三日疟和卵形疟，其中引起肾脏病变的主要为三日疟和恶性疟，前者以蛋白尿为主要表现，后者可表现为血尿、蛋白尿、脓尿等。血吸虫病病原体如曼森血吸虫及黑热病病原体如利什曼原虫均可引起肾脏病变；其他如锥虫病、丝虫病、旋毛虫病、弓形虫病、棘虫病等都可累及肾脏。因其发生率不高，报道很少。

二、发病机制

目前认为，链球菌致肾炎菌株在急性链球菌感染后肾小球肾炎发病中起关键作用，特殊抗原刺激机体产生相应抗体，形成抗原抗体免疫复合物，沉积在肾小球基膜，并激活补体，引起一系列免疫损伤和炎症。致肾炎链球菌抗原也可先植入肾小球毛细血管壁，尤其是内链球菌素为阳离子物质，可通过电荷反应与肾小球结构相结合而形成"种植抗原",与抗体作用而形成原位免疫复合物。所有致肾炎菌株均有共同的致肾炎抗原性,至于链球菌的哪些部分作为抗原引起机体的反应,目前尚无定论。

由于链球菌抗原与肾小球基膜糖蛋白之间有交叉抗原性,有作者认为少数病例可能属抗肾抗体型肾炎。另外,自身免疫及细胞介导免疫机制,可能在急性肾炎发病过程中起一定作用。即链球菌产生的神经氨酸酶影响于机体IgG的涎酸成分,这种改变后的IgG具有了抗原性,诱发机体产生抗IgG抗体,再进一步形成免疫复合物而致病。

其他感染支原体感染主要有三种假说:①肺炎支原体直接侵害肾脏导致肾实质的损害;②肺炎支原体抗原与肾小球存在着部分共同抗原,感染后产生的抗体与肾小球的自身抗原形成原位免疫复合物而导致肾损害,或者是由于支原体的毒素损害肾脏而使肾脏的一些隐蔽的抗原暴露或产生一些新的抗原引发自身免疫反应;③循环免疫复合物对肾脏的损害。还有人认为与细胞免疫功能紊乱有关。关于TB诱发NS曾有少量报道,其病理类型亦多种多样。

病毒感染后肾小球肾炎发生的可能机制包括:病毒对细胞的直接作用、触发自身免疫反应及免疫复合物的沉积等。

关于HBV感染对肾损害的致病作用已进行了不少研究,但其发病机制仍然不清。一般认为是由于血循环中的HBV抗原抗体复合物沉积于肾小球而致。近年来,随着分子生物学技术的应用,有学者发现肾组织存在HBV直接感染及复制的证据,因而对HBV在肾损害中的致病作用提出了新的观点:①HBV循环免疫复合物沉积:众所周知,HBV所表达的蛋白包括HBsAg,HBeAg和HBcAg等,这些抗原的致病作用和机体免疫状态密切相关。在慢性无症状携带者肾炎肾组织中已观察到乙型肝炎病毒抗原(HBAg)。HBcAg是循环免疫复合物的主要成分。HBV抗原在肾组织中的沉积部位除肾小球外,还常见于肾小管,主要位于肾小管上皮细胞的胞膜、基膜及Mil状缘等处。近年来研究发现HBeAg分子量小且带正电荷,即使与IgG结合,其相对分子质量也不超过$3×10^5$,恰恰符合引起膜性肾病的条件。通过单克隆抗体技术检测也证实HBeAg免疫复合物是HBV-GN肾小球内免疫复合物的主要成分,在HBV-GN发病中起的作用更大。目前认为沉积在肾组织的HBV抗原抗体免疫复合物主要来源于血循环,其循环免疫复合物被动滞留在肾小球,通过激活补体及细胞因子导致肾脏损害为HBV-GN的主要发病机制。②HBV直接感染肾脏细胞:HBV嗜肝性不十分严格,除肝脏外也可感染身体其他部位如肾、胰、皮肤、骨髓以及外周单核细胞(PBMC)等,在这些器官、组织和细胞中均存在 HBVDNA 用 PCR 技术能检出 HBV-GN 患者肾脏中存在表达 HBAg 的基因片段。原位杂交检测发现 HBVDNA 存在于肾小球上皮细胞和系膜细胞的细胞浆及细胞核内,同时也存在于肾小管上皮细胞的胞浆中,一些病例的肾间质中也同时存在,但主要存在于肾小管上皮细胞的胞浆中。目前发现 HBVDNA 在肾组织存在整合型及游离型两种形式。HBV 与逆转录病毒一样,在整合人细胞染色体以前,首先以游离型形式出现,游离型 HBVDNA 具有完整的 HBV 全基因组,可表达包括 HBsAg,HBcAg 在内的各种抗原,但整合型 HBVDNA 中部分基因可能保留或残缺,因而它可同时表达 HBsAg 和 HBcAg,或仅表达一种 HBAg,甚至不表达。肾组织中 HBcAg 阳性率与 HBVDNA 呈正相关,说明 HBcAg 可能为局部 HIVDNA 表达后的产物。HBcAg 阳性的肾组织中局部有 T 细胞浸润,提示 HBcAg 在 HBV-GN 中激发细胞免疫并参与肾脏病变。研究提示 HBV 在肾组织细胞内存在感染及原位复制,肾脏的损伤与其复制程度或表达的 HBAg 相关。③HBV 感染导致免疫功能失调:HBV 感染细胞后因宿主的免疫应答而引起病变,促使疾病发展,但不是所有的 HBV 感染都能引起相关性肾炎。研究提示 HBV-MGN 的发生可能与某些个体存在对乙型肝炎病毒的细胞免疫应答异常或其他因素有关。

三、病理

链球菌感染后肾炎急性期病理表现为弥漫性毛细血管内增生性肾小球肾炎。肉眼观察见:肾脏肿胀,较正常明显增大,被膜下组织光滑。

光镜下肾小球增大,细胞成分增多、血管襻肥大,内皮细胞肿胀,系膜细胞及系膜基质增生,毛细血管有不同程度的阻塞,此外常伴有渗出性炎症,可见中性粒细胞浸润。增生、渗出的程度不同:轻者仅有部分系膜细胞增生;重者内皮细胞也增生,并可部分甚至全部阻塞毛细血管襻;更重者形成新月体。

电镜检查于上皮细胞下见本病典型的驼峰改变(即上皮下有细颗粒的电子致密物沉积):驼峰一般于病后 6~8 周消失。此电子致密物也可沉积在系膜区,4~8 周后逐渐淡化而成为一透明区。如驼峰样沉积物多而不规则弥漫分布,并有中性粒细胞附于其上,称为"不典型驼峰",临床上常表现有大量持续性蛋白尿,预后不佳。

免疫荧光检查可见弥漫的呈颗粒状的沿毛细血管襻及系膜区的 IgG、C_3、备解素及纤维蛋白相关抗原沉着,C_3 沉着强度大于 IgG。偶见 IgM、IgA、C_{1q},C4 等轻微沉积。按免疫沉积物的分布,分为 3 种类型:星天型、系膜型、花环型。

上述急性期的增生和渗出性病变一般持续 1～2 个月,然后进入吸收期,电镜下的驼峰状电子致密物一般于发病后 8 周吸收。从连续肾活检的材料看毛细血管内增生可经过系膜增生、局灶增生、轻微病变等几个阶段才完全恢复正常。此期长短不一,个别于 10 年后仍有系膜增生的变化。少数迁延病例可发生肾小球硬化的改变。

其他如分流性肾炎病理上多表现为系膜增生性或膜增生性肾小球肾炎。腹腔、肺,后腹膜等内脏感染病理多表现为弥漫增生性或新月体性肾小球肾炎。麻风、结核等都可并发肾小球肾炎,其病理表现多种多样,包括微小病变、膜性、膜增生性、系膜增生性、新月体性、淀粉样变等。曼森血吸虫引起的肾脏病变可表现为系膜增生性、膜增生性、新月体性、FSGS、淀粉样变等。黑热病是由利什曼原虫所引起的病变,肾脏病理常表现为系膜增生性或局灶增生性肾小球肾炎。目前国内外学者认为 HBV 或 HCV 感染可与多种病理类型的肾小球肾炎相关,除原发性肾小球肾炎中的膜性肾病、膜增生性肾小球肾炎、系膜增生性肾小球肾炎、系膜毛细血管性肾炎外,IgA 肾病、狼疮性肾炎也被认为可能与肝炎病毒感染有关。儿童绝大多数为 MGN,较重的病变是 MPGN,病理组织学上,各类型的 HBV-GN 与相应类型的原发性肾小球肾炎表现十分相似。并有如下特征:①肾小球基膜增厚但钉突不明显;②PASM 染色示增厚的基膜呈链环状;③伴有轻度系膜增生;④不但有 C_3,IgG 沉积,还有 IgA 沉积。此外,免疫组织化学显示 HBV-GN 组 IgA、IgG 和 IgM 沉积明显多于 NHBV-GN 组。

电镜检查可见 HBV-GN 患者肾小球基膜不规则增厚、部分断裂,上皮细胞稍肿大,空泡变性、足突可融合,肾小球、上皮下、内皮下和肾小球系膜处可见颗粒状电子致密物沉积。

HIV-AV 最常见的病理改变为 FSGS,其他如微小病变、膜增生性、系膜增生性等也有报道。

病理生理 AGN 的病理改变使肾小球毛细血管管腔变窄,甚至闭塞,导致肾小球滤过面积减少,肾小球滤过率下降,因而对水和各种溶质的排泄减少。发生水、钠滞留,导致细胞外液容量扩张。临床上表现为少尿、水肿,循环充血、高血压,严重者可出现肺水肿、心力衰竭、氮质血症等。免疫损伤可致肾小球基膜断裂,血浆蛋白及红细胞、白细胞可通过肾小球毛细血管壁渗出到肾小囊内。临床上可出现血尿、蛋白尿、白细胞尿和管型尿。由于免疫反应激活补体产生过敏毒素,使全身毛细血管通透性增加,血浆蛋白渗出到组织间隙,使间质蛋白含量增高,故急性肾炎多为非凹陷性水肿。

肾小管无明显损害,肾小球滤过受损程度超过肾小管受损程度,引起球管失衡,也是水钠滞留、尿少的原因。

四、临床表现

APSGN可发生于各年龄组,但以学龄儿为主,1岁内罕见。肾炎发病前多有链球菌感染史。感染以呼吸道及皮肤感染为主,经1～3周无症状间歇期后肾炎发病。上感后7～14天发病,而皮肤感染后3～4周发病。本病临床表现轻重差异较大,轻者仅有镜下血尿或艾迪斯计数异常。重者可在短期内出现循环充血、心力衰竭、高血压脑病或急性肾功能不全而危及生命。

1.典型病例　大多数人发病前1～3周有上呼吸道(包括中耳)或皮肤有链球菌感染史。轻者可无临床表现,仅有抗链球菌溶血素"O"滴度增高。感染后存在无症状间歇期。间歇期的长短与感染部位有关,咽部感染引起者6～12天(平均10天);皮肤感染引起者14～28天(平均20天)。肾炎的严重程度与感染的严重程度无相关性。多为急性起病,病初可有发热、头晕、恶心、呕吐等症状。体检可在咽部所属淋巴结、颈部淋巴结,皮肤等处发现前驱感染未彻底治愈的残迹。主要症状:

(1)水肿、少尿:常为最早出现的症状,晨起间眼睑水肿,而后逐渐波及全身,多为非凹陷性,双下肢有硬性张力感。体重较前增加,严重者可出现胸水、腹水,同时伴有排尿次数及尿量减少。大部分病人于2～4周可自行利尿消肿。

(2)血尿:几乎全部病人均有镜下血尿,有30％～50％的病人发生肉眼血尿。在酸性尿时,血尿呈浓茶色、酱油色或烟灰水样。在弱碱性或中性尿时,则呈鲜红色或洗肉水样,但无凝血块。一般在1～2周肉眼血尿消失。严重血尿者,排尿时可有尿道不适或尿频,但无膀胱刺激症。

(3)高血压:有30％～80％的患儿在起病2周内可有轻至中度高血压,常为120～150/80～110mmHg(16.0～20.0/10.7～14.4kPa)。高血压与水肿的程度常呈平行关系,且随着尿量的增多,水肿减轻,血压下降至正常。如血压持续升高2周以上无下降趋势者,表明肾脏病变较严重。

2.非典型病例　除上述典型病例外,还可有多种非典型病例。常需根据有链球菌感染,血清C_3降低来明确诊断:

(1)亚临床型或轻型:可全无症状及体征,仅在链球菌感染流行时或与AGN病人密切接触者的筛查时,发现有镜下血尿,并可有抗链球菌溶血素"O"滴度增高及血清补体有规律性动态变化。

(2)肾外症状性肾炎:患儿可有水肿、高血压明显、严重者甚至出现循环充血、心力衰竭或高血压脑病,此时尿改变轻微或尿常规正常,但其仍可有抗链球菌溶血素"O"的升高及血清 C_3 水平的降低。

(3)肾病型:以肾病综合征的表现,少数患儿以急性肾炎起病,伴有明显或严重水肿及大量蛋白尿,同时有低蛋白血症和轻度高胆固醇血症,表现与肾病综合征相似,仅以临床表现,不易与肾炎性肾病鉴别。症状持续时间长,预后较差。

3.严重病例　部分病例在急性期(2周内)可出现以下严重症状,如不能及时诊断,早期处理,可危及生命,应引起警惕。

(1)循环充血:常发生在起病后第一周内,表现为呼吸急促和肺部干湿性啰音,严重者可出现呼吸困难、频咳、吐粉红色泡沫痰,颈静脉曲张、端坐呼吸、两肺布满湿啰音、心脏扩大、有时可出现奔马律。肝脏肿大,水肿明显,伴有胸腹水。胸片显示心脏扩大,两侧肺门阴影扩大,肺纹理增加并有胸膜反应。上述症状以往易误认为肺炎伴心力衰竭,近年认识到这类患儿心搏出量正常或增高,循环时间正常,动静脉血氧差不增大,仅静脉压增高,提示上述表现为循环充血,而非心肌泵功能衰竭。早期诊断应注意患儿在尿量显著减少和水肿加重的基础上出现呼吸急促,心率加快以及烦躁不安等表现,年长儿可述腹痛或胸闷不适,少数可突然发生病情急剧恶化,如不及时抢救,可于数小时内死亡。

(2)高血压脑病:是指血压急剧增高时,伴发头痛呕吐、惊厥等神经症状,称之为高血压脑病。本病在儿童较成人多见(0.5%～0.6%),目前认为脑病是由于血压急剧增高,脑血管高度充血致脑水肿而引起;也有人认为是在全身性高血压基础上,脑内阻力性小血管痉挛,导致脑缺氧、水肿所致;AGN 时水钠滞留,在发病中起一定作用。本病起病急,常有剧烈头痛,频繁恶心呕吐,视力障碍(如视物模糊,暂时性黑矇,复视),烦躁或嗜睡,如不及时处理可突然出现惊厥,甚至呈癫痫持续状态,个别病例出现脑疝、昏迷。惊厥发作后可有久暂不一的意识障碍,暂时性偏瘫失语。如有高血压伴视力障碍、惊厥、昏迷三项之一者即可诊断。高血压脑病一般预后良好。血压控制后,随利尿而使症状迅速缓解,不留后遗症。但有癫痫持续状态者,可因脑缺氧过久而留有后遗症。

(3)急性肾功能衰竭:急性期多数病人有程度不同、持续时间长短不一的少尿性氮质血症,但只有少数病例真正发展为肾功能不全。少尿及尿闭的原因是肾小球内皮和系膜细胞增殖,肾小球毛细血管腔变窄,甚至阻塞,肾小球血流量减少,滤过率减低所致,引起暂时性氮质血症,电解质紊乱和代谢性酸中毒等急性肾功能衰竭表现。通常持续一周左右,随尿量的增加,病情好转。若少尿持续数周仍不恢复,则预后严重,也是急性肾炎急性期死亡的主要原因。

HBV-GNHBV-GN 的临床表现与相同病理类型的原发性肾小球肾炎无明显区别,前者常在慢性乙型肝炎发病后出现,但许多症状很轻的慢性乙型肝炎患者或无症状乙型肝炎毒携带者只是在肾病出现后才被发现。HBV 感染和肾炎都较常见,可以是分别独立的疾病。HBsAg 阳性的肾小球肾炎,未必都是 HBV-GN,有些 HBV 感染和肾炎并存的患者难以确定两者独立或相关,而且病毒或其抗原引起这些肾损害的确切机制并不十分清楚。

EB 病毒感染主要引起传染性单核细胞增多症,临床主要表现为发热,咽峡炎,颈部浅表淋巴结肿大,肝脾肿大,肝功损害,可累及多系统,如血液、神经、心脏等。也可累及肾脏(此类报道不多),临床表现似一般肾炎,症状较轻,感染控制后肾炎症状能很快好转,一般无后遗症。

肺炎支原体相关性肾炎血尿恢复至正常的时间较链球菌感染后肾炎和其他原因所致的急性肾炎短。肺炎支原体相关性肾炎在临床表现上虽然没有特异性,但它较链球菌感染后肾炎的潜伏期短,血尿恢复较快,可表现为多种多样的肾脏病理损害,而链球菌感染后肾炎则以毛细血管内增殖性肾小球肾炎为主。

4.并发症　少数患儿在急性期,由肾炎本身的病理生理改变而导致危急情况。

(1)循环充血:由于水钠滞留,血容量增大,循环负荷过重而表现循环充血、心力衰竭、肺水肿。有报告 20%～60% 病儿有程度不等的心血管系统的症状。典型表现有气急、肺底啰音、肝大压痛、心率快、奔马律、X 线显示心界扩大、肺水肿。此种改变与心肌泵衰竭不同,洋地黄类强心剂无效,而利尿剂有助于治疗。

(2)高血压脑病:发生率各家报告不一。表现为短期内血压急剧升高、同时伴头痛、呕吐、视力改变(复视或暂时黑矇),如未能及时控制可发生惊厥、昏迷。

(3)急性肾功能衰竭:表现为少尿或无尿,血尿素氮、肌酐增高,高血钾,代谢性酸中毒等尿毒症改变。病死率高,预后严重。

五、实验室检查

(一)尿常规检查

尿沉渣镜检可见,红细胞增多,并可见白细胞、上皮细胞。此外还可见透明颗粒管型及白细胞管型,尤其早期白细胞增多时,可能多于红细胞,一般数日后即转为红细胞为主。白细胞及管型的增多不表明有尿路感染。尿蛋白定性多为 2+,多属非选择性蛋白尿。轻型者可无尿常规异常,尿常规改变较临床症状恢复缓慢,少数患儿尿中镜下红细胞可持续 6 个月至 1 年,或更久。

(二)血液检查

1.血常规检查　水肿时常见轻度贫血,与血容量增加、血液稀释有关,待利尿消肿后即可恢复。白细胞是否增加与是否存在原发感染灶有关。血沉多轻度增快,极少数可明显增快,急性期后即可恢复。

2.肾功能与生化检查　肾小球滤过率及内生肌酐清除率均降低,但一般＜50％。多伴有不同程度短暂的肾功能障碍,并发急性肾功能衰竭时,可出现明显氮质血症,并伴有代谢性酸中毒及其他电解质紊乱。

3.血清补体的测定　如90％的病例在2周内血清总补体 CH50 和 C_3 均明显降低,C_3 常可降至50％以下,6～8周多恢复正常。C_4、C_2、C_{1q} 也可下降,但较 C_3 下降的程度轻,且时间短。补体下降的程度与病变的严重程度及预后无关,但持续下降时间超过8周,则提示肾炎仍处在活动期,此种肾炎综合征可能是非链球菌感染后肾小球肾炎(如膜增殖性肾小球肾炎)。补体的测定对急性肾炎的鉴别诊断和非典型的 APSGN 的诊断具有重要意义,是 AGN 病例不可缺少的检查项目。

4.有关链球菌感染的免疫学检查

(1)抗链球菌溶血素"O"(ASO)测定:溶血素"O"为链球菌产生的毒素之一,具有很强的抗原性,AGN 时阳性率为50％～80％,于链球菌感染后2～3周滴度上升,3～5周达高峰,以后逐渐下降。6个月内恢复正常者约50％,一年内者约75％,少数人需两年。ASO 滴度上升,只表明近期有链球菌感染,不能确定目前是否存在链球菌感染,ASO 滴定度高低与链球菌感染的严重性相关,但与肾炎的严重性及预后无关。

以下因素可以影响 ASO 的产生:①链球菌感染早期使用青霉素治疗者,ASO 阳性者仅10％～15％。②链球菌所致的皮肤感染,因皮脂与溶血素相结合,而使抗链球菌溶血素"O"反应呈阴性。③患者有明显高胆固醇血症时,因胆固醇可干扰链球菌溶血素与红细胞之间的反应而影响结果(假阴性)。④某些致肾炎菌株(A 组12型)不产生溶血素,故机体不产生抗链球菌溶血素"O"抗体。

(2)抗脱氧核糖核酸酶抗体(AD-NaseB):脓皮病引起的 AGN 患者中,AD-NaseB 阳性率较 ASO 高,可达90％,且年龄越小者阳性率越高。

(3)抗透明质酸酶(AHase):在脓皮病后 APSGN 者,抗体滴度升高。

链球菌感染后,如同时测定 ASO、AD-NaseB、Ahase,几乎100％阳性率,故比单测一种阳性率要高。

5.其他病原学检查　乙肝病毒抗体、EB 病毒抗体、支原体抗体、血吸虫等血清学检测。

6.肾活检　以下情况,建议早行肾穿刺检查,以明确诊断,指导治疗。

(1)持续低补体血症,8～10周仍不恢复者。

(2)肾病型肾炎者。

(3)高血压或肉眼血尿持续不消失者。

(4)肾功能不全进行性加重者。

六、诊断和鉴别诊断

(一)诊断

APSGN 的诊断一般不难,根据发病前1～3周有呼吸道或皮肤前驱感染病史,临床出现水肿、血尿、少尿,高血压,尿常规检查有红细胞和(或)蛋白尿,血清补体下降,伴或不伴 ASO 升高,即可做出诊断。

HBV-GN 的界定尚未统一,目前诊断 HBV-GN 的标准为:①血清 HBV 感染标志物阳性;②并发肾小球肾炎,并除外 LN 等继发性肾小球疾病;③肾组织中存在 HBV 抗原。

MP 感染并发的急性肾小球肾炎,目前尚无公认的统一标准,我们将具有肾小球性血尿(必备),同时有水肿、少尿、蛋白尿、高血压、低补体血症 5 项中 1 项者,加之血清 MPg-IM 抗体阳性并除外遗传性肾脏疾患、全身系统疾病继发引起的血尿者诊断为 MP 感染并发急性肾小球肾炎。也有学者认为,血清支原体 IgM 抗体阳性并发下述表现中两项者为肺炎支原体相关性肾炎:①水肿;②高血压;③血尿;④低补体血症。

其他病原的感染后肾炎的诊断在排除其他原因的肾炎后,应有其相应的病原学依据。

(二)鉴别诊断

1.APSGN 与其他病原体引起的急性感染后肾炎　可根据前驱感染病史,前驱期长短及各自的临床特点进行鉴别。如病毒性肾炎的发病急,前驱期短,在感染的急性期(一般 3～5 天)出现血尿为主的症状,常无明显水肿及高血压,血清补体不降低,ASO 不升高,预后好。其他病原体引起的急性感染后肾炎之间的鉴别主要靠病原学的检查和其相应的临床特点。

2.某些原发性或继发性肾小球肾炎　这些疾病均在初起时与 AGN 相似,都表现为急性肾炎综合征。如急进性肾炎,往往病情进展迅速,发生进行性肾功能减退,持续少尿或无尿,高血压,数周或数月内发展为尿毒症,预后极差。原发性膜增生性肾炎常有明显的蛋白尿、高血压,血清补体持续降低(＞8 周),病程呈慢性经过。IgA 肾病常有与呼吸道感染有关,反复出现发作性肉眼血尿。家族性遗传性肾炎除血尿外常有家族史,伴有神经性耳聋,视力异常,晚期多有肾功能不全。继发过敏性紫癜、乙型肝炎病毒、系统性红斑狼疮、溶血尿毒综合征则多有其原发病各自的特点,不难与急性肾炎相鉴别。

3.慢性肾炎急性发作　既往肾炎史往往不详,无明显前驱感染史,急性发作常于感染后 1~2 天内出现,除有急性肾炎外,常有中或重度贫血、高血压及肾功能不全。尿改变以蛋白增多为主,且常呈固定低比重尿。

4.乙肝相关性肾炎　在 HBV-MGN 患者中,血清 HBVDNA 阳性的患者血清 C_3 水平较 HBVD-NA 阴性的患者要高;有 91% 的 HBV-MGN 患者肾小球中有 IgG 和 C_3 沉积,但在血清 HBVDNA 阳性患者的肾小球中还有大量的 IgM 沉积物。上述特点有利于 HBV-MGN 与 INS 的鉴别 HBV-MGN 与 LN 的临床表现和肾脏的病理改变都很相似,若临床上无系统性红斑狼疮的表现,病理活检很难加以鉴别,使用特异性的乙型肝炎单克隆抗体检测肾组织中乙型肝炎病毒的抗原成分,有助于两者的鉴别。

七、治疗

APSGN 为自限性疾病,且缺乏特异性治疗,目前主要是对症处理,纠正病理生理及生化异常,防止严重病例的发生,保护肾功能,促进自然恢复。

(一)一般治疗

1.休息　急性期(2 周内)应强调卧床休息,直至肉眼血尿消失,水肿消退,血压降至正常,方可下床轻微活动或户外散步。卧床休息能改善肾血流及减少并发症,需 2~3 周。血沉正常后方可恢复上学,但应避免剧烈运动。至尿液 Addis 计数恢复正常后才能正常活动。

2.饮食　急性水肿、高血压时,应限制水、纳摄入,食盐每日 1~2g,或依 $1mmol/(kg \cdot d)$ 计算,直至利尿开始。对水肿重且少尿者,宜控制液体入量、以尿量加不显性失水量计算。儿童不显性失水量因病人体温及气温不同而异,可根据以下会式估计:

不显性失水量＝摄入液体量－徘出液体量－体重增减数。也可按 $400ml/m^2$ 或婴儿 $20ml/(kg \cdot d)$,幼儿 $15ml/(kg \cdot d)$;儿童 $10ml/(kg \cdot d)$ 计算。体温每升高 1℃,不显性失水增加 $75ml/(m^2 \cdot d)$。有氮质血症时应给予优质蛋白,并限量摄入以 $0.5g/(kg \cdot d)$ 为宜,同时给予高糖饮食以补足热量。优质蛋白质(含必需氨基酸的蛋白质如牛奶、鸡蛋等)可达到既减轻肾脏排泄氮的负担,又保证一定营养的目的,还可能促进非蛋白氮的利用,以减轻氮质血症。

(二)抗感染治疗

多数学者认为,在肾炎起病后,抗生素治疗对于肾炎的病情及预后没有作用。但在初期或病灶细菌培养阳性者,应积极应用抗生素。为彻底清除病灶中残存细菌,消除抗原,可给予青霉素治疗7～10天。对青霉素过敏者,可改用大环内酯类抗生素。AGN病程迁延2～6个月以上者,病情常有反复。而且扁桃体病灶明显者,可于病情稳定后考虑行扁桃体切除术。其他细菌如金黄色葡萄球菌、麻风和结核杆菌,支原体,寄生虫如利什曼原虫,其肾炎的转归取决于抗感染的及时、有效性。若治疗及时,可完全恢复;反之则可发展为慢性肾功能衰竭。红霉素是治疗肺炎支原体相关性肾炎的有效药物,但应用抗生素时间较长(2～3周);另外,不能以MP抗体滴度判定MP感染的病情程度,抗体滴度可能与检测时间及机体反应能力有关,治疗的疗程应以临床表现来判断。而血吸虫病曼毒血吸虫,疟疾三日疟和恶性疟,抗感染治疗并不能改变肾脏病的最终转归。

HBV-GN的发病机制未完全阐明,对其治疗尚处于探索阶段。有资料表明,HBV-GN患者对激素的治疗反应差,复发率高,而且用激素治疗后患者血中HBV复制程度明显提高,HBVDNA存在的时间也明显延长,并可导致肝功能恶化。此外,激素可降低机体的免疫功能,停药后能诱发肾组织新月体的产生,而使肾脏损害进一步加重。鉴于激素对HBV-GN的治疗效果差,不良反应或并发症多,因而不主张使用激素治疗HBV-GN。自从乙型肝炎抗病毒药物问世之后,对HBVGN的治疗取得了明显进展。目前常用的IFN-α、各种核苷类似药、免疫调节剂,以及某些中药提取物如氧化苦参碱等,在有效清除体内HBV的同时,可以明显改善肾脏损害。期望通过抗病毒治疗达到对HBV-GN的100％有效是不现实的,但除前述针对肾损害采取的免疫治疗外,抗病毒治疗应成为常规治疗手段。

IFN-α对HBV肾炎疗效各有不一,有报道发现干扰素治疗患者均有不同程度的蛋白尿减少、水肿消退、血清白蛋白升高,但血清HBV标志均未转阴。因此关于干扰素对HBV-GN的疗效判断有待进一步大规模的随机、对照研究,以获得更为客观的结论。激素对蛋白尿无明显疗效,且因其可能诱发HBV活跃复制而不推荐用于HBV-GN的治疗。新的抗病毒药物的出现,如拉米夫定、BMS200,475等,临床证实对HBV感染有效,但对于HBV-GN的疗效尚未明确。丙型肝炎相关性肾炎的治疗,大多数研究都认为IFN-α确有疗效,包括病毒滴度的下降或是蛋白尿的减少、血肌酐的下降等,但停药后往往引起反跳。最近的研究提示以利巴韦林与干扰素联合治疗,既增强疗效,又防止了反跳的出现。鉴于HCV感染与冷球蛋白血症的密切关系,最近有学者提出一种冷球蛋白滤过装置(改良的二重滤过),与干扰素联合应用治疗 HCV-GN。

HIV-AN 的病程进展迅速,很快发展至肾功能衰竭。大多数的研究显示 3~4个月即可进展为终末期肾衰,即使经过透析治疗,HIV-AN 患者多数也很快死亡,这主要与其本身病程有关。目前尚无很好的治疗方法。在一些回顾性的研究中,提示抗病毒治疗、免疫抑制剂和非特异性的减少蛋白尿的治疗可能有效。有不少病例报告认为齐多夫定(AZT)与阿昔洛韦可延长病程。在一项对 50 例患者的回顾研究中显示 AZT 治疗可使蛋白尿减少、GRF 改善,其预后较不用药者为好,尤其是对于早期病例。另一些报告也有相似的结果,并发现在停止 AZT 治疗后病程很快进展。然而这些抗病毒药物本身具有的毒性作用往往限制了其应用,如电解质紊乱、急性肾功能衰竭、间质性肾炎、肾结石等。

虽然免疫抑制剂如激素、环孢素 A 也被用于 HIV-AN 的治疗,但其疗效并不令人满意。在一些病例报道中认为激素治疗可使肾病综合征得以改善,但最近在HIV-AN 儿童中做的 2 个大规模临床研究显示激素治疗并不能改善肾脏病变。对于 CsA 的疗效也报道不一,这可能与疾病的病程、病理类型、个体差异等有关。值得重视的是,很多报道都提到了长期随访后发现机会感染增加而最终不得不停药的问题。在不少病例中发现,应用 ACEI 类药物可减少蛋白尿,延缓其发展为ESRD 的进程,机制可能为血流动力学效应、调节基质产生、系膜细胞增殖或影响HIV 蛋白酶活性。虽然这些研究并非是真正的随机、对照,但其结果是令人鼓舞的。总之,对于治疗,抗病毒是首要的,ACEI 或 ARB 类药物的疗效值得期待,而免疫抑制剂的应用必须权衡利弊。

(三)对症治疗

1.利尿　经控制水钠摄入后,仍有明显水肿、少尿者,应给予利尿剂,一般可口服噻嗪类(如氢氯噻嗪),作用于远端肾小管,可排出 3%~5%经肾小球滤过的钠,但当肾小球滤过率重度降低时效差。氢氯噻嗪(双氢克尿噻)1~2mg/(kg·d),分2~3 次服用。少尿及明显循环充血者或对噻嗪类无效者,可使用速效强力襻利尿剂,如呋塞米(速尿)或利尿酸,可使滤过钠的 25% 排出。速尿口服 1~2mg/(kg·d),注射时每次 1mg/kg,必要时 4~8 小时可重复使用。禁用保钾利尿剂及渗透性利尿剂。

2.降压　轻度高血压只需限制水盐摄入和卧床体息,血压多能自行下降。血压持续升高,仅舒张压>90mmHg(12.0kPa)时应给予降压药,首选硝苯地平(心痛定)口服或舌下含化 0.25~0.5mg/(kg·d),最大不超过 1mg/(kg·d),分 3~4 次服,20 分钟起效,1～2 小时达高峰,维持 4～8 小时。巯甲丙脯酸(开搏通)0.3mg/(kg·d),分 2～3 次服用。口服 15 分钟即见效。儿童常用利血平,首次剂量 0.07mg/kg,最大一次量不超过 2mg,肌肉注射,如血压未降,8～12 小时后可重复一次,然后按 0.02～0.03mg/(kg·d)口服给药,分 2～3 次服用。肼苯达嗪 1～2mg/(kg·d),分 3 次口服,或每次 0.1～0.15mg/kg 肌肉注射。

(四)重症病例的治疗

1.高血压脑病的治疗   高血压脑病,应使用强力速效的降压药物。首选二氮嗪,每次 3～5mg/kg,30 秒至 1 分钟内快速静脉推注,用药后血压迅速下降,抽搐停止,降压作用可维持 4～12 小时。必要时可 30 分钟后同量重复 1 次。因本药有水钠滞留副作用,故每次使用时,同时静注速尿 2mg/kg 以对抗水钠潴留。因药液呈碱性,可致皮下坏死,注射时应避免药液漏出血管。对同时伴有明显水肿的病人,更适宜选用硝普钠,静脉滴注,5～10mg 溶于 10％葡萄糖溶液 100ml 中(相当于 50～100μg/ml),开始可按每分钟 1μg/kg 速度滴注,严密检测血压,随时调节药物滴速,每分钟不超过 8μg/kg,以防发生低血压,1～5 分钟内可使血压降至正常,注意输液使用的针筒、输液管等须用黑纸覆盖,以免药物遇光分解,药液应随用随配,存放 4～8 小时的药液应弃去。同时应给予镇静剂和脱水利辅助治疗。

2.严重循环充血的治疗   首先应严格限制水、钠摄入量,尽快利尿降压,可给予强效利尿剂,明显水肿时可选用硝普钠。因产生循环充血的机理,主要是水钠潴留,而不是心力衰竭,故洋地黄类药物疗效多不明显,而且易致中毒,故不宜使用。严重水肿经上述处理仍不能控制者,可采用腹膜透析、血液超滤或血液透析。

3.急性肾功能不全的治疗   一旦确诊,内科治疗的原则是保持水、电解质和酸碱平衡,供给足够热量,防止并发症,等待肾功能的恢复。但如并发高钾血症或经利尿等措施治疗效果不佳的严重水钠滞留者,应积极采用透析治疗。通过超滤脱水,可使病情迅速缓解。

八、预后

急性镕球菌感染后肾小球肾炎在小儿时期预后好。急性期症状大多于 10～20 天内显著减轻。罕见死亡,死亡者主要是由于急性肾功能衰竭,严重循环充血等并发症者。恢复期少量尿蛋白及镜下血尿也多于 6 个月内消失,少数迁延 1～3 年,但大多数仍可完全恢复。儿科患者进入侵性肾炎过程者为极少数。一般经 2～3 周,尿量增加,水肿消退,血压降至正常。4～6 周尿常规接近正常,4～8 月尿液 Addis 计数恢复正常。少数患儿镜下血尿或浴血可持续 6 个月至 1 年或更久。影响预后的因素有:散发者、组织形态学上呈系膜显著增生者、40％以上肾小球有新月体形成者、"驼峰"不典型(如过大或融合)者预后差。

有学者对 52 例儿童 HBV-MGN 的自然病程进行随访,1 年和 7 年的完全缓解率分别为 64％和 92％,只有 1 例发生轻度肾功能损害,说明儿童 HBV-MGN 预后良好,多能自行缓解。

其他病原体感染后肾炎与原发感染的严重程度及抗感染的疗效有关,还需进一步积累临床资料。

九、预防

根本的是预防感染,尤其是链球菌感染。因之锻炼身体增强体质,注意清洁卫生,避免或减少呼吸道及皮肤感染有可能大大降低 AGN 的发病率。如一旦发生感染应及时并彻底治疗。在感染后 2～3 周内应检尿常规以期早期及时发现。对于其他病原的感染要积极治疗原发病。

(廖红梅)

第二节　肾病综合征

一、概述

肾病综合征(NS)是一种常见的儿科肾脏疾病,是由于多种病因造成肾小球基底膜通透性增高,大量蛋白从尿中丢失的临床综合征。主要特点是大量蛋白尿、低白蛋白血症、严重水肿和高胆固醇血症。根据其临床表现分为单纯性肾病、肾炎性肾病和先天性肾病三种类型。在 5 岁以下小儿,肾病综合征的病理类型多为微小病变型,而年长儿的病理类型以非微小病变型(包括系膜增生性肾炎、局灶节段性硬化等)居多。发病年龄和性别,以学龄前为发病高峰。单纯性发病年龄偏小,肾炎性偏长。男:女为 1.5～3.7:1。

二、临床特点

1.症状

(1)水肿,是最常见的临床表现。常最早为家长所发现。始自眼睑、颜面,渐及四肢全身。

(2)尿量减少。患儿精神萎靡、倦怠无力、食欲减退,有时腹泻,可能与肠黏膜水肿和(或)伴感染有关。病久或反复发作者发育落后。

(3)肾炎性患儿可有血压增高和血尿。

2.体征

(1)凹陷性水肿:尚可出现浆膜腔积液,如胸腔积液、腹水,男孩常有显著阴囊水肿。体重可增30%～50%。严重水肿患儿于大腿和上臂内侧及腹壁皮肤可见皮肤白纹或紫纹。

(2)蛋白质营养不良:表现为面色苍白、皮肤干燥、毛发干枯萎黄、指(趾)甲出现白色横纹、耳廓及鼻软骨薄弱。因长期蛋白质丢失出现。

3.症状加重及缓解因素　加重因素:过劳、抑郁、感染等。缓解因素:休息等。

4.并发症

(1)感染:是最常见的并发症及引起死亡的主要原因。呼吸道感染最为常见,肠道和泌尿道感染也多见,尤以皮肤感染应引起注意。原发性腹膜炎也常发生于肾病患儿。

(2)高凝状态及血栓栓塞并发症:急性者表现为骤然发作的肉眼血尿和腹痛,检查有脊肋角压痛和肾区肿块,双侧者有急性肾功能减退。慢性的肾静脉血栓形成临床症状不明显,常仅为水肿加重、蛋白尿不缓解。

(3)钙及维生素D代谢紊乱:肾病时血中维生素D结合蛋白由尿中丢失,体内维生素D不足,影响肠钙吸收,并反馈导致甲状旁腺功能亢进。临床表现为低钙血症、循环中维生素D不足、骨钙化不良。这些变化在生长期的小儿尤为突出。

(4)低血容量和休克:肾病时全身水肿,但循环血容量却低于正常,特别是应用强利尿药、呕吐、腹泻或腹水引流时,易进一步降低血容量而导致休克。长期应用肾上腺皮质激素使肾上腺皮质受到抑制,在应激状态下不能满足机体需要,易发生低血容量休克和低钠血症。

(5)急性肾功能减退:本征急起时暂时性轻度氮质血症并不少见。病程中偶可发生急性肾功能减退。

(6)肾小管功能障碍:可表现为糖尿、氨基酸尿、尿中失钾失磷、浓缩功能不足等。

(7)动脉粥样硬化:持续高血脂患儿偶可发生。累及冠状动脉时可有胸闷、心绞痛、心电图改变,甚至猝死。

(8)患儿偶可发生头痛、抽搐、视力障碍等神经系统症状,可能系由高血压脑病、脑水肿、稀释性低钠血症、低钙血症、低镁血症等多种原因引起。

(9)免疫异常:某些体液和细胞介导的免疫功能异常。

三、规范诊断

（一）诊断分型

1.单纯型　占小儿肾病的 80％左右。多见于 2～7 岁小儿，男：女为 2：1，全身可凹陷性水肿，水肿严重者可有少尿，一般无血尿及高血压，血补体 C_3、肾功能正常，病理多为微小病变，激素敏感，预后良好。

2.肾炎型　占小儿肾病的 20％左右。多见于学龄儿童，四大特征不如单纯型显著，可出现镜下或肉眼血尿、低补体血症、氮质血症或高血压，学龄前儿童＞16/10.7kPa(120/80mmHg)，学龄＞17.3/12kPa(130/90mmHg)，病理多为非微小病变，激素疗效欠佳或较差，属肾炎性肾病。

3.难治型（RNS）　对激素耐药（足量激素 8 周无效或有部分效应）、频繁复发或反复（半年≥2 次，1 年≥3 次者）及激素依赖的肾病，称为难治性肾病。

（二）诊断标准

1.肾病综合征的诊断标准　诊断肾病综合征主要根据临床表现，凡有大量蛋白尿（24h 尿蛋白定量＞50mg/kg，或＞3.5g/kg）、高度水肿、高胆固醇血症（＞5.7μmol/L)、低白蛋白血症（＜30g/L）。其中大量蛋白尿和低蛋白血症为必备条件，排除紫癜肾炎、狼疮肾炎、乙肝病毒相关肾炎等后，即可诊断为原发性肾病综合征。

2.疗效判定

(1)激素敏感：激素治疗后 8 周内尿蛋白转阴、水肿消退。

(2)激素部分敏感：治疗 8 周内水肿消退，但尿蛋白仍＋～＋＋。

(3)激素耐药：治疗满 8 周，尿蛋白仍在＋＋以上者。

(4)激素依赖：对激素敏感，用药即缓解，但减量或停药 2 周内复发，恢复用量或再次用药又可缓解并重复 2～3 次者。

(5)复发：尿蛋白已转阴、停用激素 4 周以上，尿蛋白又≥＋＋。如半年内≥2 次，1 年内≥3 次，则为频复发。

(6)反复：在激素用药过程中出现尿蛋白已转阴，尿蛋白又≥＋＋，如半年内≥2 次，1 年内≥3 次，则为频反复。

四、医嘱处理

（一）接诊检查

1.尿常规　尿蛋白明显增多，定性≥(＋＋＋)，24h 尿蛋白定量≥0.1g/kg。尿沉渣镜检可见透明管型及少数颗粒管型。肾炎性患儿还可见红细胞,且易见到肾上皮细胞及细胞管型。尿蛋白减少或消失是病情好转的标志。

2.血浆蛋白质　血浆总蛋白低于正常,清蛋白下降更明显,常<25~30g/L,有时低于10g/L,并有清蛋白、球蛋白比例倒置。球蛋白中 α_2、β-球蛋白和纤维蛋白原增高,γ-球蛋白下降。IgG 和 IgA 水平降低,IgE 和 IgM 有时升高。血沉增快。

3.血清胆固醇　多明显增高,其他脂类如三酸甘油酯、磷脂等也可增高。由于脂类增高血清可呈乳白色。

(二)规范处理

治疗原则是:根据不同病理类型及其病变程度制定治疗方案,治疗个体化。以激素或激素加细胞毒药物为主线,原则上应在增强疗效的同时最大限度地减少不良反应,在激素存在禁忌证的情况下必要时可考虑单独使用细胞毒药物。不仅要减轻、消除患者的临床症状,并要努力防治和减少重要并发症。努力保护肾功能。

1.激素治疗　使用原则是:起始足量,缓慢减药,长期维持。

(1)中长程疗法:国内常用。泼尼松 2mg/(kg·d),最大剂量 60mg/d,分次给药,尿蛋白阴转后2周(最短4周,最长一般不超过8周),改为 2mg/kg 隔日早餐后顿服,继服4周,以后每2~4周减2.5~5mg,直至停药。总疗程:中程疗法6个月,长程疗法9个月。

(2)短程疗法:国外常用。泼尼松 2mg/(kg·d),最大量 60mg/d,分次口服,尿蛋白阴转后2周,改为 1.5mg/kg,隔日晨顿服,4~6周后骤然停药,总疗程8~12周。

2.复发或反复的治疗

(1)延长激素治疗时间:在疗程结束后继续用泼尼松 2.5~5mg(或按0.25mg/kg)隔日口服来预防复发,用药时间可长达 1.5~2 年。

(2)免疫抑制药:①环磷酰胺:在经泼尼松治疗、尿蛋白阴转后,即加用环磷酰胺,2~2.5mg/(kg·d),分2~3次口服,8~12周;不良反应:恶心、呕吐、脱发、白细胞减少、肝损害、出血性膀胱炎及性腺损害。故药物宜饭后服用以减少胃肠反应,多饮水,每1~2周查血象,白细胞计数<4×10^9/L 时应减量,<3×10^9/L 时停药。环磷酰胺累计量<200~250mg/kg。②苯丁酸氮芥:0.2mg/(kg·d),分次服用,6~8周,总量<10mg/kg,不良反应类似环磷酰胺。③其他:环孢素 A、氮芥、雷公藤多苷等。

(3)左旋咪唑:2.5mg/kg,隔日口服,共1~1.5年。

3.皮质激素耐药的治疗

(1)继续诱导缓解:延长泼尼松诱导期:即泼尼松 1.5~2mg/(kg·d)用至 10~12 周,然后改隔日顿服,部分病例在 8 周后可获缓解。甲泼尼龙冲击疗法:每次 15~30mg/kg,最大量<1g/d,溶于 10% 葡萄糖 100~250ml 中,静脉滴注 1~2h,每日或隔日 1 次,3 次为 1 个疗程。可重复 1~2 个疗程。环磷酰胺口服或冲击治疗:每次 8~10mg/kg,加入适量生理盐水或葡萄糖液静脉滴注 1h,1 次/d,连用 2d,每间隔半月重复上述 2d 的冲击,累计量<150mg/kg。环孢素 A:5~7mg/(kg·d),分 3 次口服,维持血药浓度在 200~300ng/ml,疗程 3~6 个月;不良反应:肾损害、高血压、高尿酸血症、高钾和低镁血症、钠潴留、多毛及牙龈增生等。近年来开始使用霉酚酸酯治疗,取得一定疗效。

(2)降蛋白尿治疗:因大量蛋白尿致肾小球高滤过会促进小球硬化,故降蛋白尿有预防肾小球硬化和肾功能恶化的作用,常用血管紧张素,如卡托普利(开搏通),抗凝如肝素、双嘧达莫、尿激酶等可防治血栓、减轻蛋白尿。

4.对症处理

(1)利尿药的应用:激素敏感者用药 7~10d 可利尿,一般无需给利尿药;水肿严重有胸腔积液、腹水出现呼吸困难,因其他原因暂不能服用激素,或激素不敏感者,可给利尿药以改善全身情况。常用氢氯噻嗪,每次 1~2mg/kg;对水肿明显、血容量相对不足者,可先给予低分子右旋糖酐每次 10ml/kg,快速静脉滴注(1h 左右)后静推呋塞米;尽量不用无盐白蛋白或血浆。在大量利尿时必须注意防止发生低血容量休克和体位性低血压。

(2)抗凝药的应用:肾病综合征时常呈高凝状态,故近年有人主张应加用抗凝或抗血小板聚集药,如肝素、双嘧达莫、活血化瘀中药丹参等。

(3)巯甲丙脯酸:为血管紧张素 Ⅱ 转换酶抑制药,近年有人认为可改善肾小球血流动力学状态而使尿蛋白排出减少,可用于激素辅助治疗,尤伴高血压者。

(三)注意事项

1.防治感染　加强皮肤护理;避免到公共场所。

2.休息和生活制度　除高度水肿、并发感染者外,一般不需绝对卧床。病情缓解后活动量逐渐增加。缓解 3~6 个月后可逐渐参加学习,但宜避免过劳。

3.饮食　低盐饮食。水肿严重和血压高的忌盐。高度水肿和(或)少尿患儿应适当限制水量,但大量利尿或腹泻、呕吐失盐时,须适当补充盐和水分。

五、诊治进展

近年来越来越多的研究表明一些相关基因的改变参与了 RNS 的发病过程,主要集中在糖皮质激素(GC)及其受体(GR)相关基因、足细胞相关基因两方面。而 PNS 耐药机制十分复杂,涉及 NS 患者的异质性、体内脂代谢水平、甲状腺激素水平、免疫因素等。

（廖红梅）

第三节　急性肾衰竭

一、概述

急性肾衰竭(ARF)系指肾小球滤过率、尿量,或两者同时出现突然和持续下降,产生氮质血症、水和电解质代谢异常、酸碱失衡等而引起内环境紊乱的综合征。本症可由多种病因所致,小儿各年龄阶段常见病因不一。新生儿期以围产期缺氧、败血症、严重溶血或出血多见;婴幼儿期以腹泻、脱水、感染、先天泌尿系畸形引起者多见;儿童则多见于各种类型的肾炎、中毒及休克。本症为儿科危重病症之一,病死率高,国外文献报道小儿 ARF 死亡率在 $12\%\sim25\%$,自肾脏替代技术应用于小儿 ARF 后病死率有所降低,且早期应用肾脏替代治疗可提高生存率。

二、病因

根据受损的部位和原因,可分为肾前性、肾性、肾后性肾衰竭。

1.肾前性因素　肾脏本身无器质性病变,由于总血容量或有效循环血量下降,肾血流灌注减少所致的少尿或无尿。此种情况如能及时纠正,恢复肾血流灌注,则肾功能可迅速恢复;若灌注不足持续不能缓解,则发展为肾实质损伤。常见于如下因素:

(1)低血容量:如重度脱水、大出血、严重低蛋白血症及大面积烧伤等。

(2)心搏出量减少、低血压:如心源性休克、心力衰竭、心脏压塞、心搏骤停、严重心律不齐及 DIC 等。

(3)低氧血症:肺炎、急性呼吸窘迫综合征及主动脉狭窄。

(4)全身性血管扩张:过敏反应,使用降压药,败血症和扩血管药物过量。

(5)全身性或肾血管收缩:麻醉、大手术、α-肾上腺素能激动药或高剂量多巴胺、肝肾综合征。

（6）肾脏自身调节紊乱：如非甾体类抗炎药物，血管紧张素转换酶抑制剂药物的应用。

2.肾性因素 由肾脏本身疾病引起，肾小球、肾小管、肾间质、肾血管的疾患均可致肾功能急性损伤。还可由于肾前性因素持久不得缓解发展而来。

（1）急性肾小管坏死

1）急性肾缺血：如创伤、烧伤、大手术、大出血及严重失盐、脱水，急性血红蛋白尿，急性肌红蛋白尿，革兰阴性杆菌败血症等均可引起肾脏缺血、缺氧，而导致急性肾小管坏死。

2）肾毒性物质损伤：引起肾小管中毒坏死的物质有：①外源性：如抗生素（如氨基糖苷类，头孢菌素类、四环素、两性霉素 B、万古霉素和多黏菌素等）；X 线造影剂；重金属类（如汞、铅、砷和铋等）；化疗制剂（如顺铂、甲氨蝶呤和丝裂霉素）；免疫抑制剂（如环孢素）；有机溶剂（如乙醇、四氯化碳）；杀虫剂；杀真菌剂；生物毒素（如蛇毒、蝎毒、蜂毒、生鱼胆和毒蕈等）。②内源性：如横纹肌溶解、溶血、尿酸、草酸盐和浆细胞病恶病质（如骨髓瘤）。

（2）急性肾小球肾炎和（或）血管炎：急性链球菌感染后肾炎，急进性肾炎，肺出血肾炎综合征，急性弥漫性狼疮性肾炎.紫癜性肾炎等。

（3）急性间质性肾炎：感染变态反应，药物变态反应（如青霉素类，磺胺药，止痛药或非甾体类抗炎药等），感染本身所致（如流行性出血热等）。

（4）急性肾实质坏死：急性肾皮质坏死，急性肾髓质坏死。

（5）肾血管疾患：坏死性血管炎，过敏性血管炎，恶性高血压，肾动脉血栓形成或栓塞，双侧肾静脉血栓形成。败血症也可引起弥散性血管内凝血（DIC），导致急性肾衰竭。

（6）其他：移植肾的急性排斥反应等。

3.肾后性因素 以下尿路梗阻引起肾盂积水、肾间质压力升高，肾实质因受挤压而损害，时间久后反射性使肾血管收缩，肾发生缺血性损害，若伴继发感染，更加重损害。

（1）尿道梗阻：尿道狭窄、先天性瓣膜、包茎、骑跨伤和损伤尿道。

（2）膀胱颈梗阻：神经源性膀胱、结石、癌瘤和血块。

（3）输尿管梗阻：输尿管先天狭窄、结石、血块或坏死肾组织（乳头）脱落、肿瘤压迫、腹膜后纤维化。

三、诊断

1. **病史** 急性发病,有肾前、肾实质及肾后等原发疾病的表现,发作迅速。

2. **临床表现** 少尿型急性肾衰竭可分为少尿期、多尿期和恢复期,小儿各期间分界往往不明显。

(1)少尿期:ARF 特别是急性肾小管坏死,常有明显少尿期,持续 10～14 天。

1)少尿:新生儿期少尿(每小时<1ml/kg)或无尿(每小时<0.5ml/kg),婴幼儿<200ml/d,学龄前期<300ml/d,学龄期<400ml/d 即为少尿,如<50ml/d 则为无尿。

2)氮质血症:血清肌酐(Scr)≥176μmol/L、血尿素氮(BUN)≥15mmol/L,或每天 Scr 增加≥44～88μmol/L 或 BUN 增加≥3.57～7.5mmol/L。新生儿 Scr≥142μmol/L,BUN≥7.5～11mmol/L,或 Scr 每天增加≥44μmol/L,BUN 增加≥3.57mmol/L。

3)水钠潴留:全身水肿、血压升高,并可出现肺水肿、脑水肿和心力衰竭等表现。

4)电解质紊乱:高钾血症,可表现为烦躁、恶心、呕吐、嗜睡、四肢麻木、胸闷、憋气、心率缓慢和心律不齐,ECG 示 T 波高尖、QRS 波增宽等。低钠血症,可现表情淡漠、反应差、恶心呕吐甚至抽搐等。高磷及低钙血症,可出现手足搐搦、惊厥等。

5)代谢性酸中毒:表现为疲乏、嗜睡、面色潮红、恶心、呕吐、呼吸深大,甚至昏迷、休克等。

6)内分泌及代谢改变:PTH 升高、降钙素(PCT)下降;T_3、T_4 下降,TSH 正常;促红素降低;ADH 及肾素-血管紧张素-醛固酮活性均升高;生长激素也升高;糖耐量降低及胰岛素抵抗,胰岛素、胰高血糖素水平升高。

7)继发感染:约有 35%～40% 的急性肾衰患儿可能发生感染。感染的常见部位多在肺、尿路、腹腔、静脉导管或其他部位的伤口。易感因素包括皮肤黏膜的完整性受损,创伤性检查、导管留置及预防性使用抗生素等。

(2)多尿期:当尿量>2500ml/m^2 时即进入多尿期,肾功能逐渐恢复,血 BUN 及 Cr 下降,毒物积蓄所引起的各系统症状减轻。在多尿期易出现脱水及低血钾、低血钠。

(3)恢复期:多尿期后尿量渐恢复正常,血 BUN、Cr 逐渐正常,肾小管浓缩功能和酸化功能亦逐步恢复,少数可遗留不同程度的肾功能损害,表现为慢性肾功能不全,需维持透析治疗。

3.辅助检查

(1)血常规:常见血红蛋白及红细胞轻度降低。

(2)尿液检查:尿常规常见尿比重减低和蛋白尿。沉渣镜检可见红细胞、白细胞及管型。如为肾前性因素所致者,早期尿比重常偏高,尿沉渣镜检及尿蛋白定性多无异常发现;肾性因素所导致者常有明显的蛋白尿及沉渣镜检的异常。

(3)血生化测定:少尿期改变最为显著,常见尿素氮、肌酐明显上升,碳酸氢根明显下降,可出现多种电解质紊乱,以高钾及低钠最为多见。多尿期早期也多有明显的代谢性酸中毒和氮质血症,血电解质常有异常改变,尤易发生低钾或高钠。

(4)超声波检查:可观察肾脏大小,同时可提示有无肾脏结石及肾盂积水。如检查示肾脏大小正常,有明显肾盂积水,则强烈提示肾后性病因。

(5)腹部 X 线平片:用于观察肾脏大小,同时能发现阳性结石。

(6)肾穿刺:适应证为原因不明的急性肾实质性肾衰,可了解肾脏病变的病理类型及程度,有助于制订治疗方案及判断预后。

四、鉴别诊断

1.肾前性肾衰与肾性肾衰的鉴别　对于肾衰患儿,应进一步确定是肾前性或肾性肾衰竭,因为两者的处理原则不同。当可能为脱水、血容量不足时,可做补液试验。2:1 液体,15~20ml/kg 快速输注(半小时输完),如尿量明显增加,为肾前性少尿。如尿量<17ml/kg,则可能为肾实质性肾衰。如补液试验后无反应,可使用 20%甘露醇 0.5~1g/kg(或呋塞米 1.5~3mg/kg),在 20~30 分钟推注,如尿量>40ml/h,表明为肾前性,需继续补液改善循环。如尿量增加不明显,表明为肾实质性肾衰,临床上常参考一些数据来进行鉴别。

2.抗利尿激素分泌异常综合征　抗利尿激素分泌异常综合征(SIADH)可由机械通气时静脉回心血量减少引起,也可因颅内高压、颅内出血或药物引起。这类患儿尿量显著减少,但血 BUN 及肌酐正常;血清钠、血清渗透压非常低而尿钠、尿渗透压明显增高。

3.腹内压增高引起的少尿或无尿　动物实验证明,当腹内压为 2kPa(15mmHg)时可引起少尿,在 4kPa(30mmHg)时可引起无尿。腹压增高所引起的少尿或无尿是由于下腔静脉压升高而非下尿路梗阻。临床上腹内出血、紧缩腹带、新生儿脐疝修补术、巨大脐疝还纳术后都可引起腹内压的急剧升高而造成少尿或无尿。

五、治疗

对急性肾衰竭总的治疗原则是去除病因,维持水、电解质及酸碱平衡,减轻症状,改善肾功能,防止并发症发生。对肾前性 ARF,主要是补充液体、纠正细胞外液量及溶质成分异常,改善肾血流,防止演变为急性肾小管坏死。对肾后性 ARF 应积极消除病因,解除梗阻。无论肾前性与肾后性均应在补液或消除梗阻的同时,维持水电解质与酸碱平衡。对肾实质性 ARF 治疗原则如下:

1.鉴别少尿原因　可以试探性补液(用 2:1 液),或利尿疗法。

(1)3:1 液,20ml/kg,30 分钟有尿则为肾前性,如无尿则肾性。

(2)20%甘露醇 0.5～1g/kg,静脉注射,呋塞米 1～2mg/kg,如 1～3 小时尿量达 6～10ml/kg,为肾前性,如仍无尿则为肾性。

2.少尿期治疗

(1)严格控制液体入量

1)24 小时入量＝日需量＋显性丢失量＋前一日尿量。

2)入量包括口服、静脉和药物等总液量。

3)显性丢失量包括吐、泻、引流液和渗出液等。

4)日需量按 1～10kg 25ml/kg

11～20kg 250ml＋12×(体重－10)kg

21kg～ 370ml＋6×(体重－20)kg

(2)热量及蛋白质入量:给予基础代谢热量:儿童 30cal/(kg·d),婴儿 50cal/(kg·d)。蛋白质以优质蛋白为主,0.5～1g/(kg·d)。不能口服者,给予静脉营养。

(3)纠正高钾血症

1)避免高钾饮食。

2)避免输入含钾液体。

3)给予足够热量,防止组织分解。

4)血钾升高达 6～7mmol/L 以上,或出现明显症状时:①可给予 10%葡萄糖酸钙 0.5～1ml/kg 拮抗钾对心肌的毒性;②5%碳酸氢钠 2～5ml/kg 静脉注射,促使钾进入细胞内;③也可静脉滴注葡萄糖液和胰岛素,每 4g 葡萄糖配 1 单位胰岛素;④血钾持续升高时,应进行血液净化疗法。

(4)纠正酸中毒:轻度酸中毒不必特殊治疗,严重酸中毒应给予碳酸氢钠。5%碳酸氢钠 1ml/kg 可提高 HCO_3^- 1mmol/L。以后根据血生化或血气分析结果调整:所需碱性溶液的 mmol 数＝剩余碱(BE)负值×体重×0.3 计算,先给计算量的一半。如出现难以纠正严重酸中毒,则应采取血液净化。

(5)纠正低钠血症:通常为稀释性,不需特殊治疗;如血钠低于 120mmol/L,又伴有明显症状,可补充 3％氯化钠,12ml/kg 可提高血钠 10mmol/L,一般先给一半,然后根据复查结果及症状,再给另一半剂量。

(6)血液净化:是治疗急性肾衰的最有效措施,凡上述治疗无效者均应尽早进行血液净化。血液净化的指征:①血浆尿素氮＞28.56mmol/L,或血浆肌酐＞530.4μmol/L;②血钾≥6.5mmol/L,或心电图有高钾表现,严重酸中毒,血浆 HCO_3^-＜12mmol/L;③严重水潴留,有肺水肿、心力衰竭;④尿毒症症状明显,少尿 2～3 天,有周围神经或精神症状者。根据病情,可选用腹膜透析、血液透析、连续性血液滤过三种方式。

(7)处理高血压的处理

1)酚妥拉明 1～10μg/(kg·min),静脉注射输入。

2)硝普钠 1～12μg/(kg·min),静脉注射持续输入。

3)巯甲丙脯酸 1～2mg/(kg·d),口服制剂。

4)利尿治疗可用呋塞米 0.1～0.4mg/(kg·h)持续泵注。

5)同时应尽快消除病因,防止感染。

3.多尿期

(1)注意水电解质酸碱平衡。

(2)防止感染。

(3)增加钾及富含蛋白饮食。

(4)避免损害肾脏的一切因素。

(5)纠正贫血。

4.恢复期治疗　应注意休息,补充营养并坚持随访肾功能与影像学变化,直至完全正常。

5.原发病的治疗　对肾小球疾病及间质小管疾病、肾血管疾病所引起的急性肾衰竭,还应针对原发病进行治疗。

六、预防

积极控制因肾血容量不足所致急性肾前性肾衰竭和肾后性肾衰竭的病因,避免进展为肾性肾衰竭,避免肾毒性药物的使用。

七、小结

1.急性肾衰竭是儿科危重病症之一,若不能及时控制,可导致患儿死亡。

2.主要表现为尿量显著减少、氮质血症、酸中毒和电解质紊乱。

3.主要采取控制液体入量、纠正电解质紊乱和酸碱失衡、对症支持治疗和血液净化等综合治疗。

（廖红梅）

第七章　神经系统疾病

第一节　热性惊厥

一、概述

　　热性惊厥是指在小儿脑发育的某一特定时期,由发热诱发的惊厥发作,好发于6个月至3岁小儿。临床特征是在发热初期、体温骤升阶段发生惊厥,发作时体温多在38.5～39℃以上,发作前后一般情况良好,神经系统无其他异常。本病病因尚不完全清楚,有遗传倾向,治疗以对症处理为主,及时控制惊厥发作及退热尤为重要。

二、诊断依据

　　1.病史　部分病例既往有过类似发作,或直系亲属中有类似病史者。

　　2.临床表现

　　(1)典型表现:发病年龄在6个月至4岁,惊厥发生于发热初期,一般在6～12h内,最迟不超过24h,发作时体温多在38.5～39℃以上,表现为意识丧失、全身阵挛或强直阵挛发作,持续时间在10min以内,发作前后无神经系统异常,一次发热疾病过程中通常只发作1次。

　　(2)复杂性高热惊厥:发病年龄在<3个月或>6岁,惊厥发生于发热24h以后,发作时体温低于38～38.5℃,惊厥类型为局限性发作,持续时间超过15min,或24h内≥2次。

　　(3)惊厥持续状态:惊厥发作时间超过30min,或反复发作、发作间歇期意识不恢复,持续时间超过30min。

　　3.辅助检查　必要时可选做脑脊液、脑电图、头颅CT及遗传代谢病筛查等以查找病因。

三、治疗

1.一般治疗　维持侧卧体位以免误吸,保持呼吸道通畅,必要时吸氧、吸痰,尽量减少对患儿的刺激。

2.病因治疗　针对病因给予相应处理。

3.控制惊厥发作

(1)首选地西泮(安定):每次 0.3～0.5mg/kg(最大剂量≤10mg,婴幼儿≤2mg)缓慢静脉注射或灌肠,惊厥控制后可选用苯巴比妥维持疗效,每次 8～10mg/kg,肌内注射或缓慢静脉注射。

(2)频繁发作或持续状态:①重复静脉注射地西泮(安定)1 次;②氯硝西泮每次 0.02～0.06mg/kg 缓慢静脉注射,必要时每 6～8h 重复 1 次;③副醛:每次 0.1～0.2ml/kg 肌内注射,4 岁以上可稀释为 5％溶液静脉慢注;④苯妥英:首剂负荷量15～20mg/kg,稀释于生理盐水 50～100ml 中,20～30min 内缓慢静脉注射,12～24h 后给予维持量 5～10mg/kg,分 1 或 2 次静脉注射。

4.其他对症治疗　降温,可采用解热镇痛药及物理降温;怀疑脑水肿者,每次予以 20％甘露醇 2.5～5ml/kg 或地塞米松 0.3～0.5mg/kg,4～6h 后可重复;惊厥时间长伴有代谢性酸中毒者,给予适量碱性液。

5.抗癫痫药　如发病年龄<3 个月或>6 岁,每年发作 5 次以上,发生过癫痫持续状态,或脑电图反复出现痫样放电,则易于复发,并可能发展为无热惊厥乃至癫痫,此类患儿应长期规律服用抗癫痫药物。

(花红燕)

第二节　病毒性脑膜炎

【概述】

中枢神经系统病毒感染的临床表现多种多样,以急性无菌性脑膜炎或脑炎最为常见。无菌性脑膜炎主要指病毒性脑膜炎,常见致病病毒为肠道病毒、Ⅱ型疱疹病毒等。主要特征是脑膜刺激症状和脑脊液细胞数增多,预后大多良好。

【诊断依据】

1.病史　疾病初期可有肠道或呼吸道感染史。

2.临床表现　急性起病,病程相对较短,临床多有发热、头痛、呕吐,体检可见颈项强直,Kerning 征和 Brudzinski 征阳性,部分病例由于轻微脑实质受累表现出不同程度的意识障碍,如易激惹、嗜睡或昏睡等。早期可出现惊厥发作,一般无瘫痪、昏迷或惊厥持续状态等严重脑实质损害症状。不同病毒感染,其神经系统外的伴随症状不同。腮腺炎脑膜炎常有涎腺肿痛,肠道病毒感染可伴皮疹,EB 病毒感染常伴淋巴结肿大或肝区轻触痛及皮疹,年长儿 HSV-2 感染伴生殖器疱疹。

3.辅助检查

(1)脑脊液:蛋白略增高,糖和氯化物正常。细胞数轻度增多,早期以中性粒细胞为主,以后则以淋巴细胞为主。

(2)脑电图:弥漫性慢波增多,个别有痫样放电,随病情好转脑电图异常逐渐恢复。

(3)病原学检查:病毒分离和血清学试验是明确病因的基本方法。可于发病早期采集标本分离病毒;血清学试验一般采用发病早期和恢复期双份血清或脑脊液,如有 4 倍以上滴度升高可确诊。

【治疗】

1.一般治疗　大多无特异性治疗,急性期注意维持水与电解质平衡及适当营养。

2.对症治疗　高热者及时降温;过度兴奋、躁动或惊厥者,给予镇静、止惊药物;颅内高压者给予脱水剂。

(花红燕)

第三节　病毒性脑炎

【概述】

病毒性脑炎是急性病毒性神经系统感染的常见和严重类型,以弥漫性或局灶性脑实质炎症为特征。中枢神经系统病毒感染的临床表现多种多样,以急性无菌性脑膜炎或急性脑炎最为常见,除少数病毒外,多数诊断困难,也缺乏特效治疗方法,主要为对症处理,预后一般良好:但重者可有肢体瘫痪、癫痫、智能减退等后遗症,或因脑损害严重,高颅压、脑疝而死亡。

【诊断依据】

1.病史　部分脑炎如乙脑、麻疹脑炎、脊髓灰质炎等可有相应流行病史或阴性预防接种史。

2.临床表现　与脑膜炎或脑膜脑炎有相似的临床表现,如发热、头痛、疲乏等。典型脑炎具有脑实质受累的明显症候,常见者如意识障碍、行为异常、惊厥发作,早期即可出现严重的高颅压表现;部分患儿精神异常,行为紊乱、记忆及定向异常、幻错觉,也可有情感障碍、兴奋躁动或思维紊乱。因病脑多数同时累及脑膜,故可出现脑膜刺激征,但不如细菌性脑膜炎明显。

3.辅助检查

(1)脑脊液:细胞数增多,早期以中性粒细胞为主,以后则以单核、淋巴细胞为主。蛋白轻度增多,糖、氯化物正常。免疫球蛋白急性期增高,以 IgM 明显。

(2)血清学检查:测定血、脑脊液的双份血清抗体,比较急性期与恢复期病毒抗体滴度的变化,如有 4 倍以上增高,则有诊断意义,急性期测定特异性病毒 IgM 抗体有助于早期诊断。

(3)脑电图:多表现为弥漫性或局限性慢波,亦可伴有棘波、尖波等,单纯疱疹病毒性脑炎病例,在额颞区有特征性的低幅慢波背景上周期性出现 1～5s 的高幅慢波或尖波。

(4)CT 或 MRI 检查可见脑水肿、梗死、出血、坏死或软化。

【治疗】

1.一般治疗　急性期卧床休息,加强护理,注意生命体征变化,及时处理。

2.病因治疗　疱疹病毒类感染可给予抗病毒药物:阿昔洛韦(无环鸟苷)、碘苷(疱疹净)。

3.对症治疗

(1)积极控制惊厥。

(2)控制脑水肿及颅高压:甘露醇、呋塞米(速尿)快速静脉注射,重症可短程应用肾上腺皮质激素,每日液体入量在 800～1000ml/m²。

(3)退热。

4.其他　输新鲜血或血浆,每次 5～10ml/kg,每日 1 次,或大剂量丙种球蛋白输注,每次 100～400mg/kg,每日 1 次,连用 3～5d。

(花红燕)

第四节　细菌性脑膜炎

【概述】

细菌性脑膜炎又称化脓性脑膜炎(简称化脑),是化脓菌所引起的中枢神经系统感染。主要临床特征是急性起病,发热、头痛、呕吐或惊厥,重者伴意识障碍,体检常见脑膜刺激征或颅内压增高征,脑脊液出现化脓性改变。引起化脑最常见的细菌为肺炎链球菌及流感嗜血杆菌。婴幼儿发病者占大多数,80%的病例年龄<1岁。治疗措施以应用抗生素及对症治疗为主,早期诊断和恰当的治疗是改善本病预后的关键。

【诊断依据】

1.临床表现

(1)前驱感染症状:常有上呼吸道感染或皮肤感染等引起的非特异性症状等。

(2)非特异性表现:系全身感染或菌血症期所出现的非神经系统征候。包括发热、倦怠和食欲下降、上呼吸道感染症状,皮肤瘀斑、紫癜或充血性皮疹等。小婴儿早期可表现为易激惹、烦躁哭闹及目光呆滞。

(3)中枢神经系统表现:①脑膜刺激征,为脑膜炎特征性表现,包括脊痛、颈项强直、Kerning 征和 Brudzinski 征等。但在幼婴,这些表现可不明显。②颅内压增高征,典型表现为剧烈头痛和喷射性呕吐,婴儿可出现前囟膨隆、紧张或骨缝增宽。如病程较长可见展神经麻痹或视盘水肿。严重者可出现去皮质和去皮质强直体位、谵妄或脑疝。③局灶体征,一般由于血管闭塞引起,常见者有偏瘫、感觉异常、脑神经受累等。④惊厥。⑤意识障碍,表现为嗜睡、谵妄、迟钝和昏迷,常提示预后不良。

(4)新生儿化脑:起病隐匿,缺乏典型症状和体征。可有发热或体温不升、呼吸节律不整、心率减慢、拒乳、呕吐、发绀、黄疸等非特异性症状。查体常见前囟紧张,很少出现典型的脑膜刺激征,易误诊。

(5)并发症:①硬膜膜下积液,起病 7~10d 后,经有效治疗 3d 左右体温不降,或退而复升。病程中进行性前囟饱满、颅缝分离、头围增大等颅内压增高征象,或出现意识障碍、惊厥发作或其他局灶性体征,颅骨透光检查或头颅 CT 扫描有助于确诊。②脑室管膜炎,多见于小婴儿革兰阴性杆菌脑膜炎,侧脑室穿刺可确诊。③脑积水,新生儿、小婴儿多见,表现为进行性颅压增高。④抗利尿激素(血管升压素)异常分泌增多征,引起血钠降低和血浆渗透压下降(脑性低钠血症),加重脑水肿、意识障碍。

2.辅助检查

(1)血常规:白细胞总数明显增高,分类以中性粒细胞为主,伴核左移,重症患儿白细胞总数减少。

(2)脑脊液:典型者外观浑浊,压力增高;细胞数显著增多,$(500\sim1000)\times10^{6}/L$

以上,以中性粒细胞为主;革兰染色涂片找菌可阳性;蛋白增高,多>1g/L,糖含量显著降低。

(3)病原学检查:未用抗生素前,进行血培养及病灶分泌物的涂片或培养对明确致病菌有重要价值。

【治疗】

1.一般治疗　支持治疗,注意观察病情变化及生命体征。

2.病因治疗　对怀疑患儿,腰穿后立即开始抗生素治疗。药物选择对常见致病菌敏感且容易透过血-脑脊液屏障者,多用三代头孢菌素类。

(1)如病原菌不明,则联合应用抗生素。如青霉素联合氯霉素、青霉素联合氨苄西林;或三代头孢菌素,如头孢噻肟,$100\sim200mg/kg$;对β-内酰胺类过敏者可选用氯霉素,$100mg/kg$,分4次静脉注射。抗生素治疗应维持$10\sim14d$以上,如疗效不理想或病情反复,应考虑有关并发症可能,或更换抗生素。

(2)病原菌培养阳性者结合药敏试验结果选用抗生素。①流感杆菌脑膜炎:氨苄西林,疗程$2\sim3$周;②肺炎链球菌脑膜炎:青霉素疗程$10\sim14d$,如耐药换用头孢三代、氯霉素或万古霉素;③奈瑟脑膜炎双球菌:脑膜炎青霉素或头孢三代菌素治疗$7\sim10d$。

3.对症治疗　①颅高压、脑水肿者给予脱水剂;②高热者及时降温;③过度兴奋、躁动或惊厥者,给予镇静、止惊药物;④并发症治疗:硬膜下积液,量多者及时穿刺放液,首次引流不超过15ml,以后每次不超过30ml,合并积脓者可局部注射抗生素;脑室管膜炎应采用侧脑室外引流,并脑室内局部用药。

4.其他治疗　急性期在有效使用抗生素的同时,可加用肾上腺皮质激素,多用地塞米松,每日$0.2\sim0.5mg/kg$,疗程$3\sim7d$。

(花红燕)

第五节　晕厥

晕厥是指由于大脑一过性的供血不足所致的短暂性意识丧失,常伴有肌张力丧失而不能维持自主体位。晕厥是儿童和青少年的常见病症,可有许多原因引起。女孩比男孩发病率高。在青少年发病的高峰年龄为$15\sim19$岁之间。约有15%的18岁前的儿童及青少年发生过至少1次晕厥。而且晕厥患儿占所有儿科急诊患儿的1%。一项在平均年龄为20岁的医学生中的调查发现,约20%的男生和50%的女生报告至少发生过1次晕厥。

【病因分类】

晕厥是一个症状,而不是一个疾病,根据导致晕厥的病因可将晕厥分为:自主神经介导的反射性晕厥(AMS)、神经性、代谢性、精神性及心源性晕厥。其中神经介导(反射性)晕厥是最常见的病因,而血管迷走性晕厥(VVS)是反射性晕厥中最常见的类型。由于代谢性及精神性晕厥从发病机制上来看并无大脑一过性的供血不足所致的短暂性意识丧失,因此根据欧洲及美国晕厥诊治指南,将这些类似晕厥的情况称为一过性意识丧失(TLOC)。

1.自主神经介导的反射性晕厥

(1)血管迷走性晕厥(最常见)

(2)体位性心动过速综合征

(3)反射性晕厥(境遇性晕厥):①咳嗽晕厥;②排尿性晕厥;③吞咽晕厥;④屏气发作;⑤排便晕厥。

(4)直立性低血压

(5)颈动脉窦过敏综合征

(6)自主神经功能障碍:①外周神经炎;②家族性自主神经功能障碍;③中枢性自主神经衰竭(Shy-Drager综合征);④脊髓病变等。

2.心源性晕厥

(1)心律失常:①阵发性室上性心动过速;②房颤、房扑;③室性心动过速;④室颤;⑤长QT综合征;⑥窦性心动过缓;⑦房室传导阻滞;⑧病窦综合征。

(2)非心律失常心源性晕厥:①肥厚性心肌病;②肺动脉狭窄;③主动脉狭窄;④肺动脉高压;⑤致心律失常性右室心肌病;⑥心包压塞综合征;⑦二尖瓣脱垂。

3.非晕厥性TLOC

(1)神经系统疾病:①锁骨下动脉窃血综合征;②短暂性脑缺血发作;③复杂型偏头痛;④惊厥发作。

(2)代谢性疾病:①低血糖;②电解质紊乱;③重度贫血;④药物中毒(主要是镇静药、抗精神病药)。

(3)精神性假性晕厥:①癔症;②重度抑郁;③假性惊厥发作;④焦虑症。

【诊断】

由于晕厥是一种常见的病症,而且有部分患者具有高度的猝死的危险性,因此我们根据已有的晕厥诊疗指南,结合我国的研究现状制定了简单、实用的符合我国儿童特点的晕厥诊断程序,并且联合全国多家医院进行多中心应用研究,在接近2年的时间内对474例患儿进行了诊断,发现该诊断程序的有效率为81.1%,而且通过对新诊断程序的卫生经济学评价发现,新诊断程序的平均就诊费用比传统诊断程序降低,诊断程序的确诊日比传统诊断程序明显缩短,平均住院日也明显缩短。并且根据以上的研究结果,2009年中华医学会儿科学会心血管学组和《中华儿科杂志》编辑委员会颁布了的我国儿童的晕厥诊断指南。

1.首先确定患儿是否是晕厥。这个问题至关重要,因为在临床实践中很多晕厥的患儿被误诊为癫痫。根据我们的一项研究发现,某些特征往往提示患儿为晕厥发作,而非惊厥发作。如在发作前往往存在诱因,如持久站立、精神紧张、清晨起床后等,此外还有一些特殊情景如在小便、大便、咳嗽等情景下出现的意识丧失,往往提示患儿为晕厥发作,另外在意识丧失前存在先兆如头晕、恶心、多汗等也提示患儿为晕厥发作。如果意识丧失时间长>5min,发作后患儿存在定向障碍、意识恢复缓慢、发作时同时伴有肢体的动作或肌张力的改变往往提示为惊厥发作而非晕厥发作,尤其是如果肢体的动作呈节律性的动作往往提示患儿为惊厥发作。

2.根据欧洲心脏病协会的建议,对于晕厥患儿最初的评价包括详细的病史询问、仔细的体格检查、卧立位血压测量及心电图检查,将患儿分为可明确诊断、可提示诊断及不明原因晕厥三种情况。

3.在不明原因晕厥的患儿,心脏结构的异常和不正常的心电图可以决定患儿是否需要进一步检查。对于是否所有的不明原因晕厥的儿童都须进行超声心动图检查目前还没有统一的意见,但是对于任何提示存在心脏疾病的可能的患儿都应当进行进一步检查。在具有心脏结构和心电图异常的患儿,导致晕厥最常见的原因是心律失常。因此24小时心电图监测、心脏电生理检查是最常用的进一步检查方法。心脏电生理检查主要进行窦房结功能评价、诱发室上性或室性心律失常等。

4.在没有心脏结构异常和心电图也正常的患儿,血管迷走性晕厥是最常见的原因。对于该类患儿直立倾斜试验是诊断的最重要的方法。根据我们的研究应用直立倾斜试验和药物激发的直立倾斜试验可以诊断80%左右的该类患儿。并且直立倾斜试验可以进一步诊断直立性低血压和体位性心动过速综合征导致的晕厥。但是对于那些晕厥发作频繁,又伴有明显的精神症状的患儿,如明显抑郁、紧张和焦虑的患儿即使其直立倾斜试验是阳性,也应当建议其进行精神咨询。

5.对于没有心脏结构异常和心电图正常的患儿,如果晕厥的发作非常少或仅有1次发作,由于此类患儿一般建议不需治疗,因此可以不用做直立倾斜试验,而是给予观察,必要时再给予进一步的评价。

6.经过以上系统的临床评价和诊断方法的应用后一般可以对晕厥患儿建立诊断。如果仍不能明确诊断,就应该对整个评价工作重新进行,尤其是要重新详细追问患儿病史及患儿发作时目击者提供的资料,并且重新进行体格检查,进行诊断。

根据我们的一项研究发现,各种小儿晕厥临床特征如下:自主神经介导的反射性晕厥导致的晕厥患儿多见于青春期女孩,晕厥发生时多为站立体位,发作前有明显的诱因如持久站立等,并且往往存在显著的晕厥先兆症状。而心源性晕厥儿童往往存在心脏病史,发病年龄偏小,晕厥的发作前先兆症状不明显,运动可诱发晕厥的发作。神经源性晕厥的患儿在晕厥发作时常伴有肢体的抽动,晕厥后常存在神经系统的异常体征。代谢性因素导致的儿童晕厥往往存在明确的发病诱因。而精神因素导致的晕厥患儿也往往见于青春期女孩,具有明确的精神刺激诱因,每次晕厥发作的时间较长,而且晕厥反复发作。由于心电图的检查对发现心源性晕厥儿童具有重要意义,而且由于心源性晕厥的高度危险性,因此对晕厥患儿常规进行心电图的检查是必要的。神经系统的检查包括普通脑电图、长程脑电图、头颅的影像学检查等只有通过以上病史及体检提示患儿可能存在神经系统异常时才具有重要意义。Holter 心电图检查及超声心动图检查也只有在诊断心源性晕厥儿童中有作用。直立倾斜试验对诊断及鉴别诊断自主神经介导的反射性晕厥具有重要的意义。在除外患儿存在心源性晕厥可能后,所有晕厥儿童进行直立倾斜试验的检查是有意义的。对于患儿晕厥反复发作,持续时间长,有明确精神因素诱因者,应当考虑进行精神学评估。

【鉴别诊断】

1.自主神经介导的晕厥

(1)血管迷走性晕厥(VVS):血管迷走性晕厥是儿童晕厥中最常见的病因,约占所有晕厥患儿的 80%。根据我们对 100 例左右患儿的分析,这种疾病主要发生于 11~19 岁的女孩,通常表现为当患儿在持久的站立时,或患儿看到流血、感到剧烈疼痛、处在闷热环境、洗热水浴、运动或紧张等时可诱发晕厥发作。起病前可有短暂的头晕、注意力不集中、面色苍白、视听觉下降,恶心、呕吐、大汗、站立不稳等先兆症状。直立倾斜试验是诊断和鉴别诊断该病公认的方法。

(2)体位性心动过速综合征(POTS):近几年在儿童才提出 POTS 这一概念,是慢性直立不耐受的表现之一,严重时也可导致晕厥发生,且根据我们的研究,在儿童不明原因晕厥的儿童中,POTS 也占很大一部分比例。根据我们的观察其临床特征是 POTS 患儿多为学龄期儿童,女性的发病率高于男性。患儿在直立时具有以下症状,起立后的头晕或眩晕、胸闷、头痛、心悸、面色改变、视物模糊、倦怠、晨起不适、严重时出现晕厥等症状,这些症状患儿平卧后减轻或消失;这些症状虽然常发生于站立体位,但是在坐位时也可发生。POTS 的诊断标准是指在 HUT 试验或直立后的 10min 内心率增加≥30 次/min 或心率最大值≥120 次/min,同时伴有直立不耐受的症状,在除外其他可导致自主神经系统症状的基础疾病如贫血、心律失常、高血压、内分泌疾病及其他导致晕厥的心源性或神经源性疾病即可诊断。

(3)直立性低血压(OH):直立性低血压的定义是在倾斜或直立 3min 内血压显著下降,收缩压下降大于 20mmHg,或舒张压下降大于 10mmHg。随着患者的血压明显下降,患者可出现头晕、晕厥或晕厥的先兆症状。由我们的研究结果发现在儿童中该病并不常见,而且对于该定义是否适用于儿童也有争论,因为有研究者发现该反应可见于很多的正常儿童。该病的发生机制目前也不清楚,有人认为该病主要是患者的自主神经反应障碍造成,因此也有作者将其归为自主神经反应障碍这一类疾病中。

(4)境遇性晕厥

1)吞咽性晕厥:吞咽性晕厥一般与食管、咽周损伤或舌咽神经麻痹有关。该病在儿童并不常见。吞咽性晕厥主要表现为患儿在吞咽时或吞咽过热或过冷食物甚至在看到食物时出现晕厥或晕厥先兆。这一反射传入支可能是食管的感觉神经纤维,传出的迷走神经活动反应导致心动过缓、窦性停搏或者不同程度的房室传导阻滞。该种疾病在儿童不能自然缓解,但可以应用抑制副交感神经的药物治疗,或采用外科选择性的切除心脏迷走神经,或者置入永久性起搏器治疗。

2)咳嗽性晕厥:咳嗽时可出现头晕、头昏及晕厥发作。咳嗽性晕厥常见于患慢性肺病的中年人,但也可见于患有哮喘或喘息的患儿。这种晕厥的发生机制主要是突然增高的胸膜腔的压力和颅内压的增高引起脑脊液压力增高,从而导致脑血流的减少,反射性外周血管扩张;类似于"Valsava"动作可导致心输出量的降低,并且可反射性的引起迷走神经的兴奋出现房室传导阻滞。

3)排尿性晕厥:排尿晕厥是指在排尿前、中、后即可发生的晕厥。从青少年和老年人都可发病,男孩多见。易患因素包括进食少,近期上呼吸道感染史和饮酒。晕厥一般发生在晚上或睡醒后排尿时,患儿通常在完成排尿后即刻出现晕厥,而很少有晕厥的先兆。该病的反复发作很少见。发生排尿性晕厥的原因目前还不清楚,推测其发生机制包括迷走神经刺激引起的心脏抑制,由充盈膀胱兴奋内脏传入神经。这种晕厥因为很少反复发作,因此一般不须治疗。

4)排便晕厥:在排便过程中发生晕厥或晕厥先兆称为排便晕厥。这往往提示存在潜在的消化道疾病、心血管疾病或脑血管疾病。其可在儿童出现,并可反复发作,因此对于该类患儿应积极寻找原发病。

5)梳头性晕厥:该种类型的晕厥常发生于女性,常常在患儿梳头、刷牙或吹干头发时发生。之所以将其从其他的血管迷走性晕厥中分离出来，是因为其发生机制与典型的血管迷走性晕厥不同，其包括对头皮的刺激引起三叉神经兴奋，颈动脉压力感受器受压，低头或仰头时基底动脉血流受阻。在儿童该病往往发生在洗温水澡后，此时外周血管已经扩张时。做直立倾斜试验往往为阳性。治疗仅需适当饮水防止血容量不足，在梳头前先凉干身体。

（5）颈动脉窦过敏：颈动脉窦过敏在儿童少见，而在老年人中的发病率为 10% 左右。晕厥的发生主要是由于颈动脉窦轻微的受压引起的迷走神经的过度兴奋，导致窦性心动过缓、窦性停搏或房室传导阻滞，而导致晕厥发作。

2.心源性晕厥　突然发生的没有任何征兆的晕厥往往提示可能继发于心脏疾病。但是这种情况在儿童非常少见。心律失常时可因为心排血量的突然下降，导致大脑供血不足而晕厥发生。心动过缓时如心脏每搏量不能对由于心率的降低造成心输出量的降低，或心动过速时由于舒张期的缩短导致的心脏没有足够的充盈时间而引起心脏每搏量的减少都会发生晕厥。其中心源性晕厥主要包括窦房结功能障碍、房室传导阻滞、先天性长 QT 综合症、室上性心动过速、室性心动过速及肥厚性梗阻型心肌病、主动瓣狭窄及原发性肺动脉高压等。根据我们对 23 例以晕厥位主诉的心源性晕厥儿童的临床特征进行研究发现，心电图异常和劳累诱发晕厥这 2 项特征发生率在心源性晕厥患儿中最高，分别达到占 91.7% 及 60.9%，因此对于具有以上 2 种临床特征的晕厥患儿要高度怀疑其为心源性晕厥的可能，应进一步进行心脏方面的评价。

3.神经系统疾病导致的 TLOC　短暂意识丧失的惊厥发作很难与血管迷走性晕厥区别，而伴有头痛、头晕、恶心症状的血管迷走性晕厥也很难与偏头痛相鉴别，而且有部分血管迷走性晕厥发作时由于大脑的继发缺氧也可表现出惊厥发作，该种情况称之为惊厥性晕厥。要区分这两种情况对于小儿心脏病专家和神经专家都非常困难。

（1）惊厥发作与晕厥发作的鉴别：有人研究还发现，最好的区分晕厥发作和惊厥发作一点是晕厥发作的患者事后没有定向力障碍，而惊厥发作者者多有定向力障碍。此外在事件前具有恶心和出汗者往往也提示为晕厥发作，而非惊厥。平卧位时的意识丧失或四肢的强直或阵挛动作一般都是惊厥的表现。Sheldon 等人通过将晕厥和惊厥患者的病史的定量研究提出了区别晕厥和惊厥的病史评分标准。通过脑电图的研究也可区别患儿为惊厥发作还是惊厥性晕厥。惊厥发作脑电图表现为癫痫波；而惊厥性晕厥的典型表现为当晕厥发作出现心脏停跳 3～6 秒时脑电图没有任何电异常；但在心脏停跳 7～13 秒后，脑电图上出现双侧或同步化的慢波,而患者此时也表现为意识丧失;当心脏停跳 14 秒以上时,患者可出现全身的强直发作,脑电图表现为"平坦"的电活动。在小儿出现惊厥需要心脏停跳的时间短于成人,研究表明在儿童心脏停跳 10 秒以上就可出现典型的意识丧失后的缺氧性惊厥。

(2)偏头痛与晕厥的鉴别部分偏头痛(尤其是与基底动脉有关)的发作很难与血管迷走性晕厥区别,而伴有头痛、头晕、恶心症状的血管迷走性晕厥也很难与偏头痛相鉴别,晕厥性偏头痛一般具有明显的先兆后出现明显的头痛。而且偏头痛患儿具有明显的家族史。但是有研究发现,血管迷走性晕厥与偏头痛可同时发生。

(3)发作性睡病是一种少见的青少年的疾病,主要表现为在白天过多和不适当的、不能控制的睡眠。该病在突然惊吓或情感的巨大打击时可出现猝倒。该病虽然和晕厥发作很相似,但是该病猝倒时无意识的丧失。发作性睡病的家族史、在发作时对语言刺激有反应等可以与晕厥相鉴别。

(4)屏气发作据国外的研究报道 5% 的幼儿出现晕厥发作。尽管大多数的屏气发作时患儿并没有特殊的呼吸改变,但是大多数的发作发生在患儿受到轻微外伤或发脾气时哭闹时或哭闹后。发作可分为两种类型:一种是苍白型,典型的发作出现在短暂的哭闹后;一种为紫绀型,典型的发作出现在长时间的哭闹后。尽管非常难以记录,但是苍白型屏气发作是由于一过性的心脏停搏所致。紫绀型屏气发作最可能的机制与晕厥的发生机制类似,由于哭闹导致的过度通气和无声哭泣导致的 Valsalva 效应,会出现静脉回流减少,低血压和大脑缺血引起意识障碍。典型的屏气发作发生于 6 月～2 岁的婴幼儿。而且非常幸运的是该病大多数在年龄 3～4 岁时会自然缓解。尽管发作时非常令人担忧,但是一般不会出现像婴儿猝死这种严重的后果。

4.精神性假性晕厥　过度通气有时可导致晕厥发作。其发生机制目前还不清楚。但是由过度通气导致的低碳酸血症可导致碱中毒和降低脑血流,这也许是晕厥的原因。焦虑症患儿的晕厥与过度通气有关。

癔症性晕厥类似于有意识的丧失,多见于女性青少年,一般在精神紧张时出现。这些患儿在发作时没有心率、血压和皮肤颜色的改变,并且发作往往会持续的时间较长,而且该病患儿在发作时往往是慢慢的倒下,没有身体伤害。

5.代谢性疾病导致的 TLOC　低血糖导致的晕厥在儿童非常少见。在发生晕厥前往往有虚弱、饥俄、出虚汗、头昏最后出现意识丧失。并且发作与体位无关。发作过程慢而且发作时没有心率和血压的变化,偶可伴有心动过缓。其他代谢紊乱如电解质紊乱导致的晕厥发作往往与代谢异常导致的心律失常有关。

【治疗】

晕厥患儿的治疗主要是针对病因进行治疗,尤其对心源性晕厥的患儿,针对病因进行有效的治疗,是预防患儿发生心血管疾病不良事件的关键。如针对先天性长 QT 综合征的患儿给予口服心得安治疗,具有流出道梗阻的患者解除梗阻的治疗等。而针对最常见的导致小儿晕厥的病因 VVS 的治疗目前国内外的研究教多。下面主要针对小儿 VVS 的治疗进行论述。反复发作的晕厥患者的生活质量明显下降,因此对 VVS 患儿进行治疗是必须的也是必要的。VVS 的治疗包括对患儿进行教育、物理疗法和药物治疗。

1.健康教育　要明确告知患儿及其家长 VVS 是一种预后良好的疾病,不必过度的恐惧和焦虑。使患儿及家长了解该病的大体发病率,发病原因及机制,提高对该病的认识。并且告知患儿及其家长须提高自我保护意识,尽量避免诱发因素包括闷热环境、过度疲劳、脱水、长时间站立等。适量的运动可增加机体血容量和对直立的耐受,因此对于 VVS、尤其是症状程度较低的 VVS 患者,要鼓励其进行适量的、循序渐进的运动。

2.物理疗法　对于 VVS 的物理疗法主要包括 2 种方法:一种是在患者出现晕厥先兆时进行对抗压力动作,即进行四肢肌肉的等长收缩(如交叉腿,以及上肢肌张力增加如上臂肌肉收缩、握拳)等对抗压力的动作,可增强骨骼肌的泵血、增加静脉同心血量,而改善心输出量,因而被作为一种治疗 VVS 的方法。研究显示,直立倾斜前上下肢同时交叉收缩 30s 使 VVS 患者倾斜过程平均动脉压从 65mmHg 增加为 106mmHg 并有效地预防晕厥的出现。另一个研究结果显示,在 HUT 诱导症状刚出现阶段研究组双手紧握和保持上肢肌紧张 2min 使收缩压增高、而对照组收缩压出现下降,两组分别有 37% 和 89% 的患者出现晕厥发作。通过在出现晕厥前驱症状时采用这种对抗压力的动作,95 例 VVS 患者在临床随访过程只有一个出现晕厥发作。

第 2 种治疗 VVS 的物理疗法是倾斜训练(TT)。重复进行倾斜训练可以提高患者对直立体位的耐受力,并有可能恢复患者异常的压力反射活动。治疗性的TT,首先对倾斜试验阳性患者在医院内进行倾斜训练,方法类似进行直立倾斜试验,当患者连续 2 次倾斜训练呈阴性反应的患者可以出院开始进行家庭训练。家庭训练的方法为嘱患者后上背部紧靠墙壁,两脚离开墙壁 15cm,呈倾斜位。在家庭成员的看护下,每次训练时间可由 15min 逐渐增加到 30~45min,要求每天训练1~2 次。几个中心的研究结果表明,该项训练方法对治疗血管迷走性晕厥有非常满意的效果。但也有研究发现该治疗方法的依从性较差,很难获得预期的疗效。

以上的物理治疗方法在儿童 VVS 患者中的应用系统研究报道还非常少,其治疗的方法及有效性尚待探讨。但是由于以上的方法无风险或风险性很小,目前的研究结果支持其有效而且无花费,因此应当推荐给儿童患者作为基础治疗方法。

3.药物治疗

(1)增加盐及液体摄入疗法:饮食中增加盐的摄入和增加液体的摄入是治疗 VVS 的基础。因为增加盐类的摄入能增加细胞外液量和血浆,从而减少由于体位变化而引起的血流动力学改变。Younoszai 等对 28 例 VVS 患儿应用口服液体疗法亦发现能明显减少患儿发作或减轻患儿的症状。我们也发现通过对 VVS 患儿进行健康教育包括增加食盐和水的摄入可使 20％的患儿症状得到缓解。因为盐的补充和增加液体的摄入既相对安全又容易被患儿及其家长接受,所以对于 VVS 患儿作为最初的治疗方法是非常值得推荐的。

(2)β 受体阻滞剂:这类药物是治疗 VVS 患儿的最常用的药物。它能通过减少对心脏压力感受器的刺激,或者阻滞循环中高水平的儿茶酚胺的作用而发挥作用的。既往有多项研究发现 β 受体阻滞剂(主要为阿替洛尔或美托洛尔)可有效地治疗 VVS 儿童,我们课题组也对其疗效进行过探讨,近期我们课题组对世界范围内关于 β 受体阻滞剂治疗 VVS 的英文文献和中文文献进行 Meta 分析发现,β 受体阻滞剂可能是治疗 VVS 的有效药物。但是最近,一项在成人 VVS 患者中进行的随机双盲安慰剂对照的研究发现,β 受体阻滞剂对治疗 VVS 患者可能无效。Sheldon 等探讨美托洛尔对成人 VVS 患者预防晕厥发作试验(POST)研究。研究对象 208 例 VVS(平均年龄 42±18 岁)。采用双盲和随机安慰剂对照设计。治疗组(n＝108)和对照组(n＝100)。结果显示:两组对防止晕厥复发无显著性差异。针对这种研究结果的不一致,我们也进行了探讨,发现对于在 HUT 过程中,在阳性反应前存在明显心率增快者(心率较基础值＞30 次/min)选择应用 β 受体阻滞剂可能更加有效。

(3)α-受体激动剂:该药通过增加外周血管的收缩和减少静脉的血容量来发挥治疗作用。Strieper 等研究了去氧肾上腺素对 VVS 儿童的治疗作用,他们对 16 例 VVS 患儿服用去氧肾上腺素(60mg/d,2 次/d),平均随访 11.7 个月后复查 HUT,15 例患儿无症状再出现。此外米多君为一选择性　　受体激动剂,至今已有多项研究表明米多君对于治疗难治性 VVS 有效。我们课题组也探讨了米多君对 VVS 儿童的治疗效果。将 26 例(反复晕厥,HUT 阳性)的 VVS 儿童(平均年龄 12.2±2.9 岁)分为米多君组及基础治疗组(包括教育、建议增加盐和水分摄入),随访 6 个月。结果显示:二组患儿 HUT 转阴率分别为 75% 及 20%,米多君组患儿的 HUT 转阴率明显高于基础治疗组(P<0.05)。在随访过程中晕厥复发率分被为 22.22% 及 80.00%,两者晕厥复发率显著低于后者(P<0.05)。表明米多君(2.5mg, 2 次/d)可有效治疗 VVS 儿童。近期我们对-受体激动剂治疗 VVS 的 Meta 分析结果也支持该药可有效治疗 VVS 患者。

(4)氟氢可的松:该药通过增加肾脏对钠盐的重吸收来发挥其扩充血容量的作用而治疗 VVS 患者的,其亦可影响压力感受器的敏感性,增加血管缩血管物质的反应和减低副交感神经活性来发挥治疗作用。但是对于该药治疗儿童 VVS 的结论也不一致,有研究发现应用该药可显著改善 VVS 儿童症状,减少晕厥复发。但 Salim 等采用随机双盲安慰剂对照的研究方法,探讨氟氢可的松和增加盐摄入预防儿童 VVS 患儿晕厥复发的研究,结果却发现服用氟氢可的松的患儿不能减少晕厥的复发。

(5)5-HT 前摄抑制剂:此类药物通过抑制突触间隙 5-HT 再摄取,使突触间隙 5-HT 浓度增高,突触后膜 5-HT 受体代偿性下调,对中枢的 5-HT 快速变化的反应减弱,从而减弱交感神经的快速抑制反应,防止晕厥发作。在儿童 VVS 患者应用的报道均是经验性应用报道,没有进行随机对照的研究。如 Grubb 等对 17 例不名原因晕厥且 HUT 均为阳性的儿童给予 5-HT 前摄抑制剂—舍曲林治疗(50mg/d),其中有 9 例患儿在随访 12±5 个月中症状消失,重复 HUT 均为阴性。Lenk 等报道了 15 例不名原因晕厥且 HUT 均为阳性的儿童接受舍曲林的治疗,随访 7±3 个月后,1/2 患儿无晕厥发作且重复 HUT 为阴性,其中有 3 例因不能耐受药物而停药。该药治疗儿童 VVS 患者的有效性尚需更科学的随机对照研究进一步证实。而且该类药物均为抗精神病类药物,患儿及其家长不容易接受。

4.起搏治疗　北美血管迷走性晕厥起搏治疗研究(VPSⅠ)提示采用双腔起搏器显著减少晕厥的复发。但通过随机双盲设计的 VPSⅡ却显示起搏治疗对预防 VVS 患者的晕厥复发没有效果。而来自欧洲的类似研究,血管迷走性晕厥与起搏试验(SYNPACE)也发现起搏治疗对 VVS 患者预防晕厥的复发无效。但以上的研究均来自成人患者的结果,在儿童中应用起搏治疗 VVS 的报道非常少。

(花红燕)

第八章　血液系统疾病

第一节　缺铁性贫血

一、概述

缺铁性贫血是由于体内铁的不足导致红细胞的血红蛋白合成减少而形成的一种低色素小细胞性贫血,是小儿贫血中最常见的疾病之一。

二、诊断依据

1.临床表现　多在 6 个月至 2 岁发病,可见面色苍白、疲乏无力、不爱活动、心悸、眩晕、气促;烦躁、淡漠、精神不集中;感觉异常和异食癖、呕吐、腹泻;智力及动作发育落后、行为异常。

2.体征　重者心率快,心脏扩大、心尖部可闻及收缩期杂音,脾可轻度增大;可有口腔炎、舌炎、舌乳头萎缩或完全消失;反复呼吸道感染;皮肤干燥、指(趾)甲易(脆)碎,少数可有反甲。

3.实验室检查

(1)血象:血红蛋白比红细胞减少更明显,血红蛋白 6 个月至 6 岁<110g/L,6～14 岁<120g/L。红细胞大小不等,以小细胞为主,中心浅染区明显,呈小细胞低色素性改变。红细胞平均容积(MCV)<80fl,红细胞平均血红蛋白(MCH)<27pg,红细胞平均血红蛋白浓度(MCHC)<0.31%。网织红细胞一般正常。

(2)骨髓象:有核细胞增生活跃,粒红比例正常或红系增多,红细胞系以中、晚幼红细胞增生为主。各期红细胞均较小,胞浆少,染色偏蓝,胞浆成熟程度落后于胞核。粒细胞和巨核细胞系一般无明显异常。

(3)铁代谢检查:血清铁<60μg/dl(10.7μmol/L),运铁蛋白饱和度<15%,总铁结合力>350μg/dl(62.7μmol/L),红细胞内游离原卟啉>500μg/dl(0.9μmol/L,全血),血清铁蛋白<16μg/L。骨髓铁染色示铁粒幼细胞<15%,细胞外铁明显减

少或消失(0～＋)。

三、治疗

1.一般治疗　加强护理,防治感染,均衡饮食,适当增加富含铁质的食品(如瘦肉、动物血、蛋黄、豆制品等),纠正偏食。

2.去除病因　查找病因并去除,如治疗肠道出血、驱钩虫等。

3.铁剂治疗　口服元素铁每日 4～6mg/kg,分 3 次于饭前半小时口服,常用制剂有硫酸亚铁、富马酸亚铁、葡萄糖酸铁、血红素铁等。维生素 C 与铁剂同服,有利于铁剂的吸收。胃肠道反应明显者可改为两餐间或饭后服用,或减量、停药数日,待症状消退后再从小剂量开始给药,逐渐加至足量。治疗至血红蛋白正常后维持治疗 1～3 个月或血清铁蛋白、红细胞游离原卟啉及总铁结合力正常。应用铁剂 2～4d 网织红细胞开始上升,5～7d 达高峰,2～3 周降至正常。血红蛋白于网织红细胞达高峰前上升,3～4 周达正常水平。如 3 周内上升不足 20g/L,应考虑有无诊断错误或制剂不良等影响疗效的原因。如诊断肯定,口服铁剂无效,或口服后胃肠道反应严重,或由于种种原因不能口服者,可用注射用铁剂如右旋糖酐铁复合物深部肌内注射。

(花红燕)

第二节　营养性巨幼细胞贫血

一、概述

营养性巨幼细胞贫血又称营养性大细胞性贫血,主要是由于缺乏维生素 B_{12} 和(或)叶酸所致,是小儿较常见的大幼细胞性贫血。

二、诊断依据

1.年龄特点　多见于 6～12 个月的婴幼儿,单纯母乳喂养未按时添加辅食或以羊奶喂养及儿童有偏食史者均易发病。

2.临床表现　起病缓慢,面色及皮肤苍黄、乏力、易倦,对外界反应差,智力、动作发育落后,或有"倒退"现象;毛发稀黄、虚胖、厌食、恶心呕吐、腹泻。

3.体征　贫血,肝、脾及淋巴结肿大等髓外造血反应;口腔炎、舌炎(舌乳头红肿或萎缩),表情淡漠,嗜睡对环境反应差,少哭。维生素 B_{12} 缺乏所致者可出现肢体、头部、口唇、四肢甚至全身颤抖,无意识动作,肌张力增高,腱反射亢进,浅反射消失,甚至出现病理反射。

4.实验室检查

(1)血液:红细胞数降低比血红蛋白下降明显。多为中至重度贫血,红细胞大小不等,以大细胞为主,血红蛋白饱满,呈大细胞性贫血(MCV>94fl,MCH>32pg,MCHC正常)。网织红细胞正常或降低。白细胞总数正常或减少,可见中性粒细胞分叶过多现象(核右移),可见巨杆状核粒细胞。血小板可减少,可见巨型血小板。

(2)骨髓象:幼红细胞增生,各阶段幼红细胞均有"巨幼变",胞体变大,核染色质粗松,胞核成熟程度落后于胞浆,呈"老浆幼核"现象。晚幼红细胞常呈畸形,粒系中、晚幼及杆状核粒细胞体较大,核形异常,染色质松散。巨核细胞分叶过多(>10个)。

(3)血清维生素 B_{12} 和叶酸含量:维生素 B_{12}<100ng/L,叶酸<3μg/L 有诊断意义。维生素 B_{12} 缺乏者尿中甲基丙二酸(MMA)增多,叶酸缺乏者组氨酸负荷试验尿中甲亚胺基谷氨酸(FLGLU)排泄量增加(正常值<2mg/h)。

(4)胃酸量减少,游离酸降低,血清铁正常,黄疸者间接胆红素增加。

三、治疗

1.一般治疗　加强护理,防治感染,逐渐增加富含维生素 B_{12}、叶酸的食物,如肉类、肝、蛋、绿叶蔬菜等。

2.病因治疗　有明显神经系统症状者,以应用维生素 B_{12} 为主,单纯用叶酸可能会加重症状。维生素 B_{12} 50～100μg,每周肌内注射 2～3 次,连用 2～4 周或至血常规恢复正常为止;也可采用大剂量突击疗法:维生素 B_{12} 500μg 1 次肌内注射,适用于不便于多次肌内注射的患儿。对于维生素 B_{12} 治疗反应差或无明显神经系统症状,考虑有叶酸缺乏者,可予叶酸口服,每次 5mg,每日 3 次,连用 2～3 周改为每日 1 次,用 4～5 周恢复体内储备,可停药。

3.对症治疗　有严重贫血伴心功能不全或其他并发症者,可适量输血。同时服用维生素 C,有助于使叶酸转变为四氢叶酸,增加疗效。神经症状明显者加用维生素 B_{12},贫血恢复期应加用铁剂,以免在红细胞增生旺盛时发生缺铁。

(花红燕)

第三节 再生障碍性贫血

一、概述

再生障碍性贫血(简称再障)是指原发性或继发性骨髓造血功能衰竭或低下,全血细胞减少,无潜在的骨髓恶性增殖性疾病的一组综合征,一般分为先天性和后天性两大类。临床以贫血进行性加重、出血、严重感染为主要表现。

二、诊断依据

1.全血细胞减少,网织红细胞绝对值减少(如有 2 系减少,其中必须有血小板减少)。

2.一般无脾大。

3.骨髓至少一个部位增生减低或重度减低(有条件者应做骨髓活检)。

4.除外其他全血细胞减少的疾病,如夜间阵发性血红蛋白尿、骨髓增生异常综合征、急性白血病等。

5.一般抗白血病药物治疗无效。根据上述标准诊断再生障碍性贫血(简称再障)后,再进一步判断是急性再障还是慢性再障。

三、分型标准

1.急性型再障(重型再障Ⅰ型、SAA-Ⅰ型)

(1)临床:起病急,病程短,贫血呈进行性加剧,常伴严重感染、出血。一般无肝脾大。

(2)血象:除血红蛋白进行性下降外须具下列 3 项中 2 项,①网织红细胞<1%,绝对值<15×10^9/L;②白细胞明显降低,中性粒细胞绝对值<0.5×10^9/L;③血小板<20×10^9/L。

(3)骨髓象:①多部位增生减少,3 系造血细胞明显减少,非造血细胞明显增多、淋巴细胞增多(>70%)。②骨髓小粒中非造血细胞明显增加。

2.慢性型再障(CAA)

(1)临床:起病慢,病情进展缓慢,贫血轻度或中度,感染和出血均较轻。

(2)血象:网织红细胞、白细胞、血小板 3 项中至少有 2 项减少(包括血小板减少)。

（3）骨髓象：①2～3系细胞减少（巨核细胞系必须减少），淋巴细胞增多（>30%）；②骨髓小粒中非造血细胞增多。

3.重型再障Ⅱ型（SAA-Ⅱ型）　慢性型再障病情加重，网织红细胞、白细胞、血小板减低如急性型再障者。

四、治疗

1.一般治疗　加强护理，防治感染；血制品的应用：可通过输入各种成分输血作为代替治疗。但对准备做骨髓移植的患儿尽可能避免输血，以免影响移植的成功。必要时血制品照射25GY后输注。输注红细胞维持血红蛋白在60g/L左右，适应证：血红蛋白低于30～40g/L或因贫血而发生心力衰竭。输入血小板最好使血小板维持在20×10^9/L。

2.避免进一步接触引起再障的因素　如对骨髓造血组织有损害的药物、毒物、化学物质等。

3.特殊治疗或药物治疗

（1）重型再障（SAA-Ⅱ型）病死率极高，治疗除造血干细胞移植外，目前以免疫抑制疗法为主，疗效已有明显提高，常用下列治疗方案：

1）异基因造血干细胞移植：为目前SAA唯一根治的疗法。

2）免疫抑制剂治疗：适合于无合适供体做造血干细胞移植的重型再障。抗胸腺球蛋白（ATG）或抗淋巴细胞球蛋白（ALG），适应证：适用于血小板>20×10^9/L者；禁忌证：患急性感染者；对相应动物蛋白过敏者。环孢素A（CSA），适应证：适用于病情不适宜应用ATG或无效者；副作用主要为肾毒性，其次为肝脏损害，其他可见多毛、齿龈增生、水钠潴留、感觉异常、震颤、肾性高血压等；长期服油剂溶液可厌食、呕吐及腹泻。疗程中每月复查肝、肾功能1次。减量或停药后副作用逐渐消退。大剂量甲泼尼龙（HDMP），适用于无并发感染者；副作用同一般糖皮质激素。大剂量丙种球蛋白（HDIG）。上述各药可单用或联合用药，总的有效率在40%～70%，约半数患儿治疗后3个月起效，多数起效于治疗后6个月，先有网织红细胞上升，随之血红蛋白、白细胞上升，血小板回升缓慢。

（2）慢性型再障（CAA）的治疗：目前多以雄激素加中药综合治疗为主，同时可配合其他药物。

1）雄激素：近期认为雄激素仅适用于慢性型再障或与其他免疫抑制剂同用，显效时间多数在用药后2～4个月，丙酸睾酮不少于6个月，总有效率70%～80%。常用药物：司坦唑醇（康力龙）0.1～0.3mg/kg或每日1～4mg，分服；美雄酮（大力补)每日 0.25～0.5mg/kg 或每日 1～5mg,分次口服;苯乙酸睾酮(长效睾丸素)每日 1～2mg/kg,隔日肌内注射 1 次;丙酸睾酮每日 1～2mg/kg,每日或隔日肌内注射 1 次;苯丙酸诺龙每日 0.5～1mg/kg 或每日 5～15mg,每周 1～2 次。副作用:雄性化、肝损害。应定期复查肝功能。

2)肾上腺皮质激素:泼尼松每日 0.5～1mg/kg,分次口服与雄激素合用可减轻出血倾向。

3)促红素(EPO)和粒单集落刺激因子(GM-CSF):单用 EPO 治疗再障不理想,如与 GM-CSF 合用可提高疗效。

4.疗效标准

(1)基本治愈:贫血和出血消失。血红蛋白:<6 岁达 110g/L,≥6 岁达 120g/L;白细胞达 $4.0×10^9$/L;血小板达 $80×10^9$/L。随访 1 年以上无复发。

(2)缓解:贫血和出血消失。血红蛋白:<6 岁达 110g/L,≥6 岁达 120g/L;白细胞达 $4.0×10^9$/L 左右;血小板有一定程度增加。随访 3 个月以上病情稳定或继续进步。

(3)进步:贫血和出血明显好转,不需输血;血红蛋白较治疗前增加 30g/L 以上,并能维持 3 个月以上。

(4)无效:经正规治疗无明显进步。

(花红燕)

第九章　内分泌系统疾病

第一节　糖尿病酮症酸中毒

糖尿病酮症酸中毒(DKA)是由于体内胰岛素缺乏引起的高血糖、高血酮及严重的代谢紊乱(脱水、电解质紊乱、代谢性酸中毒等)为主要病理改变的临床综合征,是小儿糖尿病最严重的、最常见的合并症。

一、诊断

1.病史　重点了解既往有无糖尿病病史及糖尿病家族史、胰岛素使用情况和临床突然出现食欲不振、恶心、呕吐、腹痛、脱水及深大呼吸等表现以及各种急性感染,如呼吸道感染、泌尿道感染、消化道感染等诱因。

2.临床表现　本症在小儿可为糖尿病的首发症状,也可发生于已确诊的糖尿病患儿,多有诱因。表现如下。

(1)原有糖尿病症状加重。无糖尿病病史者于多饮多尿数日后出现消瘦、烦渴多尿、食欲减退、恶心、呕吐、腹泻、感染症状等。

(2)胃肠道症状伴精神不振、萎靡、乏力、嗜睡等。

(3)严重脱水、酸中毒(呼吸深大、口唇樱红、呼气时带有酮味)、心率增快、血压下降、肢冷等休克表现。

3.实验室检查

(1)血液检查:①血糖多在 16.7～33.3mmol/L,个别病例可超过 33.3mmol/L,长期进食差者也可不太高。②血酮体增高,定性强阳性,定量>10mmol/L。③血pH 值在酸中毒失代偿期常<7.35,甚至<7.0,HCO_3^-<10mmol/L,甚至≤5mmol/L。二氧化碳结合力(CO_2CP)下降,重度酸中毒时常<8.8mmol/L。④血电解质钠、钾、磷、镁均可降低,正常或增高。⑤血尿素氮(BUN)、肌酐(Cr)、血脂均升高。⑥血渗透压可轻度至中度升高。⑦血白细胞增多,无感染者可达(15～30)×10^9/L,合并感染时更显著,甚至有出现类白血病样反应者。

（2）尿液检查:尿糖强阳性,尿酮阳性,尿常规可有蛋白和管型。

二、治疗

酮症酸中毒是儿童糖尿病急症死亡的主要原因。一经诊断,迅速开通两条静脉通道:一条为快速输液用,以扩充血容量,纠正电解质紊乱;另一条持续静脉滴注胰岛素以纠正代谢紊乱。治疗主要是降低血糖、纠正脱水及酸中毒、纠正电解质紊乱,控制感染。密切观察病情变化、血气分析、血糖、尿糖及酮体等变化情况,随时调整治疗方案。

1.液体疗法　酮症酸中毒脱水量约为 100ml/kg,一般均属等渗性脱水,应按等渗性脱水治疗。输液开始的第 1 小时用生理盐水 20ml/kg 于 30～60min 内快速静脉输入以纠正血容量、改善血液循环和肾功能。第 2～3 小时,按 10ml/kg 静脉滴注 0.45%氯化钠溶液。要求于 12h 内补充累计损失量的一半,以后可按生理维持量和继续损失量补充液体 60～80ml/kg。液体种类:补液开始用生理盐水,待血糖下降至 17mmol/L 时,改用含有 0.2%氯化钠的 5%葡萄糖液静脉滴注,以后根据血气分析结果决定输液内容,避免钠盐输入过多。

2.纠正酸中毒　轻度酸中毒不需纠正,当 pH 值<7.1 或 HCO_3^-<12mmol/L 时,可给予 1.4%碳酸氢钠静脉滴注,先按 1/2 量补充,或按公式:[15-测得 HCO_3^-(mmol/L)]×0.6×体重(kg)计算所需 1.4%碳酸氢钠量。当 pH 值≥7.2 时停用。碳酸氢钠不宜输的过多,以免引起脑水肿。

3.补钾　开始时血钾不低,胰岛素应用后钾转移至细胞内致血钾逐渐减低,因此只要有尿,于补液 1h 后即可补钾,一般每日补充量按 2～3mmol/kg(150～225mg/kg),输液浓度不得大于 40mmol/L,重症可补 300～450mg/(kg・d),在停用静脉输液后还应继续口服氯化钾 1～3g/d,共 3～5 天。

4.胰岛素治疗　采用小剂量胰岛素静脉滴注。首先静脉推注正规胰岛素 0.1U/kg,然后持续泵入,剂量为每小时 0.1U/kg,为方便可 1 次准备 3～4h 的量,即 0.3～0.4U/kg 加入 180～240ml 的生理盐水以 1ml/min 的速度匀速滴入。动态监测血糖水平,一般病例每小时血糖可下降 5.6mmol/L(100mg/dl)左右。当血糖下降至 13.6～16.6mmol/L 时将输入的液体配成 2.5%～3%的葡糖糖溶液,同时按照每给 3～4g 糖加 1U 的比例增加胰岛素用量。随着血糖的下降,静脉输入胰岛素的速度减慢为每小时 0.02～0.06U/kg,以防止低血糖的发生。当病情改善,血糖下降至 11.2mmol/L,酸中毒基本纠正,血酮基本消失,尿酮体阴性,尿糖减至(＋～＋＋),患儿能进固体食物时可停静脉输胰岛素,改为皮下注射。为防止停输胰岛素后血糖骤升,应于停输胰岛素前半小时皮下注射胰岛素 1 次,按 0.1～0.5U/kg计算。

5.其他治疗　若存在感染因素时,应采用有效的抗生素控制感染;创伤引起者,应尽快处理创伤。补充复合维生素 B,改善糖代谢。应用 1,6-二磷酸果糖(FDP)可提供能量,抑制脂肪及蛋白分解,减少酮体生成。注意脑水肿的发生并稳妥治疗。

（花红燕）

第二节　肾上腺危象

肾上腺危象,即急性肾上腺皮质功能减退症,又称阿狄森危象,是由于各种原因引起肾上腺皮质突然分泌不足或缺乏所表现的临床症状群。常见病因有:①急性肾上腺皮质出血坏死:严重感染是最严重、最常见的原因,致病菌以脑膜炎双球菌为常见,其次为流行性感冒杆菌、肺炎双球菌、金黄色葡萄球菌、肾综合征出血热、甲型溶血性链球菌等,其机制是导致肾上腺静脉细菌性血栓形成和(或)细菌毒素及其引发的血管内凝血,致肾上腺皮质坏死、出血;Waterhouse-Friderchsem 在本世纪对此型首先加以描述,故又称华-费综合征;此外,由于新生儿凝血酶原低下,当其发生产伤、窒息时以及全身出血性疾病,如原发性血小板减少性紫癜、白血病或抗凝治疗等也可导致肾上腺出血。②原发性肾上腺皮质功能发育不良(如先天性肾上腺酶系统缺乏)及原发 Addison 病或长期使用皮质激素治疗的患儿,由于手术、感染、创伤、大汗、过劳、呕吐、腹泻、饥饿、变态反应等应激或突然药物中断,导致皮质激素分泌不足或缺乏。③肾上腺双侧全切或一侧全切、另侧 90% 以上次全切后,或单侧肿瘤切除而对侧已萎缩者,未能给予合理的替代治疗均可发生本症。由于皮质激素是维持人的生命活动所必需,正常人在应激状况下皮质醇分泌增加 10 倍于基础水平,达 300mg/d 以上,当患儿存在皮质功能减退或破坏时,在应激状态下,皮质激素不仅没有相应的增加,反而严重不足,盐皮质激素不足时,肾小管重吸收 Na^+ 不足,出现失钠失水;糖尿病皮质激素不足时,除糖异生减弱外,也可导致水盐的丢失,使患儿出现血容量减少,血压下降,甚至虚脱和休克,引起危象。一般来说,本症病程呈不可逆,尤其在新生儿如不及时治疗,可在数日内死亡。

一、诊断

（一）病史

患儿发病前可有严重感染(如流行性脑脊髓膜炎、败血症等)、全身出血性疾病、窒息、产伤及慢性肾上腺皮质功能减退如原发性肾上腺皮质功能发育不发(如先天性肾上腺酶系统缺乏)或原发 Addison 病等疾病基础或在肾上腺手术及长期使用皮质激素治疗史,同时还可有感染、外伤、呕吐、腹泻、饥饿、突然药物中断等诱发因素。这些资料对于病因诊断甚为重要。

(二)临床表现

患儿可在原有疾病的基础上,出现烦躁不安或全身无力、嗜睡、体重下降、头痛、腹痛、腹胀、恶心、呕吐、腹泻、高热或体温不升、呼吸加快、口唇末梢发绀、血压下降甚至休克、意识障碍、昏迷等。但不同病因引起者各有其特点。

1.原发性肾上腺皮质功能发育不全者,常有家族史,在生后短期内出现呕吐、恶心、体重不增、喂养困难、嗜睡、低体温、循环衰竭等急性失盐症状。如诊断治疗不及时可在 24～72h 内死亡。

2.严重感染性华-费综合征患儿常以高热、皮肤瘀斑、顽固性休克伴意识障碍为突出表现,且常发生弥散性血管内凝血(DIC),与原发病症状交错不易分清。

3.肾上腺手术切除后或长期应用皮质醇激素患儿,发生肾上腺危象则常有明确应激诱因及中断用药的病史。手术切除后的危象有两种症状群:①糖皮质激素缺乏症,出现于停药后 1～2 天,以厌食、腹胀、恶心、疲乏、嗜睡、肌肉僵痛、血压下降、体温上升等为主要表现,严重者可有虚脱、休克等循环衰竭表现;②盐皮质激素缺乏型,由于术后补钠不足,加上厌食、呕吐等因素,症状常在 5～6 天后出现,以乏力、肌肉抽搐、血压降低、血钠降低、体质量下降,血容量下降的发生本症。

4.抗凝血治疗过程所致肾上腺出血及肾上腺静脉血栓者,腹痛颇为突出,但无腹肌紧张,一般早期无高热、休克及呼吸显著加速等表现。

5.Addison 病患儿可有皮肤黏膜色素沉着。

(三)辅助检查

1.血象　嗜酸性粒细胞升高(达 $0.3 \times 10^9/L$),感染和败血症患儿白细胞升高。

2.血生化　血糖、血氯、血钠降低,血钾升高,钠∶钾<30、血肌酐、尿素氮升高,血皮质醇降低。

3.尿生化　尿钠、尿氯升高,尿钾降低,尿比重降低,尿 17-羟、17-酮皮质类固醇降低。

4.影像学检查　腹部 X 线及肾上腺 CT 可发现某些 Addison 病患儿肾上腺区钙化和因出血或瘤转移等引起双侧肾上腺增大。

5.心电图　有低血压、电解质紊乱引起的非特异性 ST-T 改变,如高血钾时出现 T 波高尖耸立,S-T 段下降,P-R 间期延长,心律紊乱。

6.脑电图　正常或低电压,快频波减少。

二、治疗

由于本症病情凶险,若不及时治疗,病死率极高,因此给患儿取血做相应的检查(血电解质、血糖、尿素氮等)后,立即开放静脉。若病情危重,先予治疗,再做详细诊断。急救原则:迅速补充肾上腺皮质激素、纠正水电解质酸碱平衡紊乱、积极进行,抗休克及防止 DIC 等严重并发症等。

(一)迅速补充皮质激素

迅速补充皮质激素是治疗的关键。强调在初 1～2h 内迅速滴注可溶性皮质醇。用法:氢化可的松 2mg/kg 或地塞米松 0.1～0.2mg/kg 加在生理盐水或 5％葡萄糖生理盐水中静脉滴注,6～8h 可重复 1 次,在 24h 可给 4 次。次日半量分次静脉滴注,6～8h 可重复 1 次,在 24h 可给 4 次。之后半量分次静脉滴注,连续 2～3 天,直到症状缓解逐渐减量,进食时改口服,逐渐减量至维持量。一般需要 1～2 周以上,应注意不要减量过速,以免病情反复、恶化。若上述处理后仍存在低血压和低血钠,可以补充盐皮质激素,如给予醋酸去氧皮质酮 1～2mg,肌内注射,能进食时给予醋酸氟氢可的松 0.05～0.2mg/d,直至低血压和低血钠被纠正。注意有无水肿、高血压,高血钠等不良作用的发生。

(二)输液以纠正失水、低钠和低血压及酸碱平衡紊乱

存在明显循环衰竭时,先用 2：1 等张含钠液 20ml/kg,总量不超过 300ml,于 30～60min 快速滴入,待血压上升,循环改善后,以 80～100ml/(kg·d) 的输液量均匀滴入。一般情况下,轻、中度酸中毒不再给予碱性液体即可纠正,对于重度酸中毒,则需另加碱性液体纠正。随着酸中毒的纠正,高血钾症可得到纠正。在补液期间,应注意输液量、速度及成分应与患儿的脱水程度、性质及心功能状况相一致。

(三)抗休克

经补液和激素治疗后不能纠正循环衰竭时,应及早给予血管活性物质。

(四)去除诱因

有感染时应针对病因予以有效抗生素治疗。

(五)对症治疗

给氧,使用各种对症措施,如镇静药等,但不宜给吗啡及巴比妥盐类等。

（六）抗 DIC 治疗

诊断明确后及早采用肝素治疗。

本症的治疗反应一般是好的，多数在初 24h 内即可控制。若控制不满意，多数因诱因未消除或伴有其他器官的严重衰竭，或肾上腺危象的诊断不确切。

（花红燕）

参 考 文 献

1.江忠,宫琦.简明儿科常见疾病诊疗及护理.上海:同济大学出版社,2014

2.夏慧敏,龚四堂.儿科常见疾病临床诊疗路径.北京:人民卫生出版社,2014

3.马融.中医临床诊疗指南释义儿科疾病分册.北京:中国中医药出版社,2015

4.罗嫚丽,严慧,张淑敏.儿科危急重症.北京:化学工业出版社,2013

5.程力平,张群威,杨亚东.实用儿科疾病诊疗手册.西安:西安交通大学出版社,2014

6.王晓青,高静云,郝立成.新生儿科诊疗手册.北京:化学工业出版社,2013

7.魏克伦.儿科诊疗手册(第二版).北京:人民军医出版社,2013

8.洪庆成,王薇.实用儿科新诊疗.上海:上海交通大学出版社,2011

9.严超英.儿科查房实录(第二版).北京:人民军医出版社,2011

10.姜红.儿科程序诊疗手册.北京:化学工业出版社,2010

11.黄力毅,李卓.儿科疾病防治.北京:人民卫生出版社,2015

12.蔡维艳.儿科疾病临床诊疗学.北京:世界图书出版社,2013

13.庄思齐.儿科疾病临床诊断与治疗方案.北京:科学技术文献出版社,2012

14.文飞球.儿科临床诊疗误区.长沙:湖南科学技术出版社,2015

15.封志纯.儿科重症医学理论与诊疗技术.北京:北京大学医学出版社,2011

16.金玉莲.基层儿科医师诊疗大全.安徽:安徽科学技术出版社,2013

17.朱宗涵,申昆玲,任晓旭.儿科疾病临床诊疗规范教程.北京:北京大学医学出版社,2010

18.薛征.儿科疾病.北京:科学出版社,2011

19.童笑梅,汤亚南.儿科疾病临床概览.北京:北京大学医学出版社,2012

20.李亚伟.儿科疾病诊断技术.西安:第四军医大学出版社,2012